全国高职高专药学类专业规划教材（第二轮）

中药炮制技术

（第2版）

（供药学类、中药学类专业使用）

主　审　李松涛

主　编　车　勇　陈美燕

副主编　沈　伟　孙立艳

编　者（以姓氏笔画为序）

车　勇（山东医药技师学院）

代洪波（湖南食品药品职业学院）

孙立艳（天津生物工程职业技术学院）

芮　成（江西省医药学校）

李　娜（山东医药技师学院）

李　梅（山东医药技师学院）

李绍林（广东食品药品职业学院）

沈　伟（山东中医药高等专科学校）

陈美燕（漳州卫生职业学院）

费　娜（河南医药技师学院）

中国健康传媒集团

中国医药科技出版社

内容提要

本教材为“全国高职高专药学类专业规划教材（第二轮）”之一。作者在编写本教材过程中，按照任务驱动教学原则整合了编写内容，在理论篇中主要介绍了中药炮制的发展和基本理论、中药炮制的常用辅料和中药饮片的质量要求、中药饮片生产的法规和生产管理等内容。在炮制技术篇中，介绍了净选加工、饮片切制和干燥及加工、清炒法、加固体辅料炒法、烫法、炙法、煅法、蒸煮燀法、复制法、发酵发芽法、制霜法、其他制法等项目。各项目下每个任务包含相关知识和指导炮制操作的任务实施内容，注重将传统炮制技术和现代机械生产相结合，该教材叙述详略得当，内容规范实用，贴合了《中国药典》（2015 年版）的要求，涵盖了《国家职业技能标准：中药炮制工》技能要求的主要内容，可配合项目教学法的实施。本教材为书网融合教材，即纸质教材有机融合电子教材，教学配套资源有 PPT、微课、视频、题库系统及数字化教学服务（在线教学、在线作业、在线考试），使教材内容立体化、生动化，便教易学。

本教材主要供医药类院校中药、药学专业人员，中药饮片生产、经营企业人员及各类相关专业自学人员使用，也可作为“中药炮制工”职业技能培训和技能比赛的参考资料。

图书在版编目（CIP）数据

中药炮制技术/车勇，陈美燕主编．—2 版．—北京：中国医药科技出版社，2019．7
全国高职高专药学类专业规划教材（第二轮）
ISBN 978-7-5214-0919-2

Ⅰ．①中…　Ⅱ．①车…　②陈…　Ⅲ．①中药炮制学-高等职业教育-教材　Ⅳ．①R283

中国版本图书馆 CIP 数据核字（2019）第 116174 号

美术编辑　陈君杞
版式设计　易维鑫

出版　**中国健康传媒集团**｜中国医药科技出版社
地址　北京市海淀区文慧园北路甲 22 号
邮编　100082
电话　发行：010-62227427　邮购：010-62236938
网址　www.cmstp.com
规格　889×1194mm $\frac{1}{16}$
印张　$22\frac{1}{2}$
字数　485 千字
初版　2015 年 8 月第 1 版
版次　2019 年 7 月第 2 版
印次　2024 年 2 月第 3 次印刷
印刷　三河市万龙印装有限公司
经销　全国各地新华书店
书号　ISBN 978-7-5214-0919-2
定价　65.00 元

获取新书信息、投稿、为图书纠错，请扫码联系我们。

数字化教材编委会

主　编　车　勇

主　审　李松涛

副主编　沈　伟　孙立艳　代洪波　李绍林

编　者（以姓氏笔画为序）

车　勇（山东医药技师学院）

代洪波（湖南食品药品职业学院）

孙立艳（天津生物工程职业技术学院）

芮　成（江西省医药学校）

苏　征（山东医药技师学院）

沈　伟（山东中医药高等专科学校）

李　娜（山东医药技师学院）

李　梅（山东医药技师学院）

李绍林（广东食品药品职业学院）

陈美燕（漳州卫生职业学院）

费　娜（河南医药技师学院）

出版说明

“全国高职高专药学类专业规划教材”于2015年8月由中国医药科技出版社出版，自出版以来得到了各院校的广泛好评。为了进一步提升教材质量、优化教材品种，使教材更好地服务于院校教学，同时为了更好地贯彻落实《国务院关于加快发展现代职业教育的决定》及《现代职业教育体系建设规划（2014—2020年）》等文件精神，在教育部、国家药品监督管理局的领导下，在上一版教材的基础上，中国医药科技出版社组织修订编写“全国高职高专药学类专业规划教材（第二轮）”。

本轮教材编写，坚持以药学类专业人才培养目标为依据，以岗位需求为导向，以技能培养为核心，以职业能力培养为根本，体现高职高专教育特色，力求满足专业岗位需要、教学需要和社会需要，着力提高药学类专业学生的实践操作能力。在坚持“三基、五性”原则基础上，强调教材的针对性、实用性、先进性和条理性。坚持理论知识“必需、够用”为度，强调基本技能的培养；体现教考结合，密切联系药学卫生专业技术资格考试（药士、药师、主管药师）和执业药师资格考试的要求；重视吸收行业发展的新知识、新技术、新方法，体现学科发展前沿，并适当拓展知识面，为学生后续发展奠定必要的基础。本轮教材建设对课程体系进行科学设计，整体优化；对上版教材中不合理的内容框架进行适当调整，内容上吐故纳新；建设书网融合教材，配套丰富的数字化教学资源。

本套规划教材（27种），其中24种为新修订教材（第2版），适合全国高职高专药学类、中药学类及其相关专业使用，也可供医药行业从业人员继续教育和培训使用。本轮教材的主要特色如下。

1. 理论适度，强化技能　教材体现高等教育的属性，使学生需要有一定的理论基础和可持续发展能力。教材内容做到理论知识“必需、够用”，强化技能培养。给学生学习和掌握技能奠定必要的、足够的理论基础，不过分强调理论知识的系统性和完整性。教材中融入足够的实训内容，将实验实训类内容与主干教材贯穿一起，体现“理实”一体。

2. 对接岗位，教考融合　本套教材体现专业培养目标，同时吸取高职教育改革成果，满足岗位需求，内容对接岗位，注重实践技能的培养。充分结合学生考取相关职业（药士、药师）资格证书和参加国家执业药师资格考试的需要，教材内容和实训项目的选取涵盖了相关的考试内容，满足考试的要求，做到教考、课证融合。

3. 工学结合，突出案例　每门教材尤其是专业技能课教材，在由教学一线经验丰富的老师组成编写团队的基础上，吸纳了部分具有丰富实践经验的企业人员参与编写，确保工作岗位上先进技术和实际案例操作内容写入教材，更加体现职业教育的职业性、实践性和开放性。本套教材通过从药品生产到药品流通、使用等各环节引入的实际案例，使其内容更加贴近岗位，让学生了解实际岗位的知识和技能需求，做到学以致用。

4. 优化模块，易教易学　教材编写模块生动、活泼，在保持教材主体框架的基础上，通过模块设计增加教材的信息量和可读性、趣味性。其中，既包含有利于教学的互动内容，也有便于学生了解相关知识背景和应用的知识链接。适当介绍新技术、新设备以及科技发展新趋势，为学生后续发展奠定必要的基础。将现代职业发展相关知识，作为知识拓展内容。

5. 书网融合，增值服务 全套教材为书网融合教材，即纸质教材与数字教材、配套教学资源、题库系统、数字化教学服务有机融合。通过“一书一码”的强关联，为读者提供全免费增值服务。按教材封底的提示激活教材后，读者可通过PC、手机阅读电子教材和配套课程资源（PPT、微课、视频、动画、图片、文本等），并可在线进行同步练习，实时反馈答案和解析。同时，读者也可以直接扫描书中二维码，阅读与教材内容关联的课程资源（“扫码学一学”，轻松学习PPT课件；“扫码看一看”，即刻浏览微课、视频等教学资源；“扫码练一练”，随时做题检测学习效果），从而丰富学习体验，使学习更便捷。教师可通过PC在线创建课程，与学生互动，开展在线课程内容定制、布置和批改作业、在线组织考试、讨论与答疑等教学活动，学生通过PC、手机均可实现在线作业、在线考试，提升学习效率，使教与学更轻松。此外，平台尚有数据分析、教学诊断等功能，可为教学研究与管理提供技术和数据支撑。

编写出版本套高质量的规划教材，得到了药学专家的精心指导，以及全国各有关院校领导和编者的大力支持，在此一并表示衷心感谢。希望本套教材的出版，对促进我国高职高专药学类专业教育教学改革和药学类专业人才培养做出积极贡献。希望广大师生在教学中积极使用本套教材，并提出宝贵意见，以便修订完善，共同打造精品教材。

中国医药科技出版社

2019年6月

全国高职高专药学类专业规划教材（第二轮）

建设指导委员会

杨元娟（重庆医药高等专科学校）
杨文章（山东医药技师学院）
杨丽珠（漳州卫生职业学院）
何　丹（四川中医药高等专科学校）
张　虹（长春医学高等专科学校）
张　清（山东医药技师学院）
张　晶（山东医药技师学院）
张　瑜（山东医药技师学院）
张建海（重庆三峡医药高等专科学校）
张承玉（天津医学高等专科学校）
张炳盛（山东中医药高等专科学校）
张淑芳（长春医学高等专科学校）
张琳琳（山东中医药高等专科学校）
陈　文（惠州卫生职业技术学院）
陈育青（漳州卫生职业学院）
陈美燕（漳州卫生职业学院）
林美珍（漳州卫生职业学院）
郑小吉（广东江门中医药职业学院）
单松波（漳州卫生职业学院）
侯　沧（山东医药技师学院）
贾　雷（淄博职业学院）
徐传庚（山东中医药高等专科学校）
黄金敏（荆州职业技术学院）
商传宝（淄博职业学院）
彭裕红（雅安职业技术学院）
靳丹虹（长春医学高等专科学校）
魏启玉（四川中医药高等专科学校）
魏国栋（山东中医药高等专科学校）

前　言 / PREFACE

为贯彻落实全国职业教育工作会议精神，推动职业教育教学改革，适应中医药行业对高技能人才的需求，在《中药炮制技术》编写过程中，参照国家职业技能标准的要求，以培养学生综合职业能力为前提，以典型工作任务为基本单元，按照工作任务的操作顺序和学生系统实践的逻辑要求安排了教材内容。

《中药炮制技术》是一门传统制药技术，在理论篇中，遵循传统中医药理论的传承要求，对中药炮制理论进行了充分论述，并结合当前中药饮片生产经营的形势，对中药饮片的相关法规和中药饮片生产管理的知识进行了介绍。

该教材在项目-任务体例编排模式中，体现以工艺为任务出发点，将每种炮制工艺的基本概念、操作方法和注意事项等融入其中。每个任务实施中选取有代表性的药物，以完成这些代表药物的操作为教学目的，将传统炮制操作和现代技能培训相结合，使学生在学习基本炮制操作的同时，能按照中药饮片生产 GMP 的要求规范操作。所设置的工作任务，尽量覆盖《国家职业技能标准：中药炮制工》的技能要求内容，以满足企业实际生产和职业技能鉴定的要求。本教材将炮制技术的新工艺、新方法，炮制研究等内容，以知识拓展的项目作为补充内容供学生进行学习。

根据全国高职高专药学类专业规划教材《中药炮制技术》（第二轮）修订的要求，编写人员对教材中不合理的内容框架结构进行适当调整，对法律法规、药典、标准及相关学科知识等内容除旧补新，对上版教材中存在的文字错误进行勘误；同时配套了“医药大学堂”在线学习平台，配套有电子教材、PPT、微课、视频、题库系统及数字化教学服务（在线教学、在线作业、在线考试），使教材内容立体化、生动化，便教易学。

本教材的修订由车勇、陈美燕任主编，具体编写分工如下。理论篇：车勇编写项目一中药炮制的发展和基本理论；陈美燕编写项目二炮制辅料和中药饮片质量要求；李梅编写项目三中药饮片的生产法规和管理。炮制技术篇：车勇编写项目四净选加工；芮成编写项目五饮片切制和干燥及包装；李娜编写项目六清炒法；沈伟编写项目七加固体辅料炒法、项目八烫法；李梅编写项目九炙法的任务一至任务三；费娜编写项目九炙法的任务四至任务六；孙立艳编写项目十煅法；李绍林编写项目十一蒸煮燀法；苏征编写项目十二复制法、项目十三发酵发芽法；代洪波编写项目十四制霜法、项目十五其他制法。全书由车勇负责统稿和定稿工作。

本教材的编写得到了所有编者所在单位领导的热情鼓励和大力支持，并得到了主审山东医药技师学院李松涛院长的诸多指导，在此一并深表感谢。由于时间和编者水平所限，教材中难免存在疏漏与不妥之处，请各校在使用本教材过程中，通过教学实践，不断总结经验，并提出宝贵意见，以便进一步提高。

编　者

2019 年 5 月

目 录 / CONTENTS

上篇 理论篇

下篇 炮制技术篇

上篇

理论篇

项目一

中药炮制的发展和基本理论

学习目标

1. 掌握中药炮制的有关概念和中药炮制的目的。
2. 熟悉我国传统的三大中药炮制专著，中药炮制对临床应用、理化性质的影响。
3. 了解中药炮制理论的形成期及其主要代表著作。

任务一　中药炮制技术概述

扫码“学一学”

任务引入

炮制，历史上多称为“中药炮炙”。从字的原始意义上分析，“炮”，《说文解字》注：“毛炙肉也”。肉不去毛炙之也，就是连皮毛一起烤炙的全肉。《广韵》注释“裹物烧也”。“炙”，《说文解字》：“炮肉也，从肉在火上”。可见，“炮炙”的原意是食物加工的一种形式。

为什么中药加工在过去也称为“炮炙”？这与我国自古以来传承的“药食同源”理论相符合，这一中药理论认为：在古代原始社会中，人们在寻找食物的过程中发现了各种食物和药物的性味和功效，认识到许多食物可以药用，许多药物也可以食用，两者之间很难严格区分。唐朝时期的《黄帝内经太素》一书记载“空腹食之为食物，患者食之为药物”，明确提出了“药食同源”的思想。这解释了中药和炮制的起源，也是中药炮制技术与食物加工方法有诸多相似性的原因。学习中药炮制技术的起源和发展历史，对于我们了解中药炮制和中医药学的关系，培养学习兴趣，有一定的指导作用。

相关知识

一、中药炮制的基本概念

（一）中药炮制与中药炮制技术

传统中医药学，是我国劳动人民与疾病长期斗争的经验总结，它包含有丰富的医疗实践和理论知识。中药一般来源于自然界，包括植物药、动物药、矿物药等。概括地说，中药是指在中医理论指导下，用于预防、治疗、诊断疾病并具有康复与保健作用的物质，包括中药材、中药饮片、中成药、中药提取物等。中药材一般指未经过加工或只经过产地粗加工的中药，必须经过炮制后成为中药饮片才能用于临床配方调剂或制剂，这是中医用药的一个特点，也是中医药学的一大特色。中药炮制，历史上又称“炮炙”“修治”“修制”“修事”，是根据中医药理论和药物本身的性质，为适应临床用药和调剂、制剂的需求，对药物进行的一系列加工处理方法。炮制是我国的一项传统制药技术，也是我国医药学特有的制药术语。

中药炮制技术是中医药理论在临床用药上的具体表现，药材经加工炮制后，其外观性状和药物性味、功能均发生一定变化，更有利于临床使用，并可充分发挥其临床疗效，是保证药物质量和临床疗效的关键，具有实践性强、知识面广的特点，主要研究内容包括中药炮制理论、工艺技术、饮片规格、质量标准、炮制机理、历史沿革及其发展方向，是一门既传统而又新兴的综合性的应用学科。

（二）中药炮制技术的任务

中药炮制技术的主要任务是遵循中医药理论体系，在继承传统中药炮制理论、技术的基础上，充分运用现代科学技术，研究各种饮片的炮制原理，改进炮制工艺，制定饮片质量标准，提高中药饮片质量，保证临床用药安全有效，以推动中医药现代化的进程，促进中医药事业繁荣与发展。

1. 探讨炮制原理 在几千年的中医药发展过程中，中药炮制逐渐形成了较为完整的理论体系。但是，由于时代的局限性，传统的炮制理论基本上属于一种朴素的经验总结。如“炭药止血”“醋炙入肝经”是古人根据五行相生相克的理论从药物的颜色、气味而总结得出的。现代科学的发展为从根本上探讨炮制原理提供了必要条件，我们不但可以运用传统的中医药理论来探索解释炮制原理，还可以通过研究药物炮制前后理化性质和药理作用的变化以及这些变化的临床意义，对炮制方法做出一定的科学评价。它包括对中药炮制减毒、增效、缓和药性和产生新药效原理的研究等内容。这对于研究炮制工艺、制定质量标准有着非常重要的意义。

目前，这方面的研究工作已取得了一定进展。如实验证明，药材经炒炭或煅炭炮制后，其所含化学成分发生了很大变化，生成了一些具有止血活性成分，证实了“炭药止血”的科学性；“醋炙入肝经”，醋是弱酸，可使中药延胡索中含有的游离生物碱转化为生物碱盐而溶于水，易被水煎煮出来，增加止痛疗效。黄芩、苦杏仁中苷类成分的水解与酶的活性有关，而通过蒸、煮或燀法加热可破坏酶的活性，有利于黄芩苷、苦杏仁苷等有效成分保存。

2. 改进炮制工艺 中药的类别品种众多，随着时间的积累，各种中药炮制文献上记载的炮制方法日益复杂，炮制品种规格也难以统一。对同一种药物，不同年代、不同地区的炮制方法、炮制规格不尽相同，形成各地的地方特色。据统计，历代文献记载的半夏的炮制工艺就达 80 多种。由于历史条件的限制，传统炮制工艺多属于手工操作，已难以适应现代工业化生产的要求，因此研究新的炮制技术，研制适宜的加工机械设备，改进炮制工艺乃当务之急。对炮制方法的研究，要打破传统习惯的局限，在充分探讨其炮制机理的基础上，对传统的炮制工艺进行改进，使炮制方法更为科学合理。同时，在生产工艺研究中，制定从原料到成品的质量管理措施，控制药材软化过程中的用水量，切片或炮制后的得率，辅料的加入量，加热温度的控制等，不断完善炮制工艺过程的量化指标。随着科学技术的发展，新技术的不断应用，使炮制工艺向机械化、自动化、科学化方向发展。

3. 完善饮片质量标准　中药饮片由于生产条件和环节不同，质量差异很大，直接影响疗效。为了有效控制中药炮制品的质量，保证临床用药的安全有效，必须建立能够反映炮制品内在质量及其作用特点的质量标准评价体系。从目前来看大多数炮制品的质量标准不够完善，也缺乏必要的科学依据。炮制规范虽对炮制品的形态、质地、色泽、气味等进行了规定，但由于药物本身的质量、辅料的规格以及感官判断上的差异，即使是同一种炮制方法所生产的炮制品其质量标准也很难一致。为了确保药品质量，以保证临床用药准确，运用现代技术对饮片的炮制工艺和质量标准进行研究是非常必要的。

对中药饮片的质量标准研究也要充分利用实验手段，把传统质量标准客观化、数据化，使其适应新的需要，如饮片色泽可以建立标准品系列或标准色度盘、浸出液色度检测等；气味的判定，既可借用气相色谱等仪器，也可将经验检测方法定量化。其次是根据已有的研究成果，研究增补新的质量标准。并制定基础质量标准，如杂质限度、浸出物限量、有毒成分或有效成分限量标准、重金属含量、农药残留量等。

二、中药炮制的发展概况

（一）中药炮制的起源

炮制的起源可以追溯到早期人类寻找食物、发现药物并学会用工具和火进行加工的生活实践中。我国自古以来有“药食同源”之说，中药、食物都来源于自然界的动植物，药物知识是人们在寻找和使用食物过程中发现总结出来的，中药可以说是食物的一部分。

在原始社会的初期，人类的生产能力极为低下，人们成群出猎、共同采集、共同消费得来的食物，过着一种“饥即求食，饱即弃余”的生活。在鸟兽鱼之类不敷食用的时候，他们便采集野果、种子、植物根茎等充饥。由于饥不择食，便常会误食某些有毒的动植物，因而会发生呕吐、泄泻、昏迷、甚至死亡等情况。《通鉴外记》中有：“炎帝始味草木之滋，尝一日而遇七十毒”的记载。当然，在尝试植物的过程中也会发现某些植物可以缓解和减轻身体的某些疾病或不适，久而久之，人们便将这些知识积累起来，就形成了最初的药物知识。“神农尝百草”虽属传说，但却反映了我国古代劳动人民发现药物、积累经验的艰苦实践过程，也是药物起源于生产劳动的真实写照。人们在食用某些食物和药物之前，需要清洗、咀成小块等等，这些简单的加工便是中药炮制的雏形。

“火”的使用大大改善了原始人的生活。人类通过“钻燧取火”，使一些早先难以下咽的“鱼鳖螺蛤”之类，都可以“燔而食之”。如《韩非子·五蠹》载：“上古之世……民食果蓏蚌蛤，腥臊恶臭，而伤害腹胃，民多疾病。”而有了火以后，就可“炮生为熟，令人无腹疾”（《礼记》），这种利用火来“炮生为熟”加工食物的方法同样运用到处理药物上来，便是最初的中药炮制。由此可见，炮制与火有着不可分割的密切关系。中药炮制古称“炮炙”，就是指用火加工处理药材的方法。由于人类对火的应用，为早期中药采用高温处理的“炮炙法”“药炒法”的出现创造了基本条件。

酒在我国的起源可追溯到距今约五、六千年前新石器时代中期的仰韶文化时期。新石器时代晚期的龙山文化时期更有了专用的陶制酒器，表明当时人们已可酿造出更多的酒存放。后人将酒应用于炮制药物，由此创建了加辅料炮制药物的方法。这一时期，陶器的制作和应用也在客观上提供了炮制药物的必需容器，为中药炮制的产生创造了必要的工具。

（二）中药炮制的形成和发展

中药炮制早期并非一门独立的学科，为中医临床用药体系的一部分，中药炮制的发展是伴随着中医药的进程而发展的，因此中药炮制内容多数出现在本草、方书、医案等文献中，只有很少的炮制学专著。中药炮制的有关记载最早出现在我国的医药文献《五十二病方》中，《黄帝内经》中也有简单的记载。从有文字记载到现代，炮制技术应用和理论方面都有不断发展。根据历代的中医药文献记载分析，中药炮制的发展大约可分为四个时期：即春秋战国至晋代是中药炮制技术的起始和形成时期；唐宋朝是中药炮制技术的丰富和快速发展时期；金元时期至清代是中药炮制理论的总结形成期，也是中药炮制品种的扩大应用时期；现代，特别是改革开放以来是中药炮制理论及技术的振兴和发展时期。

1. 中药炮制技术的起始和形成时期

（1）春秋战国时期　由于社会的变革，生产力的发展，出现了“诸子蜂起，百家争鸣”的局面。医学家们运用阴阳、五行学说来阐明医药的理论，形成中医药诊治疾病的理论体系，在这个时期的医药文献当中，有关中药炮制技术的记载也零散出现。《五十二病方》是我国现存最早的医方书，该书收方 283 个，用药 246 种，对中药炮制方法已有明确的记载，书中记述的炮制方法有炮、炙、燔、煅、细切、熬、酒醋渍等。如“取庆良（蜣螂）一斗、去其甲足；服零（茯苓）……以舂；取商陆渍醯中；止出血者燔发；燔其艾；陈藿，蒸而取其汁”等。《黄帝内经》是我国现存最早的一部医学专著，该书奠定了我国医学发展的理论基础，对中药学的发展也产生了巨大的影响。其中《灵枢·邪客》篇记载的半夏秫米汤中有“治半夏”。“治半夏”即为修治过的半夏，因半夏有毒，修治以降低毒性的意思。在《素问·缪刺论》中也有“燔发”的记载，即现在的炭药—血余炭。而书中所称的“㕮咀”即是当时的饮片。根据这些记述我们可以认为春秋战国时期中药炮制技术尚处于起始时期。

（2）秦汉时期　随着生产力的发展和科学的进步，内外交通的日益发达，丝绸之路打通，医药学的知识进一步丰富发展。这个时期中药炮制技术已经初具规模，对中药炮制的目的、原则已初步确立。我国现存最早的一部药学专著《神农本草经》共收载药物 365 种，它系统总结了西汉以前的药物知识，并记载了很多有关炮制的内容。如某些矿物药项下的“炼饵服之”，炼，即相当于现代的“火煅”。露蜂房用“火熬”，桑螵蛸用“蒸”法等。现代沿用的许多炮制方法在当时俱已成形。除此之外对中药炮制的理论也开始有了探讨，《神农本草经》序录中就有“凡此七情，合和视之……若有毒宜制，可用相畏相杀者，不尔勿合用也”，总结了通过炮制可减轻毒性的方法。“药有酸咸甘苦辛五味，又有寒热温凉四气，及有毒无毒。阴干暴干，采造时月，生熟，土地所出，真伪新陈，并各有法”，强调了药物产地加工的作用。东汉末年由于临床医学的创立，中药炮制又有较大的发展。张仲景的《伤寒杂病论》，共载药物 183 种，其中需要炮制的就达 73 种之多，如附子“炮去皮，破八片”，巴豆“去皮心，熬黑”等。并有“凡㕮咀药，欲如大豆，粗则药力不尽”的记载，说明当时已对药物进行切制或粉碎加工。

（3）魏晋南北朝　魏晋南北朝时期，兵戈不息，饥馑和疾病不断侵袭着战乱中的广大民众。在与疾病顽强抗争的过程中，医药学家不断总结经验，推动了医药事业的发展。

南北朝刘宋时代，我国的第一部炮制专著《雷公炮炙论》问世。作者雷敩总结了前人的炮制技术和经验，并加以发展，系统论述了药物的炮制操作方法。该书内容十分丰富，其中有许多方法是以前未见记载的，并且该书对炮制的作用也做了较多的介绍。书中涉及的主要炮制方法有：蒸、煮、炒、焙、炙、煅、炮、炼、浸、飞等。该书记载的炮制方法中，不用辅料炮制的品种有51种，另135种皆用辅料炮制，说明用辅料炮制药物的方法在当时已经得到了广泛的应用。许多方法由于所用辅料的不同又做了进一步的分类，如“浸”有盐水浸、蜜水浸、米泔水浸、浆水浸、药汁浸、酒浸、醋浸等。炙有蜜炙、酥蜜炙、猪脂炙、药汁涂炙等。大黄用蒸法来缓和其泻下作用；莨菪、吴茱萸等含生物碱成分的药物用醋炮制；茵陈等含挥发油成分药物指出“勿令犯火”，这些方法至今沿用。可见，《雷公炮炙论》一书对后世中药炮制的发展具有重要的指导意义。只可惜它的原书佚失已久，所幸其大部分内容被后世的《证类本草》《本草纲目》收载而得以保存下来。

晋代医药学家葛洪的著作《肘后备急方》，记载了用大豆汁、甘草、生姜等解乌头、半夏、芫花毒性的炮制方法，为后人用辅料炮制药物减轻毒性和不良反应奠定了基础。梁代陶弘景撰写的《本草经集注》是我国第二部中药专著，它第一次将零星的炮制技术做了系统归纳，说明了部分炮制作用。如“凡汤中用完物皆擘破”“诸虫先微炙”，“阿胶，炙令通体沸起”；“诸石皆细捣”，要求捣碎如“粟米”，雄黄、朱砂要求“细末如粉”，将“㕮咀”改为切制，内容丰富，方法众多，炮制工艺水平比前期进一步提高。

2. 中药炮制技术的丰富和快速发展时期

（1）隋唐时期　我国南北统一，经济文化繁荣，科学技术迅猛发展，医药学取得了较大的成就，中药炮制也有长足进步。反映唐代本草学辉煌成就的《新修本草》（又名《唐本草》），是唐代官府组织苏敬、李勣等人执笔编写的一部药学著作。由于是由国家组织修订和推行的，因此被认为是我国也是世界历史上的第一部药典。这部著作共54卷，收载药物844种，在药物项下收载了炮制工艺的内容。记载了炼、烧、熬、煮、煨、炒、炙、煅、燔、蒸等和玉石、丹砂、矾石等矿物药的炮制方法。它在记载炼丹技术的同时，对金石类（如玉石、玉屑、丹砂、云母、钟乳石、矾石、硝石等矿物药）药物的炮制均做了详细的记载，使炮制内容更加丰富。还对辅料作了规定，如“唯米酒入药”等。并使一些药物的炮制方法以“法定”的形式确定下来，是中国药学史上第三次总结。

唐代孙思邈编著的《备急千金要方》，对中药炮制作了专章讨论，书中指出“诸经方用药，所有熬炼节度皆脚注之，今方则不然，于此篇具条之，更不烦方下别注也”。在合药篇中，对所列举的用同一炮制方法炮制的药物则予以分条论述。如“凡用麦蘖曲米，大豆黄卷，泽兰，芜荑皆微炒”“凡用斑蝥等诸虫，皆去足翅微熬……”这种归纳方法为后世总结炮制方法和分类奠定了基础。另外，王焘《外台秘要》中的麸炒药物法，《仙授理伤续断秘方》中的醋淬自然铜法，丰富了炮制技术的内容。

（2）宋代　宋代是中国科技文化发展的高峰期，火药、指南针、活字印刷术的发明，给中国和世界科学文化的发展带来了巨大的变化。宋代炮制技术有很大改进，炮制方法由简单到复杂，由单一到多元化，适用品种逐渐增多。炮制目的也开始多样化，重在缓和药性，减少毒性和不良反应的炮制技术大幅增加。不仅强调用作汤剂饮片的炮制，同时重视制备成药原料的饮片炮制。唐慎微编撰的《经史证类备用本草》，首先辑录了《雷公炮炙论》的大部分内容，并收载了《本草经集注》的合药分剂，广泛辑录了宋以前有关药学方面的文献，为后世保存了文献，使不致因原著散佚而失传。这本书载药1558种，新增药物476种，每药还附以制法，为后世提供了药物炮制资料。该书是集宋以前本草之大全，是中国药学史上的第四次总结。

宋代官府也组织力量对宋以前的著作进行整理、校注、增辑，颁行了《太平惠民合剂局方》（公元1107—1110年），为世界上最早的药局方之一。该书载有186种药物，设有专章论述炮制技术，指出药物要“依法炮制”“修治合度”，并对炮制加工技术作了详细叙述，将中药炮制的方法列为法定的制药规范。书中收载的水飞、醋淬、镑片、纸煨、面煨、巴豆制霜、苍术米泔水浸制等炮制工艺，沿用至今。在这个时期酒、醋已被广泛地应用来炮制药物。另外，一些炮制方法采用了许多新的辅料作为加热介质，如米、面、羊脂、石灰、蛤粉、砂等。至此，中药炮制技术已经初具规模，比较系统和完善。

3. 中药炮制理论的总结和形成期，也是炮制品种和技术应用的扩大期　金、元、明时期，学派争鸣，名医辈出。这一时期药性理论研究盛行，著名的著作有王好古的《汤液本草》、张元素的《医学启源》及《珍珠囊》、寇宗奭的《本草衍义》等，药性理论的发展带动了中药炮制理论的总结和逐步形成。在炮制理论的指导下，进一步扩大了炮制品种和技术的应用。

（1）金元时期　金元时期，炮制技术开始上升到理论阶段。张元素、李东垣、王好古、朱丹溪等医家在探讨药性理论的同时，也注意到中药炮制对药性和药物功效的影响，开始对各种炮制方法以及辅料对炮制的影响从理论上加以总结。元代王好古在《汤液本草》中认为地黄“生则性大寒而凉血，熟则性温而补肾”，说明中药炮制前后有生凉与熟温药性的变化。其在引用金代李东垣的《用药法象》说：“黄芩、黄连、黄柏、知母，病在头面及手梢皮肤者，须用酒炒之，借酒力以上腾也。咽之下、脐之上，须酒洗之，在下生用。大凡生升熟降，大黄须煨，恐寒则损胃气。至于川乌、附子须炮，以制毒也”。张元素所著《珍珠囊》中也认为“白芍酒浸行经，止中部腹痛；木香行肝气，火煨用可实大肠”。炭药止血的理论也是在元代由葛可久在《十药神书》中首先提出的。

（2）明代　明代是中药炮制发展史上一个重要时期，随着科学技术进步，中药炮制技术有了较大的发展，中药炮制方法也更趋完善合理，在中药炮制理论上也有显著的建树。许多著名的医药学家如陈嘉谟、李中梓、李时珍等人纷纷著书立说，总结前人的经验、更正谬误，发展新技术、新方法，给明代的中药炮制领域带来空前的繁荣。人们对中药炮制的理论有了规律性的认识和较系统的记载。陈嘉谟在《本草蒙筌》首次提出了全新的三类分类法，提出了“凡药制造，贵在适中，不及则功效难求，太过则气味反失”的基本原则，为后世效法。他还对各种辅料炮制药物所产生的作用做了精辟的总结性论述：“酒制升提，姜制发散，入盐走肾脏，仍仗软坚，用醋注肝经，且资住痛，童便制除劣性降下，米泔水制去燥性和中，乳制滋润回枯，助生阴血，蜜制甘缓难化，增益元阳，陈壁土制窃真气，骤补中焦，麦麸皮制抑酷性，勿伤上膈，乌豆汤、甘草汤渍曝，并解毒，致令平和……”对净制减轻药物毒性和不良反应的理论也有描述：“有剜去瓤免胀，有抽去心除烦”。他的这些理论至今为中药界炮制理论所引用，对后世中药炮制理论的发展起了不可估量的作用。

我国伟大的医药学家李时珍集诸家本草之大成，历时27年，写成举世瞩目的《本草纲目》，该书共52卷，载药1892种，从中收载的药物中大多列有“修治”一项，收列了前代50多家本草方书中的炮制资料，介绍当时的炮制方法，提出自己的看法，并对前人不合理的炮制方法进行了纠正。如刘寄奴，雷敩认为：“凡采得，去茎叶、只用实”，李时珍曰“茎、叶、花、子皆可用”。在炮制理论方面，他认为炮制可提高药物的作用，净化药用部分，制约药物的偏性，并且指出：“凡物之气厚力大者，无有不偏，偏者有利必有害。须取其利而去其害，炮制也”。在苍术项下注有“性燥，须用糯米泔浸而去油，切片焙干用……以制其燥”。这些观点至今为现代炮制理论所沿用。

明代的许多炮制成就体现在《本草纲目》《本草品汇精要》《普济方》等大型本草方书中，同时也出现了我国历史上的第二部炮制专著，缪希雍的《炮炙大法》，收载了439种药物的炮制方法，简明地叙述了各药的产地出处、采药时节、品质优劣、制用辅料、操作工艺、饮片贮藏等内容。不但收集了明以前的、特别是《雷公炮炙论》中的方法，并且将当时的各种方法进行归类，总结为“雷公炮炙十七法”。同时还根据当时情况将《太平惠民合剂局方》中的一些不适宜的方法进行了改进，对后世的中药炮制研究有重要的指导意义。

（3）清代　清代多在明代的炮制理论基础上增加炮制品种，医药文献中多有专项记载炮制工艺和作用的内容，对某些炮制作用也有所发挥，是炮制品种和技术进一步扩大应用时期。

炭药品种的应用扩大，为清代炮制技术的一大特色。温病学派大家叶天士与吴鞠通的医案著作中，有大量的炭药应用记载。赵学敏《本草纲目拾遗》中，240余种有炮制内容的药物中炭药有近70种。

清代出现了我国第三部炮制专著—张仲岩的《修事指南》，该书将历代各家有关炮制记载综合归纳而成，收录药物232种，较为系统地叙述了各种炮制方法，概括了炮制辅料、炮制方法、炮制器具、药物净制理论。在炮制理论方面也作了一些补充，如“吴茱萸汁制抑苦寒而扶胃气，猪胆汁制泻胆火而达木郁，牛胆汁制去燥烈而清润，秋石制抑阳而养阴，枸杞汤制抑阴而养阳，糯米制润燥而牡蛤粉制成珠而易研，”以及“煅者去坚性，煨者去燥性，炙者取中和之性，炒者取芳香之性，浸者去燥烈之性，泡者去辛辣之性，蒸者取味足……”全书内容虽多属总结前人经验，但经过归纳分析，在炮制作用理论方面进一步提炼总结，代表了清代的中药炮制水平。

4. 中药炮制的继承、振兴和发展时期　近代，民国时期西方医药学进入中国，我国医学发展出现中西医药并存的局面。当时的政府对中医药采取了不支持和歧视的政策，甚至提出“废止旧医（即中医）”的口号，使得中药炮制同整个中医药事业一样，受到了严重影响。但具有顽强生命力和良好群众基础的中医药学的发展并未被完全阻滞，这一时期出现了张骥的《雷公炮炙论》辑复本、《中国制药学》《饮片新参》等中药炮制相关著作。

中华人民共和国成立后，党和政府对中医药的发展给予了高度的重视，提出“中医药是中华民族的一个伟大的宝库”，使中医药事业走上了健康发展的轨道，中药炮制在传统文献的整理，教育科研，炮制理论和工艺研究等方面也取得了巨大的成绩。

各地有关部门对散在本地区的具有悠久历史的炮制经验进行了整理，一批不同内容的炮制专著相继出版，如《中药炮制经验集成》《历代中药炮制资料辑要》《历代中药炮制法汇典》《樟树中药炮制全书》《中国传统工艺全集·中药炮制》等，汇集了丰富的中药炮制文献研究资料。随着中药炮制生产实践、理论和科学研究成果的涌现，还出现了《中医药高级丛书·中药炮制学》《中药炮制学辞典》等反映中药炮制学古今发展全貌的大型参考书和工具书。

对中药炮制方法和质量标准进行了逐步的统一和规范，自1963年版《中国药典》（一部）起，开始收载中药炮制品，并在附录中设有“中药炮制通则”，作为炮制方法的国家标准。1988年卫生部组织编写了《全国中药炮制规范》，作为部颁标准参考执行。1994年，国家中医药管理局颁布了《中药饮片质量标准（试行）》，对于中药炮制品的水分、杂质、片型等通用指标进行了规定。各省、直辖市则依据本地炮制技术应用情况制定出版了省级的《中药饮片炮制规范》作为地方标准，形成了中药炮制的三级标准体系。

教学方面，全国各中医药院校的中药专业均开设了炮制课，并结合不同重点分别编写了高等中医药院校、高等中医药职业院校和中等中医药职业院校的《中药炮制学》或《中药炮制技术》统编教材。这为全面系统地继承和发扬中药炮制技术奠定了良好的基础。

科研方面，中药炮制方面的研究主要根据中医临床用药理论和经验，应用化学分析、仪器分析及药理学、免疫学等多种现代科学技术，探索炮制原理，寻找制定合理的炮制方法，改进炮制工艺，制订饮片质量标准等方面。国家在“七五”至“十一五”国家攻关计划中，相继列入中药炮制研究项目，如“十一五”期间，国家开展了“中药饮片炮制共性技术与相关设备研究”。选择10种炮制常用共性技术，50种中药饮片，通过对代表性饮片的炮制技术及其相适宜的炮制设备的系统研究，炮制原理研究，阐明各共性炮制技术的科学内涵，建立炮制共性技术和饮片质量的评价标准。促进了中药炮制的指标化、规范化，极大地推动了中药炮制学科的发展。

炮制技术方面，中药的炮制加工由过去原始的手工操作逐步向半机械化、机械化、自动化转变，各种炮制新设备先后问世，逐步改变了中药饮片生产“前店后场”的模式和“小、散、乱”的生产局面。国家科研主管部门和生产主管部门，从中药饮片生产实际和中药炮制现代化的要求，加大科研经费投入，对中药饮片生产的关键技术进行研究，关键设备进行研制，如往复式切片机、自动化程序控制炒药设备、净制、干燥设备等中药饮片生产机组和生产线的研制和应用，显著改善中药饮片生产条件，提高了中药饮片生产连续化、机械化的程度。

炮制生产管理方面，从20世纪90年代末，我国药品生产企业开始全面实施《药品生产质量管理规范》和认证工作，针对中药饮片的GMP实施，国家食品药品监督管理局先后印发《中药饮片GMP补充规定》和《中药饮片GMP认证检查项目》。中药饮片生产企业的GMP认证工作，加强了对中药饮片工业生产的规范化管理，推动了中药饮片生产企业生产条件的改善和管理水平的提高。2003年四川新荷花中药饮片股份有限公司成为我国第一个通过GMP认证的中药饮片生产企业，之后许多企业相继达到GMP认证标准。中药饮片生产规模不断扩大，炮制工具不断更新，制药设备不断改进，中药炮制的机械化程度已大大提高，促进了中药炮制事业的大发展。

2006年，“中药炮制技术”被列入国家首批公布的非物质文化遗产名录，古老的中药炮制技术已焕发出新的活力，在继承传统经验的基础上，正逐步向“炮制工艺规范化、质量标准化、检测现代化，包装规格化、生产规模化、药材来源基地化”的基本目标迈进。

知识拓展

一、屠呦呦与《肘后备急方》

我国 85 岁的药学家屠呦呦，获得了 2015 年诺贝尔生理学或医学奖，让国人兴奋和自豪。屠呦呦曾谈到，在研究的关键时刻，是我国中医古代文献《肘后备急方》给了她灵感和启发。当时，《肘后备急方》一书中的几句话引起了屠呦呦的注意：“青蒿一握，以水二升渍，绞取汁，尽服之。”其中记述的“绞汁”法不同于传统中药的“水煎”法。她由此领悟到“水煎”之法可能会因为高温破坏青蒿中的有效成分，于是改用低沸点溶剂乙醚提取，果然药效明显提高。她经过反复试验分离获得的青蒿提取物样品，显示出对鼠疟原虫 100% 的抑制率，最终成功提炼出抗疟有效成分青蒿素。

二、《国家职业技能标准：中药炮制工》

2019 年 4 月国家人力资源社会保障部和国家中医药局颁布了《中药炮制工》国家职业技能标准。该标准以《中华人民共和国职业分类大典》为依据，对中药炮制工职业岗位的活动范围、工作内容、技能要求和知识水平都做了明确规定。该职业资格等级分为初级、中级、高级、技师、高级技师五个等级。

中药炮制工职业定义：操作净制、切制或炮炙等设备，将中药植物、矿物、动物等药用原料制成中药饮片的人。其职业守则为：

（1）爱岗敬业，遵纪守法。

（2）精益求精，保证质量。

（3）自强不息，弘扬国粹。

（4）尊师爱徒，团结协作。

三、明清四大药局

中国明清时有著名的四大药局，分别是：北方药局“同仁堂”、西北药局“时济堂”、南方药局“庆余堂”、广东药局陈李济“杏和堂”。

请查阅一下杭州胡庆余堂和广州陈李济“杏和堂”的名字来源和相关历史。

扫描二维码查看《国家职业技能标准：中药炮制工》具体内容。

扫码“看一看”

目标检测

一、单项选择题

1. 雷公炮炙十七法的总结者是（　　）

A. 雷敩　　B. 陶弘景　　C. 缪希雍　　D. 陈嘉谟

2. 中药炮制理论的形成时期是（　　）

A. 汉代　　B. 唐代　　C. 宋代　　D. 元、明代

3. 提出“凡药制造，贵在适中，不及则功效难求，太过则气味反失”的作者是（　　）

A. 陶弘景　　B. 缪希雍　　C. 陈嘉谟　　D. 张仲岩

二、多项选择题

1. 中药炮制的专著有（　　）

A. 雷公炮炙论　　B. 神农本草经　　C. 炮炙大法

D. 本草蒙筌　　E. 修事指南

2. 对中药炮制理论有贡献的是（　　）

A. 张仲岩　　B. 王好古　　C. 葛可久

D. 陈嘉谟　　E. 李时珍

三、配伍选择题

A. 张仲岩　　B. 葛可久　　C. 张元素

D. 雷敩　　E. 陈嘉谟

1.《雷公炮炙论》的作者是（　　）

2.《修事指南》的作者是（　　）

3.“炭药止血”理论的提出者是（　　）

4.《医学启源》的作者是（　　）

5.《本草蒙筌》的作者是（　　）

四、简答题

1. 什么是中药炮制？

2. 我国传统的三大中药炮制专著是什么？其作者分别是谁？各成书于什么年代？

任务二　中药炮制的目的

任务引入

中药炮制技术在中医药事业的发展中占有不可缺少的重要地位，我国中药行业在历史上有“北有同仁堂，南有庆余堂”之说。“炮制虽繁必不敢省人工，品味虽贵必不敢减物力”的训条，是具有三百多年历史的同仁堂的制药原则。“采办务真，修制务精”是具有上百年历史的杭州胡庆余堂一直遵循的古训；“火兼文武调元手，药辨君臣济世心”是广州老字号陈李济保存着一幅百年楹联。从这些传统中药企业的古训或者企业文化中可以探寻著名企业能够昌盛不衰的原因：一是选药求真，二是炮制规范。为什么历代中医药人士如此重视中药炮制在临床用药和成药制剂中的重要作用？这与中药炮制的目的和作用密切相关，也是从事中医药事业的人士必须学习和掌握中药炮制理论和技术的原因。

相关知识

中药来源于自然界的植物、动物、矿物，经过采收和产地初加工的药材，质地、形状、大小各异，或含有泥沙杂质，或具有较大的毒性和不良反应，多数要经过加工炮制成为中药饮片后才能应用。中药炮制的目的是多方面的，往往一种中药可以采用多种炮制方法，而一种炮制方法可以达到几方面的目的。作为防病治病的药物，对其进行进一步加工处理目的主要是保证用药安全，使药物能更好地发挥临床疗效，并且质量稳定，方便使用。

一、降低或消除药物的毒性或不良反应

中药的毒性，一般指有毒药而言，服用后可能产生中毒反应。有毒药一般指安全范围

小，易中毒的药。而无毒药则指安全范围大，一般不易中毒的药。有些药物虽有较好的疗效，但因毒性大，临床应用不安全，如川乌、草乌、附子、天南星、半夏、禹白附、大戟、甘遂、狼毒、巴豆、马钱子、斑蝥等，通过炮制，可以降低其毒性，使之合乎药用要求，避免服用后产生不良反应。

中药的不良反应，一般指不利于治疗（即服用后产生的结果不是临床上需要的）或不利于服用（服用后引起恶心、呕吐、腹痛、对咽喉有刺激性等）的反应。不良反应为一相对概念，有些药物的作用在某种情况下可视为不良反应，在另一情况下则可为治疗作用。但有些不良反应在任何情况下均不能成为治疗作用。如生首乌、柏子仁等可滑肠通便，对便秘者适合，所以不是不良反应。但若用首乌补肝肾，益精血；用柏子仁养心安神，益阴敛汗，则为不良反应，对大便溏泄者更为不适。这就需要将生首乌炮制成制首乌，将生柏子仁制霜。再如厚朴，辛辣刺激咽喉，姜炙后可消除其不良反应，该不良反应在任何情况下均不能变为治疗作用。

二、改变或缓和药物的性能

（一）改变药性

改变药性，即改变药物的四气（寒、热、温、凉）五味（辛、甘、酸、苦、咸）。药物经过炮制可以改变药物性味，从而达到改变药物的作用的目的。如生地，性味甘寒，在临床上具有清热凉血，养阴生津的作用，主泻。生地经过炮制成为熟地，性味甘微温，在临床上具有滋阴养血，补精益髓的作用，主补。天南星辛温，善于燥湿化痰、祛风止痉，加胆汁制成胆南星后，则性味转为苦凉，具有清热化痰、熄风定惊的功效。再如甘草，生品甘偏凉，以泻火解毒，清肺化痰为主，常用于咽喉肿痛，疮疡肿毒，痰热咳嗽，解毒等，临床上常配伍于清泄剂中应用。如将生甘草炮制成炙甘草，其性味则由甘偏凉变为甘偏温，主补脾益气，缓急止痛，用于脾胃虚弱，腹痛，心悸脉结代，筋脉挛急等，常配伍于温补剂中应用。

（二）缓和药性

不同的药物各有其寒、热、温、凉的性能。临床上，利用药物偏性，来调整人体阴阳，使之达到相对平衡，起到治疗疾病的目的。但若药性偏盛或作用过于猛烈，多会给人体带来不良后果。如大寒伤阳，大热伤阴，过酸损齿伤筋，过苦伤胃耗液，过甘助湿生满，过辛损津耗气，过咸易助痰湿，影响脾胃运化等。为了适应患者的病情和体质的需要，许多药物必须经过炮制，以纠正药物的过偏之性，适应临床的要求。如生麻黄发汗解表作用甚强，经蜜炙后可缓和发汗作用，增强润肺止咳、平喘作用。再如马兜铃性偏苦寒，生用可致人呕吐，经蜜炙后，可缓和其苦寒之性，且可增强止咳祛痰作用。

黄连性苦寒，有伤中之弊，可用辛热之性的酒、姜汁或吴茱萸进行炮制，可以缓和其苦寒之性，即所谓“以热制寒”。补骨脂辛热而燥，易于伤阴，用咸寒润燥的盐水来炮制，可以缓和辛燥之性，即所谓“以寒制热”。这种用药性相反的辅料或药物进行炮制的方法，中医学上称为“反制”。

三、增强药物的功效

（一）利用辅料的协同增效作用

中药除了通过不同中药的配伍来提高疗效外，利用辅料进行炮制是达到这一目的的又一有效途径和手段。酒、醋、蜂蜜、姜汁等常用辅料，本身都有一定的药性和功效。有些药物在炮制中，常加入一些辅料，它可以与药物起协同作用，从而增强药物疗效。蜂蜜有甘缓益脾、润肺止咳等作用，因此以蜂蜜炮制药物，一为增强润肺止咳之效，如炙款冬花、炙紫菀；二为增强补脾益气之效，如炙黄芪、炙甘草等。如羊脂油具有温热之性，淫羊藿用羊脂油炙后，可促进温肾兴阳的功效。酒具活血通络，祛风散寒等作用，蕲蛇经黄酒制后，可加强散风通络之功。

黄连苦寒之性较强，当临床上治疗大热之症，仍需用苦寒的胆汁来炮制，提高黄连苦寒之性，增强其清热泻火之力，此谓“寒者益寒”。仙茅本身是热性，温肾助阳，但用于肾阳虚寒时，嫌其温热不足，故用黄酒以制之，则可增强补肾温阳之功，此谓“热者益热”。这种用药性相近的辅料或药物进行炮制的方法，中医学上称为“从制”。

（二）增加药效成分的溶出，以提高药效

有的药物通过适当的炮制处理，可以提高其有效成分的溶出率，并使溶出物易于吸收。明代《医宗粹言》写道：“决明子、萝卜子、芥子、苏子、韭子、青葙子、凡药用子者俱要炒过，入煎方得味出。”这便是现代“逢子必炒”的根据和用意。

质地坚硬的磁石、自然铜、牡蛎等矿物贝壳类中药经过煅制后，可改变其物理性状，使之易于粉碎，有利于有效成分的煎出和吸收，从而增强疗效。

四、改变中药的作用趋向和引药归经

（一）引药归经

归经是药物功用与适应范围的归纳，是将药物的作用与脏腑经络的关系联系起来，说明某药对某些脏腑经络的病变起特殊的选择作用。很多中药都能归几经，可以治几个脏腑或经络的疾病。如麻黄归肺与膀胱经，它既能发汗宣肺平喘，治疗外感风寒及咳喘之证，又能宣肺利尿，治疗风水水肿之证。生姜，可以温中止呕，故入脾、胃经；又能温肺止咳，故入肺经。

炮制可以加强药物对某一脏腑、经络的选择作用，针对主症发挥其疗效，使其功效更加专一。中药炮制很多都是以归经理论作指导的，特别是用某些辅料炮制药物，如《本草蒙荃》记述“入盐走肾脏仍仗软坚，用醋注肝经且资住痛”。如知母生用功能清热泻火，润肺止嗽；经盐炙后，可引药力下行，专于入肾，增强滋阴降火，退虚热功效。又如小茴香、橘核等经盐制后，有助于引药入肾，能更有效地发挥治疗肾经疾病的作用。柴胡生用功能发表和里，升举阳气；醋炙后，可缓和升散之性，重点在于引药力入肝经，增强疏肝解郁作用。青皮入肝、胆、胃经，用醋炒后，可增强对肝经的作用。香附、青皮等经醋制后，有助于引药入肝，更好地治疗肝经疾病。

（二）改变中药的作用趋向

中药的作用趋向，传统以升、降、浮、沉表示。药物的升降浮沉与四气五味有关，一般而言，凡性温热、味辛甘的药，属阳，作用升浮；性寒凉、味酸苦咸的药，属阴，作用沉降。中药经过炮制，可以使性味变化，也改变其作用趋向。李时珍说：“升者引之以咸寒，则沉而直达下焦，沉者引之以酒，则浮而上至巅顶。”如大黄苦寒，其性沉而不浮，其用走而不守。经酒制后能引药上行，先升后降。黄柏禀性至阴，气薄味厚，主降，生品多用于下焦湿热。酒制可借助酒的引导作用，清上焦之热。如治疗头面热疾的“上清丸”中，即用酒制黄柏，转降为升。荆芥生品主升浮，能解表祛风，多用于表证。炒炭偏于沉降，能止血宁络，多用于出血症。又如生莱菔子，用于涌吐风痰，升多于降；炒莱菔子，降多于升，用于降气化痰，消食除胀。对此，中药炮制中还提出了“生升熟降”的理论。

五、便于应用和贮存

（一）便于调剂和制剂

中医治病用药大多是采用中药汤剂，而汤剂多是临时配方调剂的，但也有根据病症的需要而选用一定的成药，中药传统的制剂有丸剂、散剂、膏剂、酒剂等，为了适应中药调剂和制剂的需要，则须将原药材进行加工炮制。如矿物、贝壳及动物骨甲药材，由于质地坚硬，很难粉碎，在短时间内也不易使有效成分煎煮出来，因此必须通过煅、煅淬、砂烫等炮制方法使其质地变得酥脆，利于粉碎及有效成分煎出。多数植物药材，需经过加工处理，切成片、丝、段、块等饮片，便于调剂和制剂。种子类药材，多数需炒黄捣碎，以利成分煎出。部分坚硬的贵重药材，常研成细粉，冲服，如羚羊角、珍珠、三七、沉香等。

（二）保证药物净度，便于贮存

中药在采收、运输、保管的过程中，常混有砂土、杂质、霉烂品或残留非药用部位，因此，必须通过净选、清洗等加工处理，使其达到一定的净度，以保证临床用药剂量准确。如根及根茎类药物的芦头（残茎）；皮类药物的粗皮（栓皮）；动物类药物的皮肉血垢，以及头、足、翅等；矿物类药物的泥土砂石；贝壳类药物的泥沙、苔藓等。有些植物药，虽同出一体，但由于药用部位不同，其作用亦异。如麻黄茎能发汗，根能止汗，应分别入药。再者，药物在加工炮制过程中都经过干燥处理，使药物含水量降低，避免霉烂变质，有利于贮藏。某些昆虫类、动物类药物经过加热处理，如蒸、炒等能杀死虫卵，防止孵化，便于贮存，如桑螵蛸等。某些含苷类成分的药物经过加热处理可破坏酶的活性，如黄芩、杏仁等避免有效成分被酶解损失，以利于久贮。

（三）矫味矫臭，便于服用

某些动物类、树脂类或其他具有特殊不良气味的药物，服后常常引起恶心、呕吐等不良反应。为了利于服用，常将此类药物经过炮制处理，以达到矫味矫臭的目的。如酒制乌梢蛇、紫河车，麸炒僵蚕、椿根皮、醋炙乳香、没药、五灵脂、滑石粉烫刺猬皮等。

目标检测

一、单项选择题

1. 指出下列哪项炮制原则属于“从制”（ ）

A. 胆汁制天南星 B. 胆汁制黄连 C. 姜炙黄柏 D. 酒制黄连

2. 下列哪味药炮制后，可矫臭矫味（ ）

A. 珍珠 B. 远志 C. 乌梅 D. 僵蚕

3. “逢子必炒”的用意是（ ）

A. 便于有效成分煎出 B. 缓和或改变药性

C. 提高药物净度 D. 利于贮藏

二、多项选择题

1. 常采用杀酶保苷的炮制方法有（　　）

A. 清炒法　　B. 蒸法　　C. 煮法

D. 烊法　　E. 煨法

2. 下列药物经炮制可降低毒性的是（　　）

A. 酸枣仁　　B. 甘草　　C. 川乌

D. 半夏　　E. 生地

三、配伍选择题

A. 降低药物毒性　　B. 便于贮存　　C. 缓和药性

D. 引药归经　　E. 便于服用

1. 酒炙紫河车的炮制目的是（　　）

2. 天南星、半夏的炮制目的是（　　）

3. 酒炙黄连的炮制目的是（　　）

4. 醋炙柴胡的炮制目的是（　　）

5. 桑螵蛸蒸制的目的是（　　）

四、简答题

1. 举例说明中药炮制的目的有哪些？

2. 阐明“逢子必炒”的炮制意义。

任务三　中药炮制对中药临床应用的影响

任务引入

中医的一大特点是“辨证论治”，临床上辨证用药时往往根据不同的病情和患者体质的需要，采用不同的药物、剂量，利用其适合的药性和功能，以达到最佳的临床疗效。但中药的性能和作用无有不偏，偏则利害相随，生品不能完全适应临床治疗的要求，这就需要通过炮制来调整药性。炮制专著《修事指南》指出“炮制不明，药性不确，则汤方无准，而病症不验也”，这些论述表明了炮制与药性、临床疗效的密切关系。

中医非常重视人体本身的统一性、完整性及其与自然界的相互关系，同时也很注意病人的个体差异。辨证施治又是中医工作的基本法则，从诊断到治疗整个过程中，都要考虑人体阴阳的盛衰，气血及脏腑的寒热虚实，气候、环境及生活起居对人体的影响。因此通过炮制来调整药性，引导药性直达病所，使其升降有序，补泻调畅，解毒纠偏，发挥药物的综合疗效，对提高临床疗效具有重要的作用。

辨证用药时根据不同的病情和患者体质的需要，通过炮制以“制其太过，扶其不足”，使中药符合辨证施治的临床用药需求。《本经逢原》在论述香附各种炮制方法与疗效的关系时指出：“入血分补虚童便浸炒；调气盐水浸炒；行经络酒浸炒；消积聚醋浸炒；气血不调，胸膈不利，则四者兼制；肥盛多痰，姜法浸炒；止崩漏血，便制炒黑；走表药中，则生用之”。由此可见，中药炮制是中医长期临床用药经验的总结。

一、炮制是提高中药临床疗效的重要手段

（一）保持药物净度，保证处方中药物的实际用量

中药来源于大自然动植物和矿物，采收时往往附带一些杂质和非要用部位，影响用药剂量的准确性。如枇杷叶的绒毛、山楂、山茱萸的核，巴戟天的木心，杜仲、黄柏的粗皮（栓皮），均为非药用部分，没有或少有药效成分，而且占的比例较大，若不除去，就会使配方中药物的实际用量减少，达不到治疗所需剂量。有的中药不同药用部位应分别入药，保持各自疗效。如莲子的心与仁功效不同，麻黄的茎与根功能相反等。所以，通过炮制可除去非药用部位或分离不同药用部位，提高纯度，保证处方中药物的实际用量，从而提高相对含量以增强疗效。

（二）炮制后可提高成分的煎出率，增强临床疗效

药材经切制饮片后，与溶媒接触面增大，有效成分易于提取，否则将不利于煎出，饮片一般都有具体规格要求，若方中饮片厚度相差太大，在煎煮过程中会出现易溶、难溶、先溶、后溶等问题，浸出物将会得气失味或得味失气，达不到气味相得的要求。

有的药物通过炮制，可以提高其有效成分的溶出率。经炒后种皮、果皮爆裂，质酥易碎，使果实种子类药物易于提取有效成分。“诸石必捣”，质地坚硬的矿物类药物，经明煅或煅淬，质酥易碎，溶出率提高。因此，炮制可适当增大药物表面积，破坏组织细胞结构，使质地疏松，提高有效成分的煎出量以增强疗效。

（三）炮制用辅料的增效作用，可提高药物临床疗效

中药药性与炮制辅料之间的联系甚为密切，运用辅料炮制的增效及协同作用，从而增强疗效。如酒炙丹参、当归，增强活血祛瘀、调经止痛的作用；酒制黄芩抑菌作用比生黄芩强，还可使活性成分溶出量增加；盐炙补骨脂增强温肾助阳的作用；蜜炙黄芪增强补中益气的作用；醋能与药物中所含的游离生物碱生成盐，增加溶解度而提高疗效。例如延胡索中含有多种生物碱，但游离生物碱难溶于水，经醋炙后生物碱与醋酸结合成醋酸盐，煎煮时易于溶出；又如何首乌经黑豆汁蒸煮后，使致泻作用的结合性蒽醌衍生物水解成无致泻作用的游离蒽醌衍生物，突出卵磷脂、糖类的作用，故有滋补肝肾作用。由此可见，中药通过不同辅料炮制后，以多种途径、不同方式，提高临床疗效。

二、炮制是保证中药临床安全的重要手段

药物能应用于临床的基本条件是安全、有效，其中安全是前提。人们常说“是药三分毒”，很多毒性大的中药，生品只能外用，不能内服；有些药性偏强的中药，剂量过大或服用时间较长时，同样对人体产生毒性和不良反应。只有经过炮制后才能保证临床用药时的安全。清代徐大椿云：“凡物气厚力大者，无有不偏，偏者有利，必有其害，欲取其利而去其害，则用法以制之，则药性之偏者醇矣”。

中医临床用药安全与否，与辨证、用药剂量、配伍、煎服方法、剂型等有密切关系，但炮制也是重要的一个方面。一般有毒中药在经过浸泡、加热或加辅料炮制后，可以降低毒性，使其安全有效，扩大临床用药范围。

（一）除去毒性部位或减少毒性成分的含量，降低毒性

有毒的中药经过一定的方法炮制，可使其毒性成分含量减少而减毒。如半夏、天南星也要求用水漂洗，可使部分毒性成分漂出。水飞法可使药物中所含毒性成分减少而降低毒性。如雄黄、朱砂经水飞后，可溶性 As、Hg 的含量显著下降，降低毒性。巴豆为峻泻药，毒性很大，去油制霜后，可除去大部分油脂，使毒性降低，缓和泻下作用，同时巴豆中尚含有巴豆毒素，但在制霜过程中遇热失活而失去毒性。又如蕲蛇去除头部，可消除其毒性。

（二）改变或破坏毒性成分的结构，降低毒性

某些毒性成分不稳定，在炮制时加热煮或蒸，使其毒性成分水解，改变其结构，使毒性降低或消除。如川乌、草乌含有双酯型生物碱，毒性极强，但其性质不稳定，加水加热煮使其水解成毒性较小的单酯型或不带酯键的生物碱，从而降低毒性，其水解产物同样具有止痛作用。如马钱子有大毒，毒性成分为马钱子碱，经砂烫炮制后士的宁和马钱子碱的含量显著减少，使其转化成它们异型结构和氮氧化合物，使其毒性变小，且保留或增强了某些活性。

中药的有毒成分具有不同的耐热性，高温时不稳定，可使有毒成分破坏分解，从而降低中药毒性。如白扁豆含红细胞非特异性凝集素，为一种植物性毒蛋白，经炒香或焯法加热使其凝固变性而失去活力；苦楝子的毒性，经过加热炒制可使毒性蛋白被破坏而降低毒性；苍耳子的毒性成分，可致肝肾功能改变，尤以肝脏坏死，甚至可导致死亡。而炒制后，使毒性蛋白变性，凝固在细胞中不易溶出，而达到去毒解毒的目的。

（三）利用辅料的解毒作用，降低毒性

辅料和药物共同加热炮制，可使毒性降低。如生半夏辛温有毒，只能外用。用明矾、生姜等辅料炮制后可降低毒性，可以用作汤剂或成药内服；如豆腐煮藤黄，要求豆腐煮至呈蜂窝状，具有良好的吸附作用，从而吸附毒物、降低药物毒性；如甘遂生品毒性较强，醋制不但能增效，而且能降低毒性，减少不良反应。醋制后泻下作用和毒性均较小。所以，炮制是保证临床安全的重要措施。

三、中药炮制是实施辨证施治、增强方剂疗效的重要措施

中药是中医治病的物质基础，而中医用药的特点是组成复方应用，炮制方法和炮制规格的选择通常是根据组方的需求而定的。中医界很早以前就非常重视中药炮制规格和质量对方剂的疗效和适应证的影响。如汉代张仲景的《伤寒论》桂枝汤方中：“桂枝（三两去皮），芍药（三两），甘草（三两炙），生姜（三两切），大枣（十二枚，擘）”，直接注明了应用“去皮的桂枝”“炙甘草”“生姜片”和“破碎的大枣”，所以炮制与方剂疗效的关系十分密切。

在成方中，各药究竟应选用什么炮制品是由方剂的功效而定的。中医在临床辨证施治时，根据病人的具体情况而遣方用药，选择不同的炮制规格，以达到适宜的临床疗效。

（一）突出中药临床需要的功效，提高方剂疗效的针对性

由于中药成分复杂，通常是一药多效，但在方剂中并不需要发挥该药的全部作用，而是根据病情有所选择，通过炮制可以对药物原有的性能予以取舍，使某些作用突出，某些作用减弱。如麻黄在麻黄汤中起发汗解表，宣肺平喘作用，因此需生用，取其发汗平喘作用强；止咳化痰丸主治咳嗽痰喘，方中则选用蜜炙麻黄，以增强止咳平喘之功，并减弱发汗之力，以免徒伤其表。柴胡在小柴胡汤中宜生用，且用量较大，取其生品气味俱薄，轻

清升散，和解退热之力胜；在柴胡疏肝散中，柴胡以醋炙为宜，取其升散之力减弱，而疏肝止痛之力增强。由此可见，组成方剂的药物通过炮制规格的变化，使全方的功用有所侧重，对病人的针对性更强，有利于提高方剂的疗效。

（二）降低方剂中药物的不良反应，减少临床用药的不利影响

由于方中某药的某一作用不利于治疗或有毒性和不良反应，往往影响全方疗效的发挥，就需要通过炮制调整药性，使其更好地适应病情的要求。如用何首乌补肝肾、填精血时，就需将生首乌制成熟首乌，以免因滑肠作用伤及脾胃，否则导致未补其虚，先伤其正的弊端。

有的药物在治病的同时，也会因药物某一作用与证不符，给治疗带来不利影响。因此，需要通过炮制，调整药效，趋利避害，或扬长避短。如干姜，其性辛热而燥，长于温中回阳，温肺化饮。在小青龙汤中，用干姜生品，是取其温肺化饮，且能温中燥湿的功效。在生化汤中则需用炮姜，对于产后失血，气血大虚的病症，炮姜微辛而苦温，既无辛散耗气、燥湿伤阴之弊，又善于温中止痛。若用生品，则因辛燥，耗气伤阴，于病不利。

（三）调整方剂适应证的灵活性，扩大应用范围

组成方剂的药物不变，药物炮制规格不同，也会使方剂的功用发生一定的变化，改变部分适应证。如四物汤，为最常用的补血基础方，为了适应患者病情的需要，可通过采用不同的炮制品。若血虚而兼血热者，宜以生地易熟地；血虚而兼瘀者，可以应用酒炙当归、川芎。理中汤为温中益脾要方，凡中焦虚寒者均可应用。但不同病症应选用不同炮制品，若中焦虚寒而兼有内湿者，宜用干姜，取其辛热而燥，能祛寒燥湿；若中焦虚寒，胃失和降，呕吐腹痛，或者阳虚出血，则应以炮姜易干姜，取其炮姜苦温而守，善于温中，止呕、止痛和温经止血，作用缓和而持久。若腹泻明显，方中白术宜土炒，增强健脾止泻的作用；若腹胀恶食，白术又宜炒焦，既可避免其壅滞之弊，又可开胃进食。故在同一方剂中，针对不同病因，炮制品的选用有所区别，可以扩大临床应用范围。

四、中药炮制与配伍应用关系

用两种以上药物放在一起炮制，即中药配伍理论在炮制上的应用。药物在炮制时，通过有目的配伍，不但可以协调原来各药的偏性，而且能照顾全面。有些药物因协同作用而增进疗效，也有些药物因相互配用而减轻或消除了毒性或不良反应，达到利于临床应用的目的。和方剂中药物的配伍一样，其配伍关系主要有以下几方面。

（一）相须

性能功效类似药物配合应用以后，可明显地增强其原有疗效。如蜜炙甘草，可增强甘草的补脾益气、润肺止咳的作用。

（二）相使

性能功效不同或仅有某些共性的药物配伍，一种药物（为辅）可提高另一种药物（为主）的疗效。如：鳖血炒柴胡，可增强柴胡的滋阴退虚热作用。

（三）相畏

二种药物合用，一种药物的毒性或其他有害作用，可被另一种药物抑制或消除。如姜矾制半夏，可降低或消除半夏刺激咽喉的作用。

（四）反佐

性味和主药相反而功效相似的药物进行配伍。如吴茱萸炒黄连，可抑制黄连苦寒之性，使黄连寒而不滞，清气分湿热，散肝胆郁火。

目标检测

一、单项选择题

1. 炮制后保持药物净度，可以保证处方中药物的（　　）

A. 种类　　B. 疗效　　C. 实际用量　　D. 性味

2. 柴胡疏肝散中用醋柴胡，取其（　　）之力强。

A. 补脾益气　　B. 疏肝止痛　　C. 和解退热　　D. 滋阴退虚热

3. 常用的补血基础方四物汤，若血虚而兼血热者，宜用（　　）

A. 生地　　B. 熟地　　C. 地黄炭　　D. 鲜地黄

二、多项选择题

1. 逢子必炒的用意主要是使果实种子类药物（　　）

A. 质酥易碎　　B. 易于提取有效成分

C. 降低毒性　　D. 矫正气味

E. 便于储存

2. 辨证用药时，通过炮制以（　　），使中药符合辨证施治的临床用药需求

A. 降低毒性　　B. 制其太过　　C. 扶其不足

D. 得气失味　　E. 得味失气

三、配伍选择题

A. 相使　　B. 相畏　　C. 反佐

D. 相须　　E. 反制

1. 性能功效类似药物配合应用增强其原有疗效的配伍关系（　　）

2. 姜矾制半夏的配伍关系（　　）

3. 性味和主药相反而功效相似的药物进行配伍（　　）

4. 鳖血炒柴胡的配伍关系（　　）

5. 酒制黄连配伍关系，中医学上称为（　　）

四、简答题

1. 通过炮制保证中药临床安全的手段有哪些？

2. 简述炮制对中药方剂的影响。

扫码“学一学”

任务四　中药炮制对理化性质的影响

任务引入

前面所述中药的炮制目的和对中药临床应用的影响内容，主要是从传统中医药理论的角度探讨分析炮制对中药药性、功效和临床应用的作用，是多年来中医长期临床实践和用药经验的总结。但中药药性、功效的物质基础是中药所含的化学成分，运用现代科学技术

研究中药炮制对中药成分的理化性质的影响，掌握炮制前后化学成分或有效成分的变化规律，将有助于阐明中药炮制的原理、改进传统的炮制方法、制定炮制品的质量标准等，也是发掘和提高传统炮制技术的一个重要方面。

相关知识

中药是来源于自然界的天然药物，中药化学成分比较复杂，这种复杂性表现在不同的中药可能含有不同类型的化学成分，同一种中药，也可能含有大量的结构类型各不相同的化学成分，而且每种类型成分的数目往往也是相当多的。例如，中药人参中就含有人参皂苷 Rb_1 等20余种三萜皂苷类成分以及挥发油、甾体化合物、多糖、氨基酸、有机酸、微量元素等类成分。各种成分常有着不同的理化性质，是中药常具有多方面功效或多种药理作用的物质基础。现代研究发现，大黄中的番泻苷类成分具有泻下作用，游离蒽醌苷元则对多种细菌有抑菌活性，大黄鞣质有明显的降低血清尿素氮的作用。

在对中药进行炮制过程中，由于采用水洗、浸泡，或炒、煅、蒸煮加热，或加入酒、醋、药汁等辅料处理，不可避免地造成某些药物成分的减少、改变或产生新的化合物，有些是化学成分在数量上的变化，有些是化学成分在结构上发生质的变化，从而改变药物的药理作用。这些改变有的可以提高药物的质量，增强疗效，或降低毒性。不恰当的加工处理方法也会降低药效，或产生有毒物质。因此，研究中药炮制前后理化性质的变化，对探讨中药炮制作用的原理，确定合理的炮制工艺，制定饮片质量标准，保证用药安全有效有着极其重要的意义。但由于多数中药的有效成分至今还不明了，有关这方面的工作开展不久，积累资料不多，因此，还不可能全面、深刻地论述这一问题。炮制对主要活性成分的影响，大体有以下几方面。

一、炮制对含生物碱类药物的影响

生物碱是发现于一些动植物体内的一类具有似碱性质的、复杂的含氮有机化合物。生物碱在植物体内多数都以盐的形式存在于植物细胞中，与植物体中的有机酸、无机酸生成复盐，如鞣酸盐、草酸盐等，这些化合物属于不溶于水的复盐，若加入醋酸后，可以取代上述复盐中的酸类，而形成可溶于水的醋酸盐复盐，因而增加了在水中的溶解度。有的还以苷、酯、N-氧化物等形式存在。

除季铵碱类和一些分子量较低或含极性基团较多的生物碱外，大多数游离生物碱一般都不溶或难溶于水，能溶于乙醇、三氯甲烷等有机溶媒。亦可溶于酸水（形成盐）。

对于含生物碱的中药，常采用酒、醋等辅料炮制方法增大生物碱的溶解度，提高有效成分的煎出率。酒具有稀醇性质，是一种良好的溶剂，不论是游离生物碱或其盐类，都能溶解，便于浸出有效成分，提高药物的疗效。醋是弱酸，可使游离生物碱转化为生物碱盐而溶于水，易被水煎煮出来，增加疗效。如延胡索的主要成分是延胡索乙素、去氢延胡索甲素等，具有止痛和镇静的作用，这两种生物碱以游离的形式存在于植物体中，难溶于水，但与醋酸结合生成盐后，即能溶于水。这样，醋制延胡索煎剂的止痛效果就得到了明显的提高。

需要注意，有一些药物中所含的生物碱是水溶性生物碱，如一些小分子的生物碱，如槟榔中的槟榔碱和槟榔次碱等；季铵类生物碱易溶于水，如黄柏、黄连中的小檗碱。所以，在水洗、水浸等过程中应尽量缩短与水接触时间，采取少泡多润的方法，以免影响疗效。

通常不同生物碱都有不同的耐热性，有的在高温情况下不稳定，可产生水解、分解等变化。通过合理的运用“火制法”可以达到减毒增效的目的，如草乌中剧毒的乌头碱经高温处理能水解成毒性较小的乌头原碱，可减低草乌的毒性。也有的药物所含生物碱为药物有效成分，遇热活性降低，则应少加热或不加热。如石榴皮、龙胆、山豆根，以生用为宜。

二、炮制对含苷类药物的影响

苷类成分系糖分子中环状半缩醛上的羟基与非糖分子中的羟基（或酚基）失水缩合而成环状的缩醛衍生物。在多种植物体内，特别是果实、树皮和根部，苷是分布最为广泛和种类最多的化学成分之一。

苷，一般能溶解于水和乙醇中，有些苷也可溶于三氯甲烷和乙酸乙酯，但难溶于乙醚和苯。苷的溶解性，没有明显的规律可循。通常受糖分子数目和苷元上极性基团的影响，若糖分子多，苷元上极性基团多则在水中的溶解度大，反之，在水中的溶解度就小。

苷键是苷分子特有的化学键，它有糖的端基碳上形成的缩醛结构，苷键在一定的条件下易发生裂解，裂解的方式有酸催化水解、碱催化水解、酶催化水解等。苷在酸性条件下容易水解，不但减低了苷的含量，也增加了成分的复杂性。在生产过程中，有机酸会被水或醇溶出，使水呈酸性，促进苷类水解，应加注意。炮制时除有专门要求外，一般少用或不用醋制。

多数含有苷类成分的中药中同时存在相应的专一分解酶，在一定的湿度和温度条件下，这些苷就会被相应的酶所水解，而造成有效成分的损失，影响中药质量。如槐花中的芦丁、黄芩中的黄芩苷、苦杏仁中的苦杏仁苷等在一定的条件下便会被酶解而丧失疗效。花类药物中的花色苷也可因酶的作用而分解，导致药物变色脱瓣，所以常用烘、晒、炒等方法破坏或抑制酶的活性，这也是一种保存有效成分的措施。

乙醇能提高药物中苷类成分的溶解度，而增强疗效，所以许多中药在炮制时常用酒做辅料。对于一些苷类，水是很好的溶媒。如甘草、秦皮、大黄等，因含有可溶于水的各种苷，为避免溶解于水或发生水解而受损失，水制时应尽量少泡多润。

三、炮制对含挥发油类药物的影响

挥发油通常是指植物经水蒸气蒸馏所得到的挥发性油状成分的总称。挥发油大多具有芳香气味，在常温下可以自行挥发而不留任何油迹，大多数比水轻，易溶于多种有机溶剂及脂肪油中，在70%以上浓度的乙醇中能全溶，在水中的溶解极少，呈油状液体。

挥发油是中药的主要有效成分之一。很早以前，人们就知道在许多植物中含有挥发性的有香气的物质，如《雷公炮炙论》中就茵陈等有香气的药物注明“勿令犯火”。这是因为含挥发性成分的药物在炮制过程中会因加热等处理，致使药物中含挥发油显著减少，故含挥发油类的药物在炮制时不宜加热处理。

挥发油易挥发，所以凡含有挥发油的药物应及时加工处理。水制时，不宜久浸久泡，而要“抢水洗”，以防香气走失，也不宜带水堆积，以免发酵变质。火制时，少加热或不用火制法，以免破坏挥发油而影响疗效。

许多含有挥发油的药物需要尽量保存其成分，但也有一些药物需要经炮制以减少或除去挥发油，减少其不良反应。如《本草纲目》在木香项下记述："凡入理气药，不见火。若实大肠，宜面煨熟用"，煨木香的炮制目的就是减少挥发油的含量。苍术含挥发油较多，具有刺激性，即药物的"燥性"，经炮制后除去部分挥发油，可以降低其燥性。有些中药如乳香、没药，所含挥发油具有明显的毒性和强烈的刺激性，通过炮制后可大部分除去，有利于临床应用。

药物经炮制后，不但使挥发油的含量发生变化，有的也发生了质的变化，如颜色加深，折光率增大，有的甚至改变了其药理作用。如肉豆蔻的挥发油经煨后增强了对家兔离体肠管收缩的抑制作用，而能起到实肠止泻作用。

四、炮制对含鞣质类药物的影响

鞣质是一种复杂的多元酚类化合物，广泛地存在于植物中，具有一定的生理活性，在医疗上常作为收敛剂。用于止血、止泻、烧伤等，有时也用作生物碱及重金属中毒的解毒剂。

鞣质含有多数酚羟基，极性较强，所以能溶于水、乙醇、丙酮、乙酸乙酯等极性大的溶剂，尤其易溶于热水，因而以鞣质为主要药用成分的中药在炮制过程中用水处理时要格外注意，如地榆、侧柏叶、石榴皮等。

鞣质能与铁产生化学反应，生成墨绿色的鞣酸铁盐。因而在炮制含鞣质成分的中药时，以及平时煎药时一般选用砂锅、瓷锅，忌铜铁器，都是为了避免鞣质与铁、铜的反应。

鞣质为强的还原剂，能被空气中的氧所氧化，中药槟榔、白芍等切片时露置空气中有时泛红，就是所含的鞣质氧化成鞣红造成的。在碱性溶液中能很快变色，故炮制过程中亦应注意。鞣质经过高温处理，一般变化不大，如大黄在炮制前，含有致泻作用的蒽醌苷和收敛作用的鞣质，经过酒炒、酒蒸以后，蒽醌苷的含量显著减少，而鞣质的变化不太大，故可使大黄致泻作用减弱，而收敛止泻作用相对增强。所以酒蒸大黄缓和了泻下作用。但有些药材经高温处理其所含鞣质也有所减少，因而影响疗效。

五、炮制对含有机酸类药物的影响

有机酸是具有酸性性质的一类有机物质，广泛存在于植物的细胞液中，特别在有酸味的、未成熟的果实中含量较多，药材中常见的有机酸有甲酸、乙酸、乳酸、琥珀酸、苹果酸、酒石酸、枸橼酸等，一般与钾、钠、钙、铍、镁、锶、钡等离子结合成盐类存在。有机酸对人体营养及生理上都有重要的作用。

低分子有机酸大多能溶于水，在水中长期浸泡也会降低含量。因此，水制时应尽量少泡多润，防止有机酸溶解流失。如木瓜含苹果酸、酒石酸、齐墩果酸等有机酸，但其质地坚硬，水分不易渗入，软化时久泡则损失有效成分，因此常蒸制软化后切制。

药物中有机酸可因加热而被破坏，如山楂炒炭后，有机酸被破坏约 68%，酸性降低，其刺激性也随着降低。又如乌梅生用能损牙齿，但经炒后可降其酸性。

有些含有机酸的药物往往和含有生物碱的药物共制，以生成生物碱盐增强疗效。如一些含有生物碱的药物常用甘草水制以及吴茱萸和黄连共制等就是这个原因。

六、炮制对含脂肪油类药物的影响

油脂的主要成分为长链脂肪酸的甘油酯，大多存在于植物种子中，通常有润肠致泻作用，往往采取不同方法降低脂肪油的含量，减少不良反应。如柏子仁具有润肠通便的作用，炮制后去油制霜，降低滑肠作用；瓜蒌仁去油制霜，以除去令人恶心呕吐之弊，可适应于脾胃虚弱患者。肉豆蔻煨制后脂肪油成分下降，可增强固肠止泻的作用，并能降低毒性；有的油脂有毒，必须减少和控制其含量，降低毒性。千金子去油制霜，以减小毒性，缓和药力；巴豆油既是有效成分，又是有毒成分，则宜控制用量，使其达到适中。

七、炮制对含树脂类药物的影响

树脂是一类组成极为复杂的混合物。通常存在于植物组织的树脂道中，当植物体受伤后分泌出来，形成一种固体或半固体物质。通常作防腐、消炎、镇静、镇痛、解痉、活血止血剂。树脂一般不溶于水，而溶于乙醇等有机溶媒中。一些树脂类的药物在使用前通常用酒、醋等辅料进行炮制，来提高树脂类成分的溶解度，增强疗效。如乳香、没药经醋制后可增强其活血止痛的作用。五味子用酒蒸制以增强其滋补之性等。

加热能够破坏部分树脂，如牵牛子经炒后可缓和其泻下去积的作用，因牵牛子树脂具泻下作用，受热后被部分破坏。也有一些树脂类成分经加热后可增加其疗效，如藤黄经高温后，抑菌作用增强。但也有一些药物加温过高会因树脂类成分的破坏而影响疗效，在炒制乳香时就应注意这一点。

八、炮制对含蛋白质、氨基酸类药物的影响

蛋白质是生物体内所有化合物中最复杂的物质。蛋白质经过水解，能产生氨基酸的混合物。它们对整个生物界的生命活动起很大作用。中药内普遍存在着蛋白质和氨基酸，有的具有明显的生理活性，有的已应用于临床，如天花粉蛋白。蛋白质是一类大分子胶体物质，多数可溶于水，生成胶体溶液，一般煮沸后由于蛋白凝固，不再溶于水。纯洁的氨基酸大多是无色的结晶体，易溶于水。由于它们具有水溶性，故不宜长期浸泡于水中，以免损失有效成分，影响疗效。

加热可使蛋白质变性，有些氨基酸遇热也不稳定，因此如雷丸、天花粉、蜂毒、蜂王浆等富含蛋白质或氨基酸类有效成分的药物要以生用为宜。还有一些药物中的蛋白质是有毒成分，常用加热煮沸的方法来降低毒性，如扁豆中含有对人的红细胞的非特异性凝集素，它具有某些球蛋白的特性，煮后其毒性大为减弱。另外，所有的酶也都是蛋白质，可以通过加热破坏酶的活性的方法，以保存苷类成分。

蛋白质经过加热后，往往能产生新的物质，起到一定的治疗作用，如鸡蛋黄、黑豆、大豆等经过干馏能产生含氮的吡啶类、卟啉类衍生物而具有抗真菌、抗过敏和镇痉作用。氨基酸还能和单糖类及少量水分存在的条件下产生化学变化，生成环状的杂环化合物，这是一类具有特异香味的类黑素，所以麦芽、稻芽等炒后变香而具健脾消食作用。

蛋白质能和许多蛋白质沉淀剂，如鞣酸、重金属盐产生沉淀，一般不宜和含鞣质类的药物在一起加工炮制。酸碱度对氨基酸和蛋白质的稳定性、活性影响极大，加工炮制时也应根据药物性质妥善处理。

九、炮制对含无机成分药物的影响

无机成分大量存在于矿物和贝壳类药物中，植物药物中同样含有一些无机盐类，如钾、钙、镁等，它们大多与组织细胞中的有机酸结合成盐而共存。现代研究发现，微量元素是人体健康不可缺少的物质，同时起着一定的整体治疗作用，其在人体的发挥的作用越来越受到人们的重视。

炮制对含无机成分的药物也有影响，如夏枯草不宜长时间浸洗，因为夏枯草中含有大量钾盐，若经长时间的水处理，会大大降低其利尿作用。矿物类药物通常采用煅烧或煅红醋淬的方法，除了使药物易于粉碎外，在化学性质上也有相应的改变，一般经煅烧后可使药物进一步纯净。有些含有结晶水的药物，如石膏、明矾、硼砂等，烧煅后可失去部分结晶水，成为无水化合物，而达到一定的医疗目的。有时在煅烧的过程中，药物的许多成分通常被氧化而产生新的成分，如炉甘石原来的主要成分为碳酸锌（$ZnCO_3$），煅后变为氧化锌（ZnO），具有消炎、止血、生肌的作用。有些矿物药，经过煅红醋淬后，更易酥脆，增加了药物在汤药中的溶解度，有利于药物在胃肠道的吸收，也有利于粉碎，如自然铜、代赭石等。砂烫法炮制的马钱子前后元素含量进行分析，发现炮制后含量减少的大多数为有害元素，如汞，而有益元素，如锌、锰、铁、钙、磷等有所增加。

总之，药物经各种不同的加工炮制后，理化性质就会发生各种不同的变化，由于中药成分的多种多样，这种变化是复杂的，有的变化已为我们所了解，但绝大部分还有待我们去探讨。随着 HPLC、GC、GC-MS 等现代分析技术的应用，对炮制的化学成分的研究已取得了很大进步，但仍存在着一些不足，如一些临床疗效较好的炮制品，可实验中测定的有效成分含量却比较低的现象。我们要以中医理论为基础，充分运用现代科学技术和手段，以科学的态度、严谨的工作作风，广泛开拓思路，将中药炮制研究推上一个新的高峰。

目标检测

一、单项选择题

1. 含苷类成分的药物，一般不选用哪种辅料处理（　　）

A. 酒　　B. 醋　　C. 盐

D. 姜　　E. 蜂蜜

2. 在炮制处理过程中“忌铁器”的药物成分是（　　）

A. 生物碱类　　B. 鞣质类　　C. 油脂类

D. 树脂类　　E. 苷类

3. 对含生物碱的药物，常选择何种辅料炮制以提高其溶出率（　　）

A. 食醋　　B. 盐水　　C. 米泔水　　D. 蜂蜜

二、多项选择题

1. 以生用为宜的药物有（　　）

A. 石榴皮　　B. 龙胆草　　C. 山豆根

D. 苍术　　E. 茵陈

2. 为杀酶保苷，常采用的炮制方法有（　）

A. 炒法　　B. 蒸法　　C. 煮法

D. 烘法　　E. 泡法

三、配伍选择题

A. 生物碱类　　B. 鞣质类　　C. 挥发油

D. 脂肪油类　　E. 苷类

1. 通常有润肠致泻作用的成分是（　）
2. 具有刺激性，即药物的“燥性”的成分是指（　）
3. 与醋酸结合生成盐后易溶于水，易浸出和煎煮出来的成分是（　）
4. 在酸性条件下容易水解的成分是（　）
5. 具有收敛作用的成分是（　）

四、简答题

1. 炮制对含生物碱类药物有何影响？
2. 炮制对含苷类药物有何影响？

任务五　中药炮制的分类

任务引入

中药炮制的分类应反映中药炮制技术内在的异同和有机联系，既要体现对传统方法的继承性，又要有利于用现代科学方法进行研究。因此，要求分类必须能够体现炮制内容的系统性、完整性、科学性，便于学习、掌握中药炮制的内容，指导教学和生产。

相关知识

一、中药炮制分类方法发展简况

中药炮制方法是在漫长的生产和医疗实践中积累起来的，大部分内容散见于本草著作及医学著作中。随着中药炮制的不断发展，炮制方法也不断增多，为了便于系统地掌握和运用，就出现了中药炮制的分类。

中药炮制方法的分类多见于历代本草著作的凡例、绪论、专章中。我国药学史上第一位总结炮制方法的医药家陶弘景，在《本草经集注·序》的“合药分剂料理法则”中，把炮制方法与药用部位结合起来进行记述。如：“凡汤酒膏中用诸石，皆细捣之如粟米……凡汤中用完物皆擘破，干枣、栀子、瓜蒌之类是也……”这就是中药炮制分类的开端。至宋代《太平惠民和剂局方》，把炮制依据药物来源属性进行分类。明代，陈嘉谟提出了火制、水制、水火共制三类分类法。缪希雍以单元操作分类，将当时的炮制方法归纳为“雷公炮炙十七法”。后人又在三类分类法的基础上增加修治、其他制法而成五类分类法。为了便于查阅，现代工具书采用了药用部位分类法。为了教学需要，在教材和某些参考书中采用了工艺与辅料相结合的分类法。

二、中药炮制的分类方法

中药炮制的分类法主要有炮炙十七法、三类分类法、五类分类法、药用部位来源分类法、工艺与辅料相结合分类法等。

（一）炮炙十七法

明代缪希雍在《炮炙大法》的卷首把前人和当代的炮制方法归纳为十七种，这就是后世所说的“雷公炮炙十七法”，其内容为：

1. 炮　即将药物埋于灰火中，“炮”到焦黑。《五十二病方》的炮鸡是将鸡裹草涂泥后将鸡烧熟，即“裹物烧”至炮生为熟。现代的“炮”即用高温砂烫法，将药物烫至发炮（泡）鼓起，如炮姜、炮山甲等。

2. 爁　即对药物进行焚烧、烘烤之意。如《太平惠民和剂局方》云：“骨碎补，爁去毛”。

3. 煿　即以火烧物，使之干燥爆裂。此法常用于具有硬壳果实类药材的炮制。

4. 炙　有几种释义。一是指将药物置于近火处烤黄，如《五十二病方》中的“炙蚕卵”及“炙梓叶”；二是“炙”同于“炒”，如张仲景用的炙阿胶同于炒阿胶、《太平惠民和剂局方》中的“炒香”同于“炙香”；三是指涂辅料后再炒，如雷敩的“炙淫羊藿”系指用羊脂油与淫羊藿拌炒。现代的“炙”是指药物加液体辅料拌润后，用文火炒干，或将药物炒至一定程度后，再喷入液体辅料，继续以文火炒干。

5. 煨　即将药物埋在尚有余烬的灰火中缓慢令熟的意思，陶弘景谓之为“煻灰炮”。现在已广泛采用面裹煨、湿纸裹煨等，是在原法基础上的发展。

6. 炒　汉代以前“炒”法少见，多为“熬”法，只是使用的工具有所不同，但均是将装有药物的容器置药于火上，使之达到所需的程度。雷敩时代已有麸皮炒、米炒、酥炒、酒炒等加辅料炒法，宋代记述的炒法更多。现代炒法一般包括清炒法、加辅料炒法，已成为炮制操作中的一类主要方法。

7. 煅　即将药物置于火上煅烧的方法，多应用于矿物药与贝壳类药物的炮制。如云母、矾石的“烧”，张仲景的“炼”钟乳石，实际上都是煅。有些药物煅后尚需淬制，以利于粉碎和增强疗效。

8. 炼　即将药物长时间的用火烧制，其含义比较广泛，如炼丹、炼蜜等。

9. 制　即制约之意。泛指将药物加入辅料炮制，以制其偏性，使之就范。通过制，能改变药物某些固有的性能。汉代即已应用姜制厚朴、蜜制乌头、酒制大黄、酥制皂荚等，可见制的方法较多，并随辅料、用量、温度、操作方法等不同而变化，常对不同药物作不同的处理。

10. 度　即度量药物的大小、长短、厚薄等。《五十二病方》中某些药物是以长度来计量的。如黄芩长三寸；杞本（地骨皮）长尺，大如指。随着历史的发展，后来逐步改用重量来计量。现在“度”多指程度、限度之意。如乌头、附子水漂至微有麻辣为度等。

11. 飞　即“研飞”或“水飞”。部分药物为了达到极细的目的，常将其研为细末，或置水中研磨，漂取其浮于水面的极细粉末备用。如水飞朱砂、水飞炉甘石等。有时也指通过加热使药物中某些成分升华至上盖的过程，多指炼丹过程。

12. 伏　一般指的是“伏火”，即药物按一定程序于火中处理，经过一定的时间，在相应温度下达到一定的要求。药物不同，伏火的要求不同，如伏龙肝，系指灶下黄土经长时间持续加热而成，其中氧化物较多，呈弱碱性，已非一般黄土。有时也指药材加工处理的时间要求。如自然铜先“甘草汤煮一伏时”，后“用火煅两伏时”。

13. 镑 是利用一种多刃的刀具，将坚韧的木质或角质类药物刮削成极薄的片，以利调剂和制剂。如镑檀香、羚羊角等。现代多用其他工具代替。

14. 摋 即打击、切割之意，也指将药物破碎的意思。

15. 㬠 即晒。

16. 曝 即在强烈的日光下暴晒。

17. 露 即所谓的“日晒夜露”，指药物不加遮盖地日夜间暴露之。如露乌贼骨。“露”也指在暴露但无日光直接照射的情况下，析出结晶或除去部分有害物质的进程，如露制西瓜霜。

上述十七法因历史的变迁，其内涵现已难以准确表达，但可了解明代以前中药炮制的大概。随着医药的发展，炮制方法不断增多并日趋完善，远远超出了十七法的范围，但其至今仍有一定的影响，尤其对研究古代中药炮制和查阅古代文献具有一定的帮助。

（二）三类分类法

三类分类法是明代陈嘉谟在《本草蒙荃》中提出的，即“火制四：有煅、有炮、有炙、有炒之不同；水制三：或渍、或泡、或洗之弗等；水火共制者：若蒸、若煮而有二焉，余外制虽多端，总不离此二者。”该分类法是以火制、水制、水火共制三类炮制方法为纲，统领各种中药的炮制，反映出明代和明以前中药炮制的特色，是中药炮制分类的一大进步。但该分类法叙述过于简略，不能把中药炮制的全部内容包括其中。

近代依据中药炮制的工艺分为净制、切制、炮炙三大类。《中国药典》2015 年版四部（炮制通则）就是采用这种分类方法。其中净制包括挑拣、筛选、风选、水选、除去非药用部分等；切制包括软化处理、切片等；炮炙包括炒、炙法、制炭、煅、蒸、煮、炖、煨、焯、制霜、水飞、发芽、发酵等。这种分类法对条文式的法规，通则等较适用，但炮炙部分包含的范围太广，内容太多，显得前后不相称。

由于陈嘉谟的三类分类法不能包括中药炮制的全部内容，后来的医药工作者在三类分类法的基础上总结归纳了五类分类法，即：修制、水制、火制、水火共制、其他制法，这种分类法基本概括了所有的炮制方法，不但能比较系统、全面地反映中药加工炮制工艺，而且能有效地指导生产实际。

在明代《炮炙大法》中，将炮制内容依据药物来源属性的金、石、草、木、果、禽、兽等分类，但仍局限于本草学范畴。现今，《全国中药炮制规范》及各省市制订的炮制规范，大多以药用部位来源进行分类，即根及根茎类、果实种子类、全草类、叶类、花类、皮类、藤木类、动物类、矿物类、加工类、菌类及其他类等，在各种药物项下再分述各种炮制方法。此分类法便于具体药物的查阅，但体现不出炮制工艺的特点和系统性。

中药炮制类教科书一般均采用工艺与辅料相结合的分类方法。该分类法依据现行的炮制程序，分为净制、切制、炮炙三部分，再针对内容庞杂的炮炙一项，进一步分门别类，又以工艺为纲、辅料为目进行分类叙述。如根据工艺分为炒法、炙法、煅法、蒸煮焯法、复制法、发酵发芽法、制霜法、其他制法等，在炒法中再根据是否加辅料分为清炒法和加辅料炒法，在加辅料炒法中再按所加辅料不同分为麸炒、米炒、土炒、砂炒（烫）、蛤粉炒

(烫)、滑石粉炒（烫）等。这种分类法既能较好地体现整个中药炮制工艺的系统性、条理性，又便于叙述辅料对药物所起的作用，是中药炮制中共性和个性的融合。

扫码“练一练”

目标检测

一、单项选择题

1. “雷公炮炙十七法”出自（　　）著述

A.《雷公炮炙论》　B.《炮炙大法》　C.《修事指南》　D.《新修本草》

2.《全国中药炮制规范》的分类方法是（　　）

A. 三类分类法　B. 五类分类法

C. 药用部位来源分类法　D. 工艺与辅料相结合的分类法

3.《中药炮制技术》教科书的分类方法是（　　）

A. 三类分类法　B. 五类分类法

C. 药用部位来源分类法　D. 工艺与辅料相结合的分类法

二、多项选择题

1. 中国药典的三类分类法包括（　　）

A. 复制　B. 水制　C. 切制

D. 净制　E. 炮炙

2. 五类分类法包括（　　）

A. 修治　B. 水制　C. 火制

D. 水火共制　E. 其他制法

三、配伍选择题

A. 雷公炮炙十七法　B. 三类分类法

C. 五类分类法　D. 药用部位来源分类法

E. 工艺与辅料相结合的分类法

1.《中国药典》中炮制通则的分类方法是（　　）

2.《全国中药炮制规范》的分类方法是（　　）

3. 缪希雍提出的分类方法是（　　）

4. 陈嘉谟提出的分类方法是（　　）

5. 本教科书的分类方法是（　　）

四、简答题

1. 中药炮制的分类方法有哪些？

2. “雷公炮炙十七法”是由谁归纳的？其内容是什么？

（车　勇）

项目二

炮制辅料和中药饮片的质量要求

学习目标

知识要求

1. 掌握中药炮制辅料的含义，中药饮片质量要求的主要内容。
2. 熟悉中药炮制常用辅料及其制药时的作用。

技能要求

1. 能对中药炮制常用辅料进行使用前的净制处理和制备。
2. 能根据药物的性质、自然因素等情况选用合适的贮藏保管方法。
3. 能对贮藏中出现的变异现象找出原因并提出整改措施。

扫码“学一学”

任务一　中药炮制常用辅料

任务引入

中药炮制的辅料是指中药炮制过程中，除主药以外所加入的具有辅助作用的附加物料。它具有与主药起协同作用而增强疗效，或降低毒性，或减轻不良反应，或影响主药理化性质，或作为主药的中间传热体等作用。

相关知识

扫码“看一看”

常用的辅料分为两大类：液体辅料和固体辅料。

一、液体辅料

（一）酒

酒传统又称为酿、醇、醴、醠、盎、酎、醅、醍、醑、米酒、清酒、无灰酒等。有黄酒和白酒之分，黄酒为米、麦、黍等用曲酿制而成，而白酒为米、麦、黍、高粱等用曲酿制并经蒸馏而成。除另有规定外，炮制用酒一般为黄酒，浸提药物一般用白酒。

黄酒含乙醇15%～20%，相对密度0.98，尚含有糖类、酸类、酯类、氨基酸、矿物质等成分。白酒含乙醇50%～70%，相对密度0.82～0.92，尚含有酸类、酯类、醛类等成分。黄酒一般为棕黄色至深褐色透明液体，气味醇香特异。白酒一般为无色澄明液体，气味醇香特异，且有较强的刺激性。通常以透明、无沉淀、无杂质、无异味、具酒香味为佳。

酒味甘、辛，性大热，能活血通络，祛风散寒，行药势，矫臭矫味。药物经酒制后，能缓和苦寒之性，引药上行，增强活血化瘀、祛风通络的作用，并能矫臭矫味。同时酒亦是一种良好的溶媒，有助于有效成分的溶出而增强疗效。

酒多用作炙、蒸、煮等辅料，常用酒制的药物有黄芩、黄连、大黄、白芍、续断、当归、白花蛇、乌梢蛇、蟾酥等。

（二）醋

醋古时称酢、醯、苦酒，现称米醋，是以米、麦、高粱以及酒糟等酿制而成。炮制用醋为食用醋，醋长时间存放者，称为“陈醋”，陈醋用于药物炮制较佳。化学合成的醋精不能作为炮制的辅料使用。食用醋主含醋酸（约占4%～6%），尚含有维生素、琥珀酸、草酸、山梨糖、灰分等。一般为淡黄棕色至棕色澄明液体，有特异的醋酸气味。以澄明、无混浊、无沉淀、具醋香味为佳。

醋味酸、苦，性温。具有引药入肝、散瘀止痛、理气、止血、行水消肿、解毒、矫味矫臭等作用。药物经醋制后，能引药入肝经，入血分，增强活血散瘀止痛、疏肝行气解郁的作用，并能解毒，矫臭矫味。同时醋含有醋酸，能与药物中所含的游离生物碱类成分结合成盐，增大溶解度而易于煎出有效成分，提高疗效。

醋多用作炙、蒸、煮等辅料，常用醋制的药物有延胡索、甘遂、商陆、大戟、芫花、莪术、香附、柴胡等。

（三）蜂蜜

蜂蜜为蜜蜂采集花粉酿制而成。品种比较复杂，一般枣花蜜、荔枝蜜等质量为佳；荞麦蜜色深、有异臭，质较差；采自石楠科植物或杜鹃花、乌头花、夹竹桃花、光柄山月桂花、山海棠花、雷公藤花等有毒植物花粉酿制的蜜有毒，不宜作为炮制辅料。中药炮制常用的是“炼蜜”，即将生蜜加适量水，加热至沸腾后，改为文火保持微沸、滤过，除去上浮泡沫、蜡质、死蜂及杂质，再加热浓缩至起“鱼眼泡”，捻之较黏稠。炮制药物时用沸水稀释。

蜂蜜主含果糖、葡萄糖（二者约占蜂蜜的70%），尚含少量蔗糖、麦芽糖、矿物质、蜡质、酶类、氨基酸、维生素及微量元素等物质。为半透明，具有光泽而浓稠的液体，白色、淡黄色或黄褐色，久贮或遇冷则渐有白色颗粒状结晶析出，气芳香，味极甜。以白色或淡黄色、半透明、黏度大、气味香甜、不酸者为佳。

生蜜味甘，性平；具有补中益气，润肺止咳，润肠通便，缓急止痛，解毒，矫味等作用。而炼蜜味甘，性温；具有补中益气，润肺止咳，解毒，矫味等作用。用炼蜜炮制药物，能和药物起协同作用，增强补中益气、润肺止咳的疗效，并能解毒、缓和药性、矫臭矫味。

常用蜂蜜炮制的药物有甘草、黄芪、麻黄、紫菀、百部、桑白皮、马兜铃、枇杷叶、款冬花、白前等。

（四）食盐水

食盐水是食盐晶体加适量水溶化后经过滤而得到的无色澄明液体。主含氯化钠，尚含少量的氯化镁、硫酸镁、硫酸钙等。

食盐味咸，性寒。能强筋骨，软坚散结，清热凉血，解毒，防腐，并能矫味。药物经盐水制后，能引药入肾，引火下行，增强补肾固精、利尿、疗疝、泻相火作用，并能缓和药物辛燥之性。常用盐制的药材有黄柏、小茴香、杜仲、橘核、泽泻、补骨脂等。

（五）姜汁

姜汁系姜科植物鲜姜的根茎经捣碎榨取或以干姜加适量的清水共煎去渣而得。黄白色液体，有香气，具辛辣味。主含挥发油、姜辣素，另含多种氨基酸、淀粉及树脂状物。

生姜味辛，性温。能发表散寒、温中止呕、开痰、解毒。药物经姜汁制后，能降低其寒性，增强温中化痰止呕作用，降低毒性。常用姜制的药材有厚朴、黄连、竹茹、草果等。

（六）羊脂油

羊脂油为牛科动物山羊或绵羊的脂肪经熬制而成。主要为油脂，含饱和脂肪酸和不饱和脂肪酸。要求无杂质、无油败味，以尾油为佳。

羊脂油味甘，性热。能温散寒邪、补肾助阳、润燥、解毒。药物经羊脂油制后，能增强补虚助阳的作用。常用羊脂油炙的药物是淫羊藿。

（七）麻油

麻油为胡麻科植物脂麻的干燥成熟种子经压榨而得的油脂，主含亚油酸甘油酯、芝麻素等。

麻油味甘，性微寒。能清热，润燥，生肌。因沸点较高，常用以炮制质地坚硬或有毒药物，使之酥脆，降低毒性。常用麻油制的药材有马钱子、三七、蛤蚧等。

（八）甘草汁

为甘草饮片经水煎煮去渣而得，黄棕色至深棕色液体，无杂质、无残渣、具甜味。主含甘草甜素、甘草苷、还原糖、淀粉及胶类物质等。

甘草味甘，性平。能和中缓急、补脾、益肺、解毒、调和诸药。药物经甘草汁制后，能缓和药性，降低毒性。常用甘草汁制的药材有半夏、远志、吴茱萸等。

（九）黑豆汁

黑豆汁为豆科植物大豆的黑色种子，加适量水煮熬去渣而得，黑色混浊液体，要求无杂质、无残渣、无异味。主含蛋白质、脂肪、淀粉、维生素、色素等。

黑豆汁味甘，性平。能滋补肝肾、养血祛风、活血、利水，还能解毒。药物经黑豆汁制后，可增强滋补肝肾作用，降低毒性和不良反应。常用黑豆汁制的代表药：何首乌等。

（十）米泔水

米泔水又称“米二泔”。为淘米时第二次滤出的灰白色混浊液体，实为淀粉与水的混悬液。因易酸败发酵，应临用时收集。大量生产也有用2kg大米粉加100kg水，充分搅拌代替米泔水用。主要含少量淀粉及维生素。

米泔水味甘，性凉。能益气除烦、止渴、解毒、清热凉血、利小便，同时对油脂有吸附作用。常用来浸泡含油质较多的药物，可除去部分油质，降低药物辛燥之性，增强补脾和中的作用。常用米泔水制的代表药：苍术、白术等。

（十一）胆汁

胆汁系牛、猪、羊的新鲜胆汁，为绿褐色、微透明的液体，略有黏性，有特异腥臭气。传统认为以牛胆汁为佳。主含胆酸钠、胆色素、黏蛋白、脂类及无机盐类等。

胆汁味苦，性大寒。能清肝明目，利胆通肠，解毒消肿，润燥。药物经胆汁制后，能降低毒性，缓和燥性，增强疗效。常用胆汁制的代表药：天南星等。

液体辅料除上述各种外，还有吴茱萸汁、萝卜汁、酥油、鳖血、石灰水等。可根据临床需要而选用。

二、固体辅料

（一）麦麸

麦麸为禾本科植物小麦的种皮，呈褐黄色。以片大、无细麸和面粉者为佳。主含淀粉、蛋白质及维生素等。

麦麸味甘、淡，性平。能和中益脾。药物经麦麸制后，能缓和燥性，增强健脾和中的作用，并能矫臭矫味、赋色、吸附油脂。常用麦麸制的药物有苍术、僵蚕、枳壳、枳实、薏苡仁、肉豆蔻、葛根等。

（二）稻米

稻米为禾本科植物稻的种仁。中药炮制多选用大米或糯米。主含淀粉、蛋白质、脂肪、糖类、矿物质，尚含少量B族维生素、微量元素、多种有机酸等。

稻米味甘，性平。能补中益气，健脾和胃，除烦止渴，止泻痢。药物经稻米制后，能降低刺激性和毒性，增强补中益气作用。常用米制的药材有党参、红娘子、斑蝥等。

（三）土

中药炮制常用的土是灶心土（伏龙肝），也有用黄土或赤石脂等。灶心土即灶内久经薰烧的土，呈焦土状，黑褐色，有烟薰气味。赤石脂为硅酸盐类矿物多水高岭土。灶心土主含硅酸盐、钙盐及多种碱性氧化物，赤石脂主含硅酸盐。

灶心土味辛，性温。能温中和胃，止血，止呕，涩肠止泻等。赤石脂味甘、酸、涩，性温。能涩肠、止血。药物经土制后，能缓和燥性，增强补脾止泻作用。常用土制的药材有山药、白术、当归等。

（四）河砂

河砂应筛选粒度均匀适中者，经淘洗去净泥土、杂质后，晒干备用。亦可用“油砂”，即取干净、粒度均匀的干燥河砂，加热至烫后，再加入1%～2%的食用植物油，翻炒至油尽烟散，河砂呈油亮光泽时，取出备用。河砂主含二氧化硅。

河砂主要作为中间传热体，取其温度高、传热快、受热均匀的特点，可使坚硬的药物经砂烫炒后，质变酥脆，易于粉碎和煎出有效成分；还可以降低药物的毒性，易于除去非药用部分。常用砂炒的药材有鳖甲、龟甲、穿山甲、鸡内金、骨碎补、马钱子等。

（五）蛤粉

蛤粉为帘蛤科动物文蛤或青蛤的贝壳经煅制粉碎后的灰白色粉末，主含氧化钙、碳酸钙等。

蛤粉味苦、咸，性寒。能清热化痰，软坚散结，制酸止痛。药物经蛤粉制后，能除去腥味，增强清肺化痰作用，并可作为中间传热体，使药物受热均匀，质变酥脆，利于粉碎。常用蛤粉制的药材有阿胶、鹿角胶等。

（六）滑石粉

滑石粉为硅酸盐类矿物滑石经精选、净化、粉碎、干燥而制得的细粉。呈白色或类白色，微细，无砂性，手摸有滑腻感，无臭，无味。主要成分为含水硅酸镁。

滑石粉味甘、淡，性寒。能利尿通淋，清热解暑，祛湿敛疮。一般作中间传热体，用以拌炒药物，能使药物受热均匀，质变酥脆，易于粉碎和煎出药效，并可杀死一些动物药表面的微生物及虫卵、还能降低毒性，矫臭矫味。常用滑石粉烫制的药材有鱼鳔胶、黄狗肾、刺猬皮、水蛭等。

（七）白矾

白矾又称明矾，为硫酸盐类矿物明矾石经加工提炼而成的不规则块状结晶体。无色，透明或半透明，有玻璃样色泽，质硬脆易碎，味微酸而涩，易溶于水。主要成分为含水硫酸铝钾［$KAl(SO_4)_2 \cdot 12H_2O$］。

白矾味酸、涩，性寒。外用解毒杀虫、燥湿止痒，内服止血止泻、祛风痰，另有防腐作用。与药物共制，可防止腐烂，降低毒性，增强疗效，并使炮制品增加光泽度。常用白矾制的药材有半夏、天南星、白附子等。

（八）豆腐

豆腐为豆科植物大豆的种子经粉碎加工而成的乳白色固体，主含蛋白质、维生素、淀粉等。

豆腐味甘，性平。能补中益气、生津润燥、清热解毒，还具较强的沉淀与吸附作用。药物经豆腐制后，能降低毒性，去除污垢。常用豆腐制的药材有藤黄、硫黄、珍珠（一般做过装饰品的花珠）等。

（九）朱砂

朱砂为硫化物类矿物辰砂。中药炮制用的朱砂，系经研磨或水飞的洁净细粉。主含硫化汞。

朱砂味甘，性微寒，有毒。能镇惊、安神、解毒。朱砂与药物共制，能起协同作用，增强疗效。常用朱砂拌制的药物有麦冬、茯苓、茯神、灯心草等。

（十）萝卜

萝卜为新鲜萝卜，含大量水分，尚含粗纤维、蛋白质、维生素等。

萝卜味甘，性温。能消导降气、利尿。药物经萝卜制后，能缓和药性，增强疗效。用萝卜作辅料炮制的代表药：芒硝。

目标检测

一、单项选择题

1. 炮制常用的固体辅料没有（　　）

A. 麦麸　　B. 蛤粉　　C. 食盐　　D. 河砂

2. 用炼蜜炮制药物的目的不包括（　　）

A. 增强润肺作用　　B. 解毒　　C. 防腐　　D. 矫臭矫味

3. 能缓和药物燥性，增强健脾开胃疗效，并矫味矫嗅的辅料是（　　）

A. 稻米　　B. 麦麸　　C. 灶心土　　D. 蛤粉

二、多项选择题

1. 药物经豆腐炮制后可以（　　）

A. 降低毒性　　B. 防腐　　C. 去污

D. 便于粉碎　　　E. 增强杀虫作用

2. 药物经盐水制后能增强的作用是（　　）

A. 补肾　　　B. 泻相火　　　C. 健脾

D. 利尿　　　E. 疗疝止痛

三、配伍选择题

A. 黄酒　　　B. 米醋　　　C. 食盐水

D. 麦麸　　　E. 灶心土

1. 能引药入肾的辅料是（　　）
2. 能引药入肝的辅料是（　　）
3. 能引药上行的辅料是（　　）
4. 能增强健脾和中的辅料是（　　）
5. 能增强补脾安胃，收涩止泻的辅料是（　　）

四、简答题

1. 中药炮制辅料的含义是什么？
2. 简述中药炮制常用辅料的名称和炮制药物时的作用。

任务二　中药饮片的质量要求

扫码“学一学”

任务引入

《中国药典》2015 年版关于中药饮片的定义为：“饮片系指药材经过炮制后可直接用于中医临床或制剂生产使用的处方药品”。《中华人民共和国药品管理法》第二章第十条第二款规定：“中药饮片必须按照国家药品标准炮制；国家药品标准没有规定的，必须按照省、自治区、直辖市人民政府药品监督管理部门制定的炮制规范炮制。省、自治区、直辖市人民政府药品监督管理部门制定的炮制规范应当报国务院药品监督管理部门备案”。

相关知识

一、中药饮片的质量标准

（一）国家药品质量标准

中药饮片的国家药品质量标准包括《中华人民共和国药典》《全国中药炮制规范》和《中药饮片质量通则》。

1. 中华人民共和国药典　简称《中国药典》自 1963 年版开始，均在一部收载中药材品种，药材正文项下列有“饮片”或“炮制”项，2005 年版首次单列中药饮片，绝大多数饮片只列入净制、切制要求或相关炮制方法，饮片多缺乏质量标准或质控项目。2010 年版一部的药典中大幅增加了中药饮片标准的收载数量，新增中药饮片标准 822 个，提高了对中药饮片炮制过程中的质量控制要求。中药饮片除需要单列者外，一般并列于药材的正文中，用“饮片”与药材分开，饮片正文中列有炮制方法、鉴别、检查、含量测定、性味归经、功能主治、用量用法、注意、贮藏等。药典后的附录中设有“炮制通则”，规定了各种炮制方法的含义、操作方法及质量要求。2015 年版药典将附录整合为通则，与药用辅料单独成卷作为《中国药典》四部。

《中国药典》是国家监督管理药品质量的法定技术标准，是国家药品标准的核心，是药品现代化生产和质量管理的重要组成部分，是药品生产、经营、使用和行政、技术监督管理各部门应共同遵循的法定技术依据。《中国药典》新版一经颁布实施，同品种的上版标准和其原国家药品标准即同时停止使用。以下所有《中国药典》均指 2015 年版。

2. 全国中药炮制规范 由卫生部药政局委托中国中医研究院牵头组织有关单位及人员编写而成，于 1988 年出版，属于部级中药饮片炮制标准（暂行），其没有作为法定质量标准颁布，非强制性标准。本规范主要精选了全国各省、自治区、直辖市近代实用的炮制品及其最合适的炮制工艺以及相适应的质量要求，共收载 554 种常用中药及其不同规格的炮制品（饮片），在附录中还收录了“中药炮制通则”和“全国中药炮制法概况表”。

3. 中药饮片质量标准通则（试行） 是国家中医药管理局于 1994 年颁布的，亦称局颁标准。该标准是在《中国药典》和《全国中药炮制规范》的基础上，结合各地生产实际情况，对根和根茎、果实和种子、全草、叶类、皮类等不同种类的中药饮片的性状、片型、水分、药屑杂质、包装等做出了具体规定。适用于中药饮片生产、批发、零售及医疗单位药房。

（二）部（局）颁药品质量标准

中药饮片必须按照国家药品标准炮制。但是由于中药饮片品种多，规格不一，又中药炮制具有较多的传统经验和地方特色，有些炮制工艺还不能做到全国统一，因此各省、自治区、直辖市药品监督管理部门结合其地方特色，制定了地方药品质量标准，即各省、自治区、直辖市的《中药炮制规范》。地方标准报国务院药品监督管理部门备案后，即可作为本地法定的强制性标准。但应与《中国药典》和《全国中药炮制规范》相一致，如有不同之处，应执行《中国药典》和《全国中药炮制规范》等部（局）颁标准。只有在国家标准中没有收载的中药饮片品种和炮制项目，才能使用地方标准。

二、中药饮片的质量要求

现代科学技术的发展，为中药饮片质量的检测与评价提供了科学手段和依据。从传统经验检测方法到现代检测技术的应用；从饮片的净度、片型及粉碎粒度、色泽、气味等外观指标到水分、灰分、浸出物、有效成分、有毒成分和卫生学检查等内在质量指标；从定性鉴别到定量测定，对中药饮片的质量要求也越来越趋向客观化、合理化和科学化。

（一）净度

净度系指中药饮片的纯净度，即饮片中所含杂质及非药用部位的限度。中药饮片应有一定的净度标准，饮片中不应夹带泥土沙石、灰屑等杂质；应无霉烂品、虫蛀品；规定除去的非药用部位如壳、核、芦头、栓皮和某些动物药的头、足、翅等均不得带入，以保证调配剂量的准确。

《中华人民共和国药典》和《中药饮片质量标准通则（试行）》对饮片中药屑、杂质的限量作了具体规定。

检查方法：取规定量的样品，摊开，用肉眼或放大镜（5～10 倍）观察，将杂质拣出；

如其中有可以筛分的杂质，则通过适当的筛，细小种子类过三号筛，其他类过二号筛，将杂质分出。将各类杂质分别称量，计算其在供试品中的含量。

表 2-1　不同类型饮片净度要求

饮片类型	净度要求（药屑、杂质不超过%）
果实类、种子类、全草类、树脂类等	3%
根类、根茎类、藤木类、叶类、花类、皮类、动物类、矿物类、菌藻类	2%
炒黄品、米炒品、酒炙品、醋炙品、盐炙品、姜炙品、㷛制品、发酵品、发芽品	1%
炒焦品、麸炒品、明煅制品、药汁煮品、豆腐煮品、复制品	2%
炒炭品、煨制品	3%

（二）片型及粉碎粒度

1. 片型　片型指中药饮片的外观形状。切制后的饮片应厚薄均匀、整齐，色泽鲜明，表面光洁，无污染，无泛油，无整体，无枝梗，无连刀片和斧头片。饮片的类型和规格在《中国药典》中作了具体规定。《中药饮片生产过程质量标准通则（试行）》还规定了各类不合规格的饮片不得超过 10%。

2. 粉碎粒度　一些药物不宜切制成饮片，或有临床上的特殊需要，或为了更好地保留有效成分，经净制处理后，用手工或机械直接粉碎成不同规格的颗粒或粉末，这种颗粒的大小或粉末的粗细就是粉碎粒度。粉碎后的药物应有一定的粉碎粒度，且应粉粒均匀，无杂质。颗粒或粉末的分等应符合现行版《中国药典》和《中药饮片质量标准通则（试行）》的规定。

（三）色泽

中药饮片都有其固有的色泽，饮片色泽是反映其内在质量的一项指标。若加工或贮藏不当，均可引起饮片色泽的不正常变化，从而影响饮片的质量。所以色泽的变异，不仅影响饮片的外观质量，而且是饮片内在质量变化的标志之一。饮片色泽应符合现行版《中国药典》和《全国中药炮制规范》的规定。

《中药饮片质量标准通则（试行）》也对炮制后色泽不符合规定的饮片制定了限量指标。规定：各种炮制品的色泽除应符合该品种的标准外，还要求色泽要均匀，炒黄品、麸炒品、土炒品、砂烫品、蛤粉烫品、滑石粉烫品、酒炙品、醋炙品、蜜炙品、盐炙品、姜汁炙品、油炙品等含生片、糊片不得超过 2%；炒焦品含生片、糊片不得超过 3%；炒炭品含生片和完全炭化者不得超过 5%；蒸制品未蒸透者不得超过 3%；煮制品含未煮透者不得超过 2%；煨制品含未煨透者及糊片不得超过 5%；煅制品含未煅透者及灰化者不得超过 3%。

（四）气味

中药饮片均有固有的气味，如一些芳香类中药都有浓烈的香气。饮片的气味是体现其内在质量的一个重要因素，也是鉴别饮片质量的重要依据。

饮片经切制或炮炙，应具有原有的气味，不应带有异味，或气味散失变淡。另一方面饮片若用辅料炮制，除具有原来药物的气味外，还应具有辅料的气味，如酒炙品有酒香味、醋炙品有醋香气味、盐炙品带有咸味等。但有些有异味的中药则须用炮制的方法除去异味，如马兜铃的异味可致呕，经蜜炙后可以缓和；动物类药材多数有腥臭味，需炮制后加以矫正，如僵蚕、蕲蛇、九香虫等。

检查气味时，可直接嗅闻，或在折断、破碎、揉搓时进行，必要时可用热水湿润后检查。检查味感时，可取少量直接口尝，或加开水浸泡后尝浸出液。有毒药材如需尝味时，应注意防止中毒。

（五）水分

水分是控制中药饮片质量的一项基本指标。控制炮制品的含水量在适宜的范围内，不仅可以防止霉败变质、虫蛀、有效成分分解或酶解，而且可以保证配方剂量的准确。一般中药饮片的含水量宜控制在7%~13%之间，但蜜炙品类不得超过15%，烫制后醋淬制品不得超过10%。

（六）灰分

灰分系指将药材或饮片在高温下灼烧、灰化，所剩残留物的重量，也称为“总灰分”。将干净而又无任何杂质的饮片高温灼烧，所得之灰分称为“生理灰分”。在生理灰分中加入稀盐酸滤过，将残渣再灼烧，所得之灰分称为“酸不溶性灰分”。

总灰分和酸不溶性灰分是控制中药饮片质量的基本指标。同一品种饮片质量稳定时，其灰分应在一定范围内。在检测饮片的质量，特别是纯净度方面，灰分是极其有用的指标。灰分超过正常值，说明无机盐杂质含量多，原因可能是掺杂或有外源性杂质，饮片净度不符合要求。灰分低于正常值，应考虑饮片的质量问题，可能有伪品或劣质品之嫌。因此，灰分的测定对于保证炮制品的纯度和质量具有重要意义。

值得注意的是，加固体辅料炒法如土炒、砂烫、蛤粉烫、滑石粉烫等，难免成品中附有少量的无机辅料，会造成灰分高于生品的结果，因此可以通过反复测试和比较，客观地制定各类饮片的灰分限量，对规范炮制工艺和控制饮片质量具有一定意义。

（七）浸出物

浸出物系指中药材或饮片用不同的溶媒进行浸提，所得的干膏重量。药材或饮片中加入一定的溶媒，经过浸润、渗透-解吸、溶解-扩散、置换等作用，其中的大部分成分被提取出来，因此可以通过测定浸出物含量来衡量饮片的质量，尤其对于那些有效成分尚不完全清楚或尚无准确定量方法的饮片，是非常有用的指标。《中国药典》2015年版对310多种药材及饮片规定了浸出物的含量指标。

根据药材或饮片中主要成分的性质和特点，可选用不同性质的浸出溶媒。一般最常用的溶媒是水、乙醇和乙醚，因此浸出物的测定，主要分为水溶性浸出物、醇溶性浸出物和挥发性醚浸出物三类。

（八）显微与理化鉴别

1. 显微鉴别 显微鉴别系指利用显微镜来观察饮片的组织结构或粉末中的组织、细胞、内含物等特征，以鉴别饮片的真伪、纯度，甚至质量。显微鉴别的方法包括组织鉴别和粉末鉴别。

2. 理化鉴别 理化鉴别系指用化学与物理的方法对饮片中所含某些化学成分进行的鉴别试验。主要包括：显色反应与沉淀反应、荧光鉴别、升华物鉴别及薄层色谱鉴别等。

（九）有效成分

测定中药饮片有效成分的含量，是评价饮片质量最可靠、最准确的方法。对于有效成分明确的饮片，应对有效成分的含量有所规定，并制定相应的检测方法。《中国药典》2015

年版收载需要进行有效成分含量测定的药材及饮片共 396 种。

（十）有毒成分

有些中药饮片含有有毒成分，有些中药饮片的有毒成分亦是其有效成分。对于饮片的有毒成分，一方面通过炮制降低其含量，另一方面可通过炮制将其转化为无毒成分。为了保证临床用药安全、有效，对有毒中药饮片建立毒性成分限量指标是必不可少的。有毒成分的限量指标一般应包括：毒性和不良反应、成分含量、重金属含量、砷盐含量、农药残留量等。

《中国药典》2015 年版对有毒中药饮片的毒性成分限量指标作了规定，如制马钱子含士的宁应为 1.20%～2.20%，含马钱子碱不得少于 0.80%；马钱子粉含士的宁应为 0.78%～0.82%；含马钱子碱不得少于 0.50%。巴豆霜含脂肪油应为 18.0%～20.0%等。

（十一）卫生学检查

中药材在采收、加工、贮运过程中，可能会受到杂菌的污染，因此，为了保证其质量，必须检查细菌、霉菌及活螨等。主要指标有细菌总数、霉菌总数及活螨等，还应检查大肠杆菌、沙门菌等致病菌。

（十二）包装检查

包装的目的是为了保护药物不受污染，便于贮存、运输和装卸。包装不仅可以保护药物的完整性和清洁，有些包装容器，尤其是目前迅速发展起来的无菌包装，尚能防止微生物、害虫等的侵蚀以及避免外界温度、湿度和有害气体、阳光的影响。因此检查饮片的包装也是保证其质量的关键环节。

目标检测

一、单项选择题

1. 以下哪项不属于中药饮片的质量要求（　　）

A. 净度　　B. 来源　　C. 水分　　D. 灰分

2. 中药饮片的含水量一般应控制在（　　）

A. 3%～4%　　B. 5%～6%　　C. 7%～13%　　D. 13%～15%

3.《中国药典》规定，制马钱子中含士的宁的量应为（　　）

A. 0.12%～0.22%　　B. 1.20%～2.20%

C. 0.78%～0.82%　　D. 2%～4%

二、多项选择题

1. 中药炮制应遵循的法规是（　　）

A.《中华人民共和国药典》　　B.《中华人民共和国药品管理法》

C.《全国中药炮制规范》　　D.《中药饮片质量通则》

E.《中药炮制经验集成》

2. 对中药饮片的质量作出具体规定的是（　　）

A.《中华人民共和国药典》　　B.《中华人民共和国药品管理法》

C.《全国中药炮制规范》　　D.《中药饮片质量通则》

E.《中药炮制经验集成》

三、配伍选择题

A. 1%　　B. 2%　　C. 3%

D. 5%　　E. 8%

1. 全草类饮片含药屑、杂质不得超过（　　）
2. 炒黄炮制品含药屑、杂质不得超过（　　）
3. 麸炒炮制品含药屑、杂质不得超过（　　）
4. 切制后饮片中含破碎片不得超过（　　）
5. 炒炭炮制品含生片和完全炭化者不得超过（　　）

四、简答题

1. 中药炮制的法律依据和质量标准是什么？
2. 中药饮片的质量要求包括哪些内容？

任务三　中药饮片的贮藏保管

扫码“学一学”

任务引入

中药饮片的贮藏保管是中药采集、加工、炮制后的一个重要环节。贮藏保管的核心是保持饮片的固有品质，减少贮品的损耗。恰当的贮存条件、科学的保管方法是保证中药饮片质量的重要手段。

若饮片贮藏保管不当，会发生多种变异现象，影响饮片的质量，从而影响临床用药的安全性和有效性。研究贮藏保管过程中可能发生的变异现象及其原因，对探讨和制定科学合理的贮藏条件和保管方法有着十分重要的意义。

相关知识

一、中药饮片常见的质量变异现象

（一）发霉

发霉又称霉变，系指药物受潮后，在适宜的温度条件下霉菌在药物中滋生和繁殖，导致药物表面或内部布满菌丝的现象。刚开始时，可在药物表面见到许多绒毛状、线状、粉状物或斑点，继而萌发成黄色或绿色的菌丝。这些霉菌逐渐分泌一种酵素，溶蚀药材组织，使很多有机物分解，不仅可使药材腐烂变质、有效成分遭到很大的破坏，而且还可能会衍生出一些有害物质，最终导致不能药用。

中药贮藏过程中的两大难题，一是霉变，二是虫蛀。其中以霉变危害最大。中药材大都含有适合于微生物繁殖的营养物质，如脂肪、蛋白质、糖类等，故在条件适宜时，所带微生物就易于繁殖而使药材发生霉变。药物发霉后，即使经过整理，把霉去掉，也会使药材色泽变黯，气味变薄，并带有霉味。俗话云“霉药不治病”，足以说明发霉对药物危害的严重性。

（二）虫蛀

虫蛀系指中药材及其饮片被仓虫蛀蚀的现象。药材被虫蛀后，有的形成蛀洞，有的性状被破坏，有的甚至完全被毁坏变成蛀粉。花类药被虫蛀后，可使整个花瓣散乱；有些比较细小的药物会被虫丝缠绕成串状或饼状；动物类药物的皮、肉、内脏被蛀空。虫蛀过的药物，会被虫体及其排泄物污染，药材组织遭到破坏，重量减轻，害虫分泌出的水分和热量可使药物发霉、变色、变味，从而影响有效成分和疗效。

害虫的来源主要是药材在采收过程中受到了污染，或在干燥时未能将虫卵消灭而带入贮藏处，或贮藏容器与贮存地方本身不清洁，内有害虫附存，或在贮存中害虫由外界带入。

富含淀粉、糖类、脂肪、蛋白质等成分的饮片最易被虫蛀，一般易在饮片重叠空隙处或裂痕处以及碎屑中发生。虫蛀是中药饮片贮藏过程中危害最严重的变异现象之一。

（三）变色

变色系指中药材或饮片的天然色泽发生了异常变化。各种药物都有其固有的色泽，是控制其质量的指标之一。饮片色泽的变化不仅影响了饮片的外观，而且导致饮片内在质量的下降。

若饮片贮藏不当，其色泽可发生变异，或由浅变深，或由深变浅，或由鲜艳变黯淡。变色原因有多种，有的是药物所含成分发生变化；有的是储存过久、虫蛀发霉或经常日晒，氧化变色；有的是干燥温度过高而变色；有的是某些杀虫剂引起变色。

（四）气味散失

气味散失系指饮片的固有气味变淡薄或散失的现象。饮片固有的气味，是由所含化学成分产生的，气味散失意味着成分性质发生了改变，也是饮片质量受到严重影响的标志。

气味散失多数是含挥发油类药材，受外界因素影响，或贮存环境差，或贮存温度过高，或贮存日久，或风吹日晒，芳香性成分渐渐挥发，进而失去。

（五）挥发

挥发系指某些含挥发油的药物，因受温度和空气的影响，以及贮存日久，挥发油挥散，失去油润，产生干枯或破裂的现象。如肉桂、沉香、厚朴等。

（六）泛油

泛油习称“走油”，系指含有挥发油、脂类、糖类等成分的药物，因受热或受潮而在其表面出现油状物质和返软、发黏、颜色变浑，并发出油败气味的现象。饮片泛油是一种酸败变质现象，药物的成分已经发生了变化，影响疗效，甚至可产生不良反应。

含油质多的药物，常因受热而使其内部油质易于溢出表面而造成走油现象，如苦杏仁、桃仁、柏子仁、郁李仁、当归、炒苏子、炒莱菔子、炒酸枣仁等。含糖量多的药物，常因受潮而造成质地返软而走油，也称为“泛糖”，如天冬、麦冬、玉竹、牛膝、黄精、熟地等。含脂肪油的药物，在水分多、温度高，同时在空气和日光的作用下，加之酶的催化，使油脂被水解为游离脂肪酸，从而透过细胞和组织，溢出表面，再进一步氧化、分解，则出现酸败气味，俗称“哈喇”。

（七）粘连

粘连系指某些熔点比较低的固体树脂类药物或动物胶类药物，受潮、受热后粘结成块的现象。如乳香、没药、阿魏、芦荟、儿茶、阿胶、鹿角胶、龟板胶等。

（八）风化

风化系指某些含有结晶水的矿物药，经风吹日晒或与干燥空气接触，日久逐渐脱水而成为粉末状态的现象。风化了的药物由于失去结晶水，分子结构发生改变，其质量和药性也随之改变。易风化的药物有芒硝、硼砂、胆矾等。

（九）潮解溶化

潮解溶化系指某些固体药物吸收潮湿空气中的水分，并在湿热气候影响下，其表面慢慢溶化成液体状态的现象。如咸秋石、硇砂、大青盐、芒硝等。

（十）腐烂

腐烂系指某些鲜活药物因受温度、空气和微生物的影响，引起发热，使微生物繁殖和活动增加，导致药物酸败、臭腐而破坏的现象。如鲜生地、鲜生姜、鲜芦根、鲜石斛、鲜茅根、鲜菖蒲等。

（十一）自燃

自燃又叫冲烧，系指因贮藏不当而导致药材自动燃烧的现象。

发生的原因主要是富含油脂的药材，层层堆置重压，在夏天，药材中央产生的热量散不出，局部温度过高，导致先焦化后燃烧，如柏子仁、海金沙等；有些质地轻薄松散的植物药材，因吸湿回潮或水分含量过高，大量成垛堆置，在夏天内部产生的热扩散不出，当温度积聚到67℃以上时，中央局部高热碳化而自燃，如菊花、红花、艾叶、甘松等。防止药材自燃的方法主要是药材应干燥，仓库空气要流通，堆垛层数不能太高。

二、引起中药饮片质量变异的自然因素

中药饮片在贮藏过程中会发生多种变异现象，概括起来有两方面原因：一是饮片本身的性质，二是饮片贮藏的外部条件，其中以自然因素为主。影响中药饮片质量的自然因素，主要归纳为以下几个方面。

1. 空气　空气中的氧和臭氧是氧化剂，对药物的质变起着重要作用，能够促使含挥发油、脂肪类、糖类成分的药物发生氧化、分解、微生物滋生，而出现酸败、泛油、泛糖、发霉、虫蛀、变色、变味等异常现象；也能氧化矿物类药物，如使灵磁石变为呆磁石。

药材加工成饮片，与空气接触面积增大，更容易发生泛油、虫蛀、发霉、变色等变异现象。因此，饮片一般不宜久贮，贮存时应包装存放，减少与空气接触。

2. 日光　药材或饮片在日光的直接或间接照射下可导致变色、变味、挥发、泛油等变异现象的发生，从而影响饮片的质量。如红花等花类药物，常经日光照射，不仅色泽渐渐变暗，而且变脆，引起散瓣。薄荷等含芳香挥发性成分的药物，常经日光照射，不仅使药物变色，而且使挥发油散失，降低质量。

3. 温度　一般药物成分在15℃~20℃时是比较稳定的。但随着温度升高，物理、化学及生物的变化均可加速，易导致泛油、挥发、气味散失、粘连、发霉、虫蛀等变异现象的发生。

4. 湿度　湿度是影响饮片质量的一个重要因素。一般饮片的绝对含水量应控制在7%~13%之间，相对湿度在60%~70%之间。因为相对湿度在70%以上既可引起药物的物理、化学变化，也可导致微生物滋生及仓虫繁殖，出现发霉、虫蛀、泛油、泛糖、变味、潮解、冲烧等变异现象；而相对湿度低于60%时，饮片的含水量会逐渐下降，造成某些饮片风化失水，发生干硬、干裂等变异现象，对饮片质量造成严重危害。

5. 霉菌　霉菌的生长繁殖深受环境因素的影响，一般温度在20℃~35℃之间、相对湿度在75%以上，霉菌极易生长繁殖，从而造成发霉、腐烂、发酵、酸败、泛油等变异现象。

6. 虫害和鼠害　仓虫是造成虫蛀的根本原因。一般而论，温度在18℃~35℃之间、饮片的含水量在13%以上、空气的相对湿度在70%以上，最适合害虫的生长繁殖。仓鼠的危害更为严重，它可以破坏建筑结构和包装，啃食药物，传染病毒和致病菌，其排泄物还可污染药物，历来是中药贮藏时的重点防治对象之一。

三、中药饮片的贮藏保管方法

中药材及饮片的贮藏保管是一门综合性科学，是一项比较复杂和技术性较强的工作。在明确了贮藏过程中易于出现的变异现象及产生原因后，贮藏保管方法也就更加明确了。在贮藏保管方面，人们在长期的工作实践中积累了丰富的经验，形成了多种贮藏养护保管方法。

（一）传统贮藏保管方法

传统贮藏保管方法既简单又实用，成本也低，因此，迄今为止仍是广泛应用、最基本的贮藏方法。

1. 清洁养护法　对中药材、饮片、贮存容器、库房及其周围环境保持清洁和定期消毒，是贮存保管工作的基础。是杜绝害虫、霉菌传播和生存的最基本、最有效方法。

2. 防湿养护法　防湿养护法系利用通风、吸湿、曝晒或烘烤等方法来改变库房的小气候，起到抑制霉菌和害虫活动的作用。常用的有以下几种方法。

（1）通风法　系利用空气自然流动或机械产生的风，把库房内潮湿的空气置换出去，但又不使外部的潮湿空气进入库房内，来控制和调节库内的温度和湿度。

（2）吸湿法　系利用自然吸湿物或空气去湿机来降低库内空气中的水分含量，以保持库房凉爽而干燥的环境。传统的吸湿方法是在库房内撒一层生石灰、木炭或草木灰等自然吸湿物以吸收水分，但现代化库房已不用这种方法。小包装中常用氯化钙或硅胶等吸湿剂来防潮。

（3）曝晒法　系指把药材摊开让日光晒。太阳热能和紫外线可杀灭微生物和害虫，具有较好的防霉、防虫效果，在生产实践中应用很广。

（4）烘烤法　即加热烘烤。利用较高温度杀灭微生物及其害虫的方法。尤其适用于入库前或雨季前后饮片的干燥。

3. 密封贮藏法（包括密闭贮藏法）　该方法是指将中药材及其饮片与外界（空气、温度、湿气、光线、微生物、害虫等）隔离，尽量减少外界因素对药物影响的贮藏方法。可用罐、坛、瓶、桶、箱、柜或缸等密封，也可用塑料袋真空密封。同时还可以加入干燥剂，其防霉、防蛀效果更好。大量贮存可建密封库、密封室。

密封前必须严格检查药物是否干燥，含水量是否符合标准，并确保无虫蛀、霉变现象，否则达不到密封贮存的目的。

4. 对抗同贮法　对抗同贮法系采用两种以上的药物同贮或采用一些有特殊气味的物品与药物同贮而起到相互克制，抑制虫蛀、霉变、泛油的贮存方法。如花椒、吴茱萸、细辛或毕澄茄与蛤蚧、鹿茸、鹿筋、海马或白花蛇等同贮，大蒜与土鳖虫、斑蝥、全蝎或蜈蚣等同贮，可防虫蛀；滑石块与柏子仁同贮，可防霉变和泛油；丹皮与泽泻同贮互不生虫、不变色等。含油脂类、糖类、挥发油类及贵重的中药及其饮片可采用喷洒少量95%药用乙醇或50%的白酒密封贮存，可达到防蛀、防霉的效果。该法适用于少量药材的贮藏。

应用该法时，需先将药材分别包装好，并明显标记后再贮藏于容器内或堆放在一起，以免发生错乱。同时，要注意防止药材之间的掺混和“串味”，如鹿茸、人参、丁香不能与冰片、樟脑共存；甘草、黄芪不能与大戟、甘遂混藏，否则易走油、变味、串味。

（二）现代贮藏保管养护技术

随着科学技术的发展，传统贮藏方法已逐渐不能适应现代中药事业的需要，许多新技术、新方法也就应运而生，并收到良好效果。

1. 气调养护技术 气调养护技术系采用降氧充氮气，或降氧充二氧化碳的方法，人为地造成低氧或高浓度二氧化碳状态，达到杀虫、防虫、防霉抑霉、防止泛油、变色、气味散失等目的。

该法不污染环境和药材，劳动强度小，质量好，易管理。同时，对于保持药材的色泽也非常有效。尤其适宜贮藏极易遭受虫害的药材及贵重、稀有的药材。

2. 气体灭菌技术 气体灭菌技术系指用环氧乙烷及其混合气体灭菌杀虫的技术。环氧乙烷是一种气体灭菌杀虫剂。其机理是与细菌蛋白分子中氨基、羟基、酚羟基或巯基上的活泼氢原子起加成反应生成羟乙基衍生物，使细菌代谢受阻而产生不可逆的杀灭作用。

此法具有较强的扩散性和穿透力，对各种细菌、霉菌及昆虫、虫卵均有十分理想的杀灭作用。缺点是残留量大，故通风时间要长。此外环氧乙烷易燃易爆，使用时必须注意安全，严格按照要求操作。

3. 气幕防潮技术 气幕又称气帘或气闸，是装在库房门上，配合自动门以防止库内冷空气排出、库外潮热空气侵入的装置。将特制的气幕安装在库房门上，可以维持库内温度和湿度相对稳定，达到防潮目的。

4. 蒸汽加热技术 利用蒸汽杀灭中药材及饮片中的霉菌、杂菌及害虫的方法。按灭菌温度的高低，可分为低高温长时灭菌、亚高温短时灭菌和超高温瞬时灭菌三种方法。目前我国常用的是低高温长时灭菌法。蒸汽加热是一种简单、廉价和可靠的灭菌方法。

5. 电热干燥技术 电热干燥技术系利用电热干燥技术及其设备，使药物所含水分蒸发，降低水分含量，控制药物变异现象的发生，同时，能杀死害虫和微生物。

6. 低温冷藏技术 低温冷藏技术系利用机械制冷设备降温，抑制微生物及仓虫的滋生和繁殖，从而达到抑霉防蛀的目的。该法在抑霉防蛀的同时，不影响药物的质量，特别适用于一些贵重中药及受热易变质的饮片，是一种较为理想的养护技术。

7. 挥发油熏蒸防霉技术 挥发油熏蒸防霉技术系利用某些中药挥发油的挥发特性，用以熏蒸中药材及饮片，达到抑菌或灭菌的目的。此法对药物色泽、气味及成分无明显影响，且无毒无害，适用面广。

8. 无菌包装技术 无菌包装技术系先将中药材或饮片灭菌，然后装入一个霉菌、杂菌无法生长的容器内，避免了再次污染的机会，在常温下，不需任何防腐剂或冷冻设施，在规定时间内不会发生霉变。

9. ^{60}Co-γ 射线辐射 同位素^{60}Co 是一种放射源，用于医疗、科研和生产中。^{60}Co 产生的 γ 射线有很强的穿透力和杀菌力，因此是较理想的灭菌方法。但需专门设施，不是任何仓库都能用的。

（三）贵细中药饮片的贮藏保管

贵细药材又称名贵中药材，系指价格较高的药材，品种主要有：人参、三七、鹿茸、麝香、牛黄、羚羊角、海马、马宝、狗宝、猴枣、熊胆、燕窝、哈蟆油、冬虫夏草、西红花、珍珠等。在贮藏中由于成分性质的不同可能发生各种变异现象。如人参、海马、三七、哈蟆油、熊胆等容易生虫、发霉；牛黄、麝香、哈蟆油、燕窝等受潮后易发霉；西红花则易失油变色或干枯；羚羊角受热易于裂；鹿茸如没有干透，往往里面会腐烂发臭；储存麝香的容器如不严密，麝香易挥发散失气味；马宝、狗宝、猴枣、珍珠等如储存不妥，也会产生变色。

贵细中药饮片必须放在安全可靠的库房内储存，库内温度应保持在30℃以内，相对湿度不超过70%，并有专人负责保管。具体可采取以下保管方法。

1. 密封 贵细中药饮片都可以采取密封方法贮藏。如红参和生晒参通常可用以下方法贮藏：先将装入人参的木箱糊严，不使其漏气，在箱底再横放一根多孔的细竹筒，筒内放适量的脱脂棉，筒口对准预先在箱侧开好的小孔，然后即可将含水量正常的人参依次放入箱内，密封后，以医用酒精或50°普通白酒（每50kg人参用乙醇500ml）从箱孔注入竹筒内，然后封闭小孔，存放在阴凉干燥处。这样既能防止人参生虫、发霉，还能保持其原有的色味和重量。但注意用酒量不宜过多，否则会损害人参质量。如果用敞口的坛子，按上法将人参与乙醇同放在坛内加以密封，也有同样效果。将糖参放在低温干燥处或与适量无水氯化钙放在大缸内密封保存，可防止糖参吸潮受热和返潮，效果良好。

鹿茸如不装箱密封，往往容易受热或受潮。受热后其茸皮易破裂，受潮后则易变色泛黑和生白斑发霉。可在虫霉季节前，将鹿茸装入里面糊纸的木箱或铁木双层的箱内密封贮藏。锯茸的锯口，最好用纸封住，并将整个锯茸用纸缠固。密封前，须在容器内四周放适量纸包的樟脑粉；对砍茸，可直接将樟脑粉撒在绒毛处或脑皮上，或者与花椒、细辛存放一起，封固后，贮藏在干燥处。此外，鹿茸片及鹿鞭、鹿胎等，亦均应加樟脑粉密封贮藏。这样不仅可以防止虫霉和风干破裂，而且还能保持鹿茸皮、毛的光泽。

哈蟆油密封时，传统方法用缸在底部先铺一层柴草灰，灰上放一碗白酒，上面再放一张铺纸的竹篦子，然后将哈蟆油放入，封好缸口即可。此外，也可喷以适量的白酒后，随即装入缸、坛等容器内进行密封。如果能预先分做小包，装入双层塑料袋内（每袋装0.5kg)，再放入大容器内密封储存，效果更好。这样既能防止发霉，又能保持原有的色泽。

人参、猴枣、燕窝、牛黄等，质脆易碎，在操作时应特别注意防止其残损。一般都应该用固定的箱、柜、缸、坛等密闭后，储存在干燥、阴凉、不易受潮受热的地方。

其他如麝香、西红花等药材的密封，一般只要将原包装放入大容器或瓷罐内封严后，放在阴凉处即可。

2. 防潮 生晒参、糖参、红参和燕窝等在梅雨季节，为了防止受潮可装在铺有生石灰的箱或缸罐中贮藏，但须注意不使药材和生石灰接触，以防污染。根据空气湿度、药材水分及具体品种来确定生石灰的用量，一般每立方米可用生石灰2~3kg，但不宜过多，过多会使药材过分干燥而碎裂，增加损耗。此外，用干燥稻糠埋藏上述药材，也能达到防潮的效果。其具体方法是：在容器内先铺一层稻糠，然后将药材和稻糠分层放入，放一层药材铺一层稻糠，最后再将容器封严，放在干燥阴凉处贮藏。但这一方法只能防潮，平时仍应注意加强检查，防止生虫。

3. 冷藏 麝香、人参、燕窝、哈蟆油等在梅雨季时，都适宜采取冷藏的方法。冷藏的温度一般为5℃左右，但必须密封包装，以防止潮气侵入发霉。

（四）毒性中药饮片的贮藏保管

医疗用毒性中药品种较多。其中，纳入国家管理的有28种，具体包括：砒石（红砒、白砒）、砒霜、水银、生马钱子、生川乌、生草乌、生白附子、生附子、生半夏、生南星、生巴豆、斑蝥、红娘虫、青娘虫、生甘遂、生狼毒、生藤黄、生千金子、闹阳花、生天仙子、雪上一枝蒿、红升丹、白降丹、蟾酥、洋金花、红粉、轻粉、雄黄。

毒性中药饮片必须由熟悉药性的专职人员负责保管，在调动工作时，应办理交接手续，并由单位负责人监交无误后方可调离。毒性中药饮片实行专库或专柜存放，双人双锁管理，双人验收，双人发货、复核，专用称量工具，专账记录，做到账物相符。此类饮片应件件称重，有时还要复核拆零的余额重量是否与记账数量相符。已经拆开包装或分装好的毒性中药饮片也应单独存放，要有明显标志，不得与其他饮片混杂。在库检查时注意检查包装有无损坏，封纸是否完整。有的毒性中药饮片也容易发霉或生虫，应细致观察。也要注意周围环境，是否会对饮片质量有影响。在检验毒性中药饮片时，工作人员不得用口尝或鼻嗅，必要时戴上口罩和手套等以防中毒。

毒性中药饮片的贮藏保管，应根据它们的来源、理化性质、质变的内容及主要原因，结合库存数量的大小来决定。在毒性中药饮片中，除少数品种外，大多储存数量较少，有的甚至很少。从来源上看，它们有矿物及其加工制品，有动、植物药材，保管方法可根据不同的来源分别选用。

1. 矿物及其加工制品毒性中药饮片的贮藏保管　矿物有砒石、砒霜、水银、雄黄，制品有红粉、轻粉、白降丹，它们的储存数量都很少，主要是防止由升华、氧化及湿度温度的变化引起的质变。因此，一般可采用容器密封贮藏，注意防潮、防高温。

2. 动、植物类毒性中药饮片的贮藏保管　凡数量少的品种，可采用密封法贮藏。使用能容纳所需储存数量的箱、桶、缸、罐、塑料袋等进行密封保管。若饮片水分含量较高，应曝晒或烘干，或加强吸潮措施，再密封贮藏。批量较大的品种，可采用密封法、吸潮法、气调法、低温法等贮藏。可用塑料薄膜罩帐、密闭库、冷冻库等密封。密封性能好的库房，可用空气去湿机吸潮；只具一般密封性能的，可用吸湿剂吸潮。

四、中药饮片贮藏保管的注意事项

（一）待贮藏的中药饮片应检验合格

要审验品名、规格、数量，要对饮片的性状、片型、杂质及水分含量等进行检查，若不符合规定，必须进行处理，确保饮片质量。

（二）依据中药饮片的特性，选择适宜的方法存放

正确选择贮藏方法，对保证饮片的质量关系重大。因此，应根据不同饮片的特性，选用恰当的贮藏方法，并尽量选用对药物原有品质影响较小的新方法。

（三）贮藏期间要经常检查

要做到三勤，即勤检查，勤通风，勤倒垛。特别是在炎热多雨季节，更应注意。

（四）严格控制保存期限

必须遵循“先进先出”的原则，尽可能地缩短药物在库房中的贮存时间。

扫码"练一练"

目标检测

一、单项选择题

1. 中药饮片的含水量一般应控制在（　　）

A. 5%以下　　B. 20%~30%　　C. 7%~13%　　D. 3%以下

2. 易泛油的药材品种是（　　）

A. 麦冬　　B. 王不留行　　C. 海螵蛸　　D. 赤芍

3. 测定饮片中（　　）的含量，是评价饮片质量的最可靠、最准确的方法

A. 浸出物　　B. 有效成分　　C. 含水量　　D. 灰分

二、多项选择题

1. 下列属于外观质量指标的是（　　）

A. 净度　　B. 水分　　C. 片型

D. 气味　　E. 有毒成分

2. 中药饮片在贮存过程中发生变异现象，主要与哪些自然因素有关（　　）

A. 空气　　B. 日光　　C. 氮气

D. 温度　　E. 湿度

三、配伍选择题

A. 对抗同贮法　　B. 清洁养护法　　C. 防湿养护法

D. 密封贮藏法　　E. 气调养护法

1. 利用通风、吸湿、暴晒或烘烤等方法贮藏称为（　　）
2. 保持中药饮片、仓库及其周围环境清洁的贮藏方法称为（　　）
3. 采用两种以上的药物同贮的贮藏方法称为（　　）
4. 将中药饮片与外界隔离的贮藏方法称为（　　）
5. 采用降氧充氮气或降氧充二氧化碳的贮藏方法称为（　　）

四、简答题

1. 中药饮片在贮藏中的变异现象有哪些？
2. 常用的传统和现代贮藏保管方法有哪些？

（陈美燕）

扫码“学一学”

项目三

中药饮片生产的法规和生产管理

学习目标

1. 掌握中药饮片生产的相关法规，中药饮片生产管理的基本内容。
2. 熟悉中药饮片的安全生产知识。

任务一　中药饮片生产的相关法规和安全知识

任务引入

中药饮片是国家基本药物目录品种，其质量优劣直接关系到中医临床用药的有效性，影响着公众的身体健康。加强中药饮片质量监管，对保障人民群众用药安全，推动中医药事业发展和中药产业健康发展具有重要意义。依法生产和安全生产是对中药饮片生产企业的基本要求，也是保证中药饮片质量的基本条件。

相关知识

一、有关中药饮片生产的法规

（一）《中华人民共和国药品管理法》及实施条例

《中华人民共和国药品管理法》（2001年修订施行），简称《药品管理法》，是目前药品生产、使用、检验的基本法律。其中确定了药品的定义“指用于预防、治疗、诊断人的疾病，有目的地调节人的生理机能并规定有适应证或者功能主治、用法和用量的物质，包括中药材、中药饮片、中成药、化学原料药及其制剂、抗生素、生化药品、放射性药品、血清、疫苗、血液制品和诊断药品等”，明确了中药材、中药饮片属于药品管理的范畴。

《药品管理法》对中药饮片的生产许可、认证和质量标准进行了法律规定。其第二章药品生产企业管理中第七条规定“开办药品生产企业，须经企业所在地省、自治区、直辖市人民政府药品监督管理部门批准并发给《药品生产许可证》。”第九条要求“药品生产企业必须按照国务院药品监督管理部门依据本法制定的《药品生产质量管理规范》组织生产。

药品监督管理部门按照规定对药品生产企业是否符合《药品生产质量管理规范》的要求进行认证；对认证合格的，发给认证证书”。第十条明确规定：“中药饮片必须按照国家药品标准炮制；国家药品标准没有规定的，必须按照省、自治区、直辖市人民政府药品监督管理部门制定的炮制规范炮制。省、自治区、直辖市人民政府药品监督管理部门制定的炮制规范应报国务院药品监督管理部门备案。”第十二条规定“药品生产企业必须对其生产的药品进行质量检验；不符合国家药品标准或者不按照省、自治区、直辖市人民政府药品监督管理部门制定的中药饮片炮制规范炮制的，不得出厂。”

《中华人民共和国药品管理法实施条例》（2002 年颁布），第四十五条规定“生产中药饮片，应当选用与药品性质相适应的包装材料和容器；包装不符合规定的中药饮片，不得销售。中药饮片包装必须印有或者贴有标签。中药饮片的标签必须注明品名、规格、产地、生产企业、产品批号、生产日期，实施批准文号管理的中药饮片还必须注明药品批准文号。”第七十一条规定“生产没有国家药品标准的中药饮片，不符合省、自治区、直辖市人民政府药品监督管理部门制定的炮制规范的，依照《药品管理法》第七十五条的规定给予处罚”。

（二）《药品生产质量管理规范》

《药品生产质量管理规范》（简称 GMP），是药品生产和质量管理的基本准则。1999 年国家药品监督管理局颁布《药品生产质量管理规范》（1998 年修订）和药品 GMP 认证管理的相关文件后，从 2004 年 7 月 1 日起我国中、西药品制剂和化学原料药实现了在 GMP 条件下生产，实施药品 GMP 工作取得了历史性成果。现行的《药品生产质量管理规范》（2010 年修订）自 2011 年 3 月 1 日起施行，共 14 章，313 条，内容包括人员、厂房、设备、物料与产品、文件管理、生产管理、确认与验证、质量管理、质量控制与质量保证、产品发运与召回、自检等方面的要求。并有无菌药品、原料药、生物制品、血液制品、中药制剂五个附录部分。在硬件方面要有符合要求的环境、厂房、设备；在软件方面要有可靠的生产工艺、严格的制度、完善的验证管理。GMP 的基本点是：要保证生产药品符合法定质量标准，保证药品质量的均一性；防止生产中药品的混批、混杂，防止污染和交叉污染，防止人为差错。

为了保证中药饮片的生产质量，2003 年国家食品药品监督管理局颁发《中药饮片 GMP 补充规定》，作为《药品生产质量管理规范》的附录执行，两者成为中药饮片全面实施 GMP 的规范。2004 年 10 月 26 日，印发《关于推进中药饮片等类别药品监督实施 GMP 工作的通知》，规定自 2008 年 1 月 1 日起，所有中药饮片生产企业必须在符合 GMP 条件下生产，并补充制订了《中药饮片 GMP 认证检查项目》。该检查项目共 111 项，其中关键项目 18 项，符合要求的才能通过认证，取得 GMP 证书。2014 年 6 月国家食品药品监督管理总局印发“关于发布《药品生产质量管理规范（2010 年修订）》中药饮片等 3 个附录的公告”，作为新版《药品生产质量管理规范（2010 年修订）》的配套文件，自 2014 年 7 月 1 日起施行。

《中药饮片 GMP 补充规定》《中药饮片 GMP 认证检查项目》《GMP（2010 年）中药饮片附录》等文件根据中药饮片的特点进行了具体规定。如在人员方面，规定“从事药材炮制操作人员应具有中药炮制专业知识和实际操作技能”；厂房设施方面，要求“厂房与设施应按生产工艺流程合理布局，并设置与其生产规模相适应的净制、切制、炮炙等操作间”；

突出对于毒性药材的生产管理，规定“毒性药材等有特殊要求的饮片生产应符合国家有关规定，并有专用设备及生产线”，“毒性药材等有特殊要求的药材生产操作应有防止交叉污染的特殊措施”。贮存方面，要求“中药材与中药饮片应分别设库，毒性药材等有特殊要求的药材应设置专库或专柜”；生产方面，规定“生产用水的质量标准应不低于饮用水标准。中药材的浸润应做到药透水尽。炮制后的中药饮片不得露天干燥”等。

通过实施 GMP 工作，中药饮片生产企业加大了对硬件设施的投入，促进了企业生产技术水平的提高。另一方面，GMP 管理的最大特点是重视对药品生产全过程管理，同时管理强调标准化和规范化，是保证药品质量，实现中药现代化的重要措施之一。

（三）其他有关规章

2003 年 12 月国家药品监督管理局印发《关于加强中药饮片包装监督管理的通知》，规定“中药饮片的包装必须印有或者贴有标签。中药饮片的标签注明品名、规格、产地、生产企业、产品批号、生产日期。实施批准文号管理的中药饮片还必须注明批准文号”，“中药饮片在发运过程中必须要有包装。每件包装上必须注明品名、产地、日期、调出单位等，并附有质量合格的标志”。

2011 年国家食品药品监督管理局印发《关于加强中药饮片监督管理的通知》，规定“生产中药饮片必须持有《药品生产许可证》《药品 GMP 证书》；必须以中药材为起始原料，使用符合药用标准的中药材，并应尽量固定药材产地”，“必须严格执行国家药品标准和地方中药饮片炮制规范、工艺规程；必须在符合药品 GMP 条件下组织生产，出厂的中药饮片应检验合格，并随货附纸质或电子版的检验报告书”，“批发零售中药饮片必须持有《药品经营许可证》《药品 GSP 证书》，必须从持有《药品 GMP 证书》的生产企业或持有《药品 GSP 证书》的经营企业采购。”

2001 年 7 月年国家药品监督管理局印发《中药配方颗粒管理暂行规定》，要求“中药配方颗粒将从 2001 年 12 月 1 日起纳入中药饮片管理范畴，实行批准文号管理。在未启动实施批准文号管理前仍属科学研究阶段，该阶段采取选择试点企业研究、生产，试点临床医院使用”。2002 年 3 月国家计委、经贸委和外经贸部第 21 号令《外商投资产业指导目录》规定，“传统中药饮片炮制技术的应用及中成药秘方产品的生产”属于禁止外商投资的产业。

《中华人民共和国中医药法》自 2017 年 7 月 1 日起施行。第二十四条明确规定：“采集、贮存中药材以及对中药材进行初加工，应当符合国家有关技术规范、标准和管理规定。”第二十七条规定：“国家保护中药饮片传统炮制技术和工艺，支持应用传统工艺炮制中药饮片，鼓励运用现代科学技术开展中药饮片炮制技术研究。”第二十八条规定：“对市场上没有供应的中药饮片，医疗机构可以根据本医疗机构医师处方的需要，在本医疗机构内炮制、使用。医疗机构应当遵守中药饮片炮制的有关规定，对其炮制的中药饮片的质量负责，保证药品安全。医疗机构炮制中药饮片，应当向所在地设区的市级人民政府药品监督管理部门备案。根据临床用药需要，医疗机构可以凭本医疗机构医师的处方对中药饮片进行再加工。”

二、中药饮片的安全生产知识

（一）安全生产的意义

安全是人类生产和生活的基本需要，是人类生存与发展的永恒主题。随着工业化生产规模的扩大，生产工艺自动化程度的提高，要谋求最佳的经济效益和社会效益，不仅要采纳先进合理的生产方式和安全装备，还必须实行严格的、科学的现代安全管理。同时，作为一名合格的劳动者，必须掌握一定的安全生产知识，以避免事故的发生。

安全生产是指为了使生产过程在符合安全要求的条件和工作秩序下进行，防止发生人身伤亡和财产损失等生产事故，消除或控制危险和有害因素，保障人身安全与健康，设备设施免遭破坏，形成良好劳动环境与工作秩序而采取的一系列措施和活动。《中华人民共和国安全生产法》明确规定，“安全生产应当以人为本”，“坚持安全第一、预防为主、综合治理”的方针，在各类生产经营和社会活动中，要把安全放在第一位；在各项安全措施的落实上，要把预防放在第一位；在各种安全检查的监督下，要把治理隐患放在第一位；在安全生产抢险救灾中，要把人民的生命安全放在第一位。安全生产实施标本兼治、重在治本。

与安全相对的是事故，事故是指在生产和行进过程中，突然发生的与人们的愿望和意志相反的情况，使生产进程停止或受到干扰的事件。一般来讲，各种事故的发生都与人（作业者及其他人员）、物（机械设备等）和环境（自然环境和工作环境）这三个因素有关，事故就是人、物、环境三个方面的危险因素重合的结果。人的因素主要有：人员缺乏安全知识，疏忽大意或采取不安全的操作动作等而引起事故。在生产中人员最容易出现的问题，一是违章操作，二是违反劳动纪律。物的因素主要是机械设备工具等有缺陷和故障而引起事故。如设备缺乏经常性的维护、保养和检修，或设备出现异常仍带故障运行。从安全生产管理的角度来讲，人的因素是根本因素，因为在物和环境不安全因素的背后，实质上还是人的因素。因此，劳动者的素质高低，就决定了事故发生的概率的多少。

案例分析一

某制药生产企业制剂车间，旋转式压片机故障，一操作工在清理设备上物料时，未切断电源，且戴手套。在清理过程中，不小心触动操作面板（触摸屏），设备启动运转，操作工想抽回手，但手套被夹住，结果造成一个手指被压断一节。

原因：设备故障需清理或维修时，没有按照操作规程断电源。

案例分析二

某中药生产企业提取车间，一位新上岗的操作工粉碎药材进程中，粉碎机还没停下就清扫粉碎机，虽然已经断电，但一只手的四指还是被机器截断。

原因：上岗前没有培训。

每一个事故的教训都是惨痛的，每一个事故的发生都有其必然性和偶然性。安全生产工作有一个著名法则——海恩法则，海恩法则是德国人帕布斯·海恩提出，他指出——每一起严重事故的背后，必然有29次轻微事故和300次未遂先兆，以及1000个事故隐患。要想消除一起严重事故，就必须把这1000个事故隐患控制住。海恩法则强调两点：一是事故的发生是量的积累的结果；二是再好的技术，再完美的规章，在实际操作层面，也无法取代人自身的素质和责任心。

（二）安全生产管理的要求

2014年12月1日施行的新《中华人民共和国安全生产法》中规定“从业人员在作业过程中，应当严格遵守本单位的安全生产规章制度和操作规程，服从管理，正确佩戴和使用劳动防护用品”，“从业人员应当接受安全生产教育和培训，掌握本职工作所需的安全生产知识，提高安全生产技能，增强事故预防和应急处理能力”，“从业人员发现事故隐患或者其他不安全因素，应当立即向现场安全生产管理人员或者本单位负责人报告；接到报告的人员应当及时予以处理”。中药饮片企业有切药机、粉碎机、蒸煮、烘干等多种生产设备，包含电器、高温、易燃等危险因素，这些设备在运转过程中，必须加强安全生产管理，否则容易发生事故。总结众多生产企业的经验和教训，保证安全生产的基本要求有以下几个方面。

1. 严格遵守操作规程　安全操作规程是工人操作机械设备和调整仪器仪表以及从事其他作业时必须遵守的程序。它是企业安全生产规章制度的重要内容，也是有关安全技术规定在各个岗位的具体体现。很多事故的发生源于操作者违章作业和不安全行为。这些规程的制订，是为了避免同类事故的再发生，保护那些仍在从事这些工作的人们的健康和安全，以免重蹈覆辙。

安全操作规程是生产客观规律的反映，是生产工人安全操作的行为准则。安全操作规程一经颁布，必须认真贯彻执行，不得违反。应做到“五必须”：必须遵守厂纪厂规，必须经安全生产培训考核合格后持证上岗作业，必须了解本岗位的危险危害因素，必须正确佩戴和使用劳动防护用品，必须严格遵守危险性作业的安全要求。

2. 做好操作前的准备工作　在进行操作前要做的准备工作，归纳起来可以用六个字来表示，即“一想、二查、三严”。一想：当天生产中有哪些不安全因素，以及如何处置，做到把安全放在首位。二查：查工作场所、机械设备、工具材料是否符合安全要求，有无隐患。如果发现有松动、变形、裂缝、泄漏等现象或不正常的声音，应立即通知有关人员进行检修，确认各种机械设备、电器装置在安全状态下方可使用。此外，还要检查自己的操作是否会影响周围人的安全以及防范措施是否严密。三严：严格遵守制度，严格执行操作规程，严格遵守劳动纪律。

除了要做好以上几项工作，在工作场所还有一些基本的安全要求，可以归纳为“五禁止”：禁止在禁火区域吸烟、动火；禁止在上岗前和工作时间饮酒；禁止擅自移动或拆除安全装置和安全标志；禁止擅自触摸与已无关的设备、设施；禁止在工作时间串岗、离岗、睡觉或嬉戏打闹。

3. 提高安全意识和责任心，消除安全隐患　认识到安全生产的重要性，以及安全事故带来的巨大危害性。拒绝违章指挥，制止他人违章作业。根据生产程序的可能性，列出每一个程序可能发生的事故，以及发生事故的先兆，培养对事故先兆的敏感性。在任何程序上一旦发现生产安全事故的隐患，要及时报告，及时排除。即使有一些小事故发生，可能是避免不了或者经常发生，也应引起足够的重视，要及时排除。当事人即使不能排除，也应该向安全负责人报告，以便找出这些小事故的隐患，及时排除，避免安全事故的发生。

总之，保证安全生产要培养生产人员的安全意识，加强安全教育，严格遵守安全生产规章制度和操作规程，做到安全生产人人有责，把安全隐患和事故苗头消灭在萌芽状态。

扫码“练一练”

目标检测

一、单项选择题

1. 目前药品生产、使用、检验的基本法律（　　）

A. 食品安全法　　B. 药品管理法　　C. 中国药典　　D. GMP

2. 规定自（　　）起，所有中药饮片生产企业必须在符合 GMP 条件下生产

A. 2004 年 7 月 1 日　　B. 2011 年 3 月 1 日

C. 2008 年 1 月 1 日　　D. 2010 年 1 月 1 日

3. 从事药材炮制操作人员应具有（　　）专业知识和实际操作技能

A. 中药学　　B. 中药炮制　　C. 中医　　D. 中药鉴定

二、多项选择题

1. 开办中药饮片生产企业必须取得（　　）

A.《营业执照》　　B.《药品经营许可证》

C.《药品生产许可证》　　D.《卫生许可证》

E.《药品 GMP 证书》

2. 中药饮片的标签必须注明（　　）

A. 品名、规格　　B. 商标　　C. 产品批号、生产日期

D. 批准文号　　E. 产地、生产企业

三、配伍选择题

A. 药品管理法

B. 药品 GMP

C.《药品经营许可证》《药品 GSP 证书》

D. 安全生产法

E.《药品生产许可证》《药品 GMP 证书》

1. 生产中药饮片必须持有（　　）
2. 批发零售中药饮片必须持有（　　）
3. 药品生产和质量管理的基本准则是（　　）
4. 目前药品生产、使用、检验的基本法律是（　　）
5. 规定从业人员“应当严格遵守本单位的安全生产规章制度和操作规程”的法规是（　　）

四、简答题

1. 开办中药饮片生产企业需要什么条件？
2. 中药饮片生产企业实施 GMP 认证的意义是什么？

任务二 中药饮片的生产管理

任务引入

近年来的药品质量公告显示，中药饮片不合格率一直高于西药和中成药，中药饮片的质量低劣直接影响中医临床用药的疗效，造成人们对中医的信任度逐渐下降。中药饮片质量问题的原因之一是中药饮片生产中炮制不规范，粗制滥造，甚至掺假使假。从国家“十五”规划开始，国家对中药饮片的生产提出了“炮制工艺规范化、质量标准化、检测现代化，包装规格化、生产规模化及药材来源基地化”的要求，认识到中药饮片的规范化生产是整个中医药事业发展的基础，必须加强中药饮片的生产管理。

相关知识

一、中药饮片工业的发展概况

中药饮片生产源远流长，早在东汉时期的葛洪就对中药的药性、疗效、鉴别、加工炮制等知识进行了总结，被称为中药材加工炮制的创始人。到了宋代成药已被广泛应用，中药生产也逐步向手工业发展。在清代出现了行、号、庄、店等独特的中药饮片加工的经营实体，因此“前店后厂”的作坊式饮片工业也随之产生。新中国成立后，各地相继创办中药饮片加工厂，开始尝试机械化、规范化的生产模式，使饮片的产量和质量有所改观。当时的饮片加工厂多附属于地方的药材经营企业，在经济政策和市场的限制下，都没有形成独立的、专业的、有规模的生产企业。随着市场经济的迅速发展，医药生产行业取得了巨大的成就，但中药饮片的生产由于缺乏新技术、新方法的引入，科技力量薄弱，中药饮片工业一直处于滞后于化学药和中药制剂企业的局面。多年来，临床应用的中药饮片大多数来源于全国各大药材市场的专业经营户和加工厂，部分经营户存在着片面追求经济效益的思想，企业从事中药炮制的专业人才匮乏，忽视炮制生产工艺，同时缺少相应的管理制度和完善的质量标准，造成生产中掺假造假的现象屡见不鲜，中药饮片生产普遍存在着“散、小、乱、差”的局面。自从国家对药品生产企业要求实行 GMP 认证以来，为了规范中药饮片的生产，国家食品药品监督管理局规定 2008 年 1 月 1 日以后，所有中药饮片生产企业必须达到 GMP 要求的生产条件，取得 GMP 认证。凡未在规定期限内达到 GMP 要求并取得《药品 GMP 证书》的中药饮片生产企业必须停止生产。促使中药饮片企业加大资金投入，更新生产设备，提高管理水平，使中药饮片的生产逐步走向规模化、规范化的生产模式。截至 2015 年初，据国家食品药品监督总局的数据显示，全国具有中药饮片生产许可范围的企业有 1316 家，通过 GMP（1998 年版）认证的企业有 1262 家（2015 年底到期），通过 GMP（2010 年版）认证的企业已有 740 家。

二、中药饮片生产管理的基本内容

生产管理是对生产经营活动进行计划、指挥、协调和控制等一系列管理活动的总称。

中药饮片生产管理是产品各项技术标准及管理标准在生产过程中的具体实施，是贯彻执行GMP规范的重要组成部分，是药品质量保证体系中的关键环节。通过生产管理各项措施的实施，确保生产过程中使用的物料经过严格检验和确认符合预定规格标准，并由经过培训符合上岗标准的人员一丝不苟地按照生产部门下达的生产指令、批生产记录及标准操作程序中规定的各种指令来从事药品生产，确保生产出来的产品质量符合规定标准，安全有效。

按照《药品生产质量管理规范》（GMP）和相关配套文件的要求，作为制药企业的一部分，中药饮片生产管理可归纳为生产文件管理、生产流程和过程管理两个方面内容。

（一）生产文件管理

1. 生产文件管理目的

（1）确保所有物料、中间产品、成品都有质量标准和内控标准。

（2）确保生产操作和过程监控有章可循。

（3）确保所有操作人员都经过培训，明确各自的职责和任务。

（4）确保批生产记录的真实、可靠，能进行生产全过程的有效追踪。

（5）确保成品放行前审核文件的完整性和准确性。

2. 生产文件作用　中药饮片生产过程中，同时包含了两种本质区别的传递过程，即文件传递过程和物料传递过程，在传递过程中是通过对文件的控制来实现对物料的控制。

3. 主要生产文件　生产文件包括生产工艺规程、岗位操作法或标准操作规程及批生产记录。

（1）生产工艺规程　为生产特定数量的成品而制定的一个或一套文件。中药饮片的生产工艺规程内容包括：名称，规格，炮制工艺的操作要求和技术参数，物料、中间产品、成品的质量标准及贮存注意事项，物料平衡的计算方法，包装规格等要求。每种中药饮片的生产工艺规程，各关键工艺参数必须明确，如：中药材投料量、辅料用量、浸润时间、片型、炒制温度和时间（火候）、蒸煮压力和时间等要求。

（2）岗位操作法　是岗位技术安全操作法的简称，是对各具体生产操作岗位的生产操作、技术、质量管理等方面所作的进一步详细要求。内容有重点操作的复核、复查，中间体、产品质量标准及控制，安全和劳动保护，设备维修、清洗，异常情况处理和报告，工艺卫生和环境卫生等。

（3）标准操作规程（SOP）　经批准用来指导设备操作、维护与清洁、验证、环境控制、取样和检验等药品生产活动的通用性文件，是岗位操作法的基本单元，是对具体操作的操作指令。

岗位操作法或标准操作规程两者没有严格界线，趋向于发展一致。企业一般根据自己实际生产情况，选用岗位操作法或标准操作程序作为生产文件。

（4）批生产记录　药品生产和包装的全过程的生产管理和质量控制情况的记录文件。中药饮片的批记录至少包括以下内容：批生产和包装指令；中药材以及辅料的名称、批号、投料量及投料记录；净制、切制、炮炙工艺的设备编号；生产前的检查和核对的记录；各工序的生产操作记录，包括各关键工序的技术参数；清场记录；关键控制点及工艺执行情况检查审核记录；产品标签的实样；不同工序的产量，必要环节物料平衡的计算；对特殊问题和异常事件的记录，包括偏离生产工艺规程等偏差情况的说明和调查，并经签字批准；中药材、中间产品、待包装产品中药饮片的检验记录和审核放行记录。

（二）生产流程和过程管理

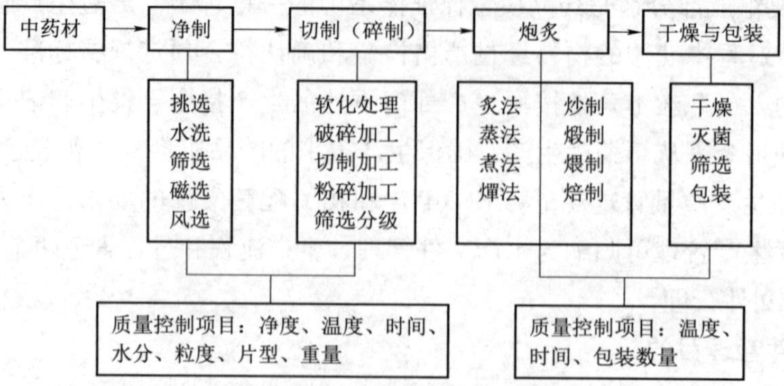

图 3-1　中药饮片生产工艺流程图

在中药饮片生产中，从中药材原料到包装的成品，中药饮片的生产流程基本上包括净制、切制（软化）、炮炙、干燥、包装等几个工序，但不同中药的炮制并不是每个工序都要进行，有的果实、种子、花类药材经过净制后可以直接进入干燥和包装工序；多数生用的中药在切制后，可以不经过炮炙程序而进入干燥和包装工序得到成品。按照《GMP》的规定和要求，中药饮片生产和包装的过程必须执行以下的规定。

1. 生产准备（生产前）　生产前的准备工作主要是检查以下三项内容。

（1）文件　批生产指令、执行标准、岗位 SOP、清洁规程、设备操作 SOP 以及所需的各种记录、单卡、标志等。

（2）物料　本批生产所用物料名称、种类、数量、合格证等。

（3）现场　生产现场清洁、卫生、设备完好、容器具齐备、计量器具符合要求，并有清洁、合格标志。

检查后填写记录，并有人复核签名。

2. 生产操作（生产中）

（1）在称量物料前应对衡器、计量容器进行检查、校正、调零。称量配料过程中，对物料进行称量、复核，计量准确，操作人、复核人对规定的复核项目要独立操作，独立复核，分别签名。毒性药材等物料需经 QA 监控投料，认真填写记录、并签名。

（2）生产操作中，严格执行操作规程，不得擅自改变操作内容。

GMP 要求生产中的拣选工作台表面平整、不易产生脱落物。洗药用流动水，用过的水不得用于洗涤其他药材；不同中药材不得在一起洗；洗药操作间排水通畅，有排湿设施，地面不积水；润药前应按药材的大小、粗细、软硬程度等分别处理；洗润用水应符合饮用水标准，中药材浸润应做到药透水尽，润透后应及时切制、干燥；净制后的中药材和中药饮片不得直接接触地面。炮制后的饮片不得露天干燥。毒性药材等有特殊要求的药材应有专用设备。

炮炙应按品种进行工艺验证，关键工艺参数应在工艺验证中体现。毒性中药材和毒性中药饮片的生产操作应当有防止污染和交叉污染的措施，并对中药材炮制的全过程进行有效监控。

根据中药材的质量、投料量、生产工艺等因素，制定每种中药饮片的收率限度范围，关键工序应制定物料平衡参数。

物料平衡是产品或物料实际产量或实际用量及收集到的损耗之和与理论产量或理论用量之间的比较，并考虑可允许的偏差范围。关键工序要进行物料平衡计算，以及根据验证结果确定的物料平衡合格范围，是避免或及时发现差错与混淆的有效方法之一。物料平衡计算公式：

$$物料平衡=\frac{实际值}{理论值}\times 100\%$$

式中，理论值为按照所用的原料、包装材料量，在生产中无任何损失或差错的情况下得出的最大数量；实际值为生产过程中实际产出量，包括本工序产出量、可回收的尾料量、生产中取样量。

（3）应采取有效的措施防止交叉污染，防止混淆和差错。

不同品种、规格的制剂生产和包装不得在同一室内进行。品种、规格相同而批号不同的产品在同一室内进行生产或包装操作，必须采取有效的隔离措施。筛选、切制、粉碎等易产尘的工序，应当采取有效措施，以控制粉尘扩散，避免污染和交叉污染。

各工序要严格执行“卫生管理规程”和“清洁规程”。各工序生产操作衔接要严格执行生产工艺要求、严格控制规定的生产时间。如有偏差，要按偏差管理工作程序执行。各工序和每台设备及各种物料、中间产品都有明显的状态标记，防止混淆和差错。

生产过程、中间产品都必须在质量管理部门监控员的严格监控下。烘干或炒炙等炮制完成后应填写中间产品请验单，待取得合格证后方可转入下工序。生产过程的各关键工序要严格进行物料平衡计算，符合规定的范围方可递交下工序继续操作或放行；超出规定范围，要按偏差管理工作程序进行分析调查，采取的措施要经质量管理部门批准，在有关人员严格控制下实施。

（4）包装操作中，场地、人员、装箱、成品待验等应符合要求；严格执行标签、使用说明书等的领、发、用、结、退、毁等程序，认真核对标签、说明书等的领用数、使用数、残损数和剩余数，核对无误后填写记录。对印有批号的标签、包装材料不得涂改使用，应由专人负责及时销毁，并做好记录。

直接接触中药饮片的包装材料应至少符合食品包装材料标准。包装必须印有或者贴有标签，注明品名、规格、产地、生产企业、产品批号、生产日期、执行标准，实施批准文号管理的中药饮片还必须注明药品批准文号。

3. 生产结束

（1）清洁与清场

1）清场时间　每批饮片的每一生产阶段完成后。

2）清场内容　生产场地、设备、容器具、物料、状态标志、文件等。

3）清场记录内容　工序、品名、生产批号、清场日期、检查项目、结果、清场人及复查人签名。

4）清场要求　地面无积尘、无结垢，门窗、室内照明灯、风管、墙面、开关箱外壳无积尘，室内不得放与生产无关的物品和文件。

使用的工具、容器清洁无异物、无前次产品的残留物。设备内外无生产遗留的药品，无油垢。凡直接接触药品的机器、设备及管道、工具、容器应每天清洗。清场结束由质量管理部门监督员监督检查。检查结束后在清场记录上签字，合格后发给“清场合格证”。

（2）结料与退料　批产品生产结束后，结算物料使用情况。余料经质量人员核对后，进行包封、标识、退库、记录等。物料结算发生偏差时，执行偏差处理程序。

（3）产品流转　中间产品或成品→入中间站或待验库→挂待验标志→填请检单→取样→贴取样证→检验→检验报告书→更换标志→流转

（4）记录整理　药品生产管理中应有完整的每批药品全过程（包括中间产品检验）的记录，批生产记录要保持整洁，不得撕毁和任意涂改。记录填写的任何更改都应当签注姓名和日期，并使原有信息仍清晰可辨。批生产记录应具有质量的可追踪性。

扫码“练一练”

目标检测

一、单项选择题

1. 药品生产和包装全过程的生产管理和质量控制情况的记录文件是（　　）

A. 批生产记录　B. 生产指令　C. 包装指令　D. 生产工艺规程

2. GMP 要求洗药用（　　），用过的水不得用于洗涤其他药材

A. 饮用水　B. 流动水　C. 纯化水　D. 河水

3. 直接接触中药饮片的包装材料应至少符合（　　）材料标准

A. 药品包装　B. 食品包装　C. 安全　D. 洁净

二、多项选择题

1. 中药饮片生产过程中，同时包含了两种传递过程（　　）

A. 记录　B. 人员　C. 物料传递

D. 设备　E. 文件传递

2. 中药饮片生产管理的主要生产文件有（　　）

A. 说明书　B. 质量标准　C. 批生产记录

D. 生产工艺规程　E. 岗位操作法或标准操作规程

三、配伍选择题

A. 露天干燥　B. 药透水尽　C. 直接接触地面

D. 饮用水标准　E. 专用设备

1. 净制后的中药材和中药饮片不得（　　）

2. 炮制后的饮片不得（　　）

3. 毒性药材等有特殊要求的药材应有（　　）

4. 洗润用水应符合（　　）

5. 中药材浸润应做到（　　）

四、简答题

1. 中药饮片的生产工艺规程内容包括什么？

2. 生产文件管理目的是什么？

（李　梅）

下篇

炮制技术篇

扫码“学一学”

项目四

净选加工

学习目标

知识要求

1. 掌握药材净选加工的方法，质量要求。
2. 熟悉净选加工的目的；各设备的操作规程。

技能要求

1. 能根据相关药材特性，采用相应的方法去除杂质和非药用部位。
2. 能熟练使用或利用净选工作台、风选机、筛选机对药材进行净制处理。

知识准备

一、净选加工的概念

净选加工，也称净制，是在切制、炮炙或调配、制剂前，选取规定的药用部位，除去非药用部位、杂质及霉变品、虫蛀品、灰屑等，使药材达到药用纯度标准的操作。

净制是中药炮制的第一道工序。传统中药炮制早在汉代就强调净选加工。清代张仲岩所著《修事指南》指出：“去芦者免吐，去核者免滑，去皮者免损气……”

二、净选加工的目的

1. 分离不同的药用部位 如麻黄分开草质茎和根；莲子分开莲肉和莲心；扁豆分开扁豆仁和扁豆衣。

2. 分档 所谓分档，即是将药材按照大小、粗细分成不同的档次，以便于水处理时吸水程度一致或者加热炮炙时受热程度一致，也利于均匀吸收辅料。大多数药材，均需经过分档处理。

3. 除去非药用部位 药材在采收时因各种原因，会带入非药用部位，这些部位含有效成分低或者不含有效成分，而所占比例相对较大，去除这些部位，使调配时剂量准确。如根及根茎类药材去芦，皮类药材去粗皮等。

4. 除去泥沙杂质及霉变品、虫蛀品 药材采收时会带入泥沙、杂质，贮藏保管中可使药材出现变质现象，这些会影响药效，故应在净制时去掉。

5. 分级 药材有品质高低的等级差别。将药材按照不同等级分开，利于分别炮制和分别使用。如羌活分为蚕羌、条羌。蚕羌切片供医院药房调配，条羌多供制药厂投料使用。饮片厂将药材分级，还能提高商品价值。

三、净选加工的工具和设备

传统手工净选加工所使用的工具主要有净选工作台、风簸、匾、簸箕等；现代净选加工的主要设备有筛选机（图 4-1）、风选机（图 4-2）、洗药机等。部分药材可以使用磁选机（图 4-3）去掉铁质的杂质。部分药材净选加工，还使用炒药机。

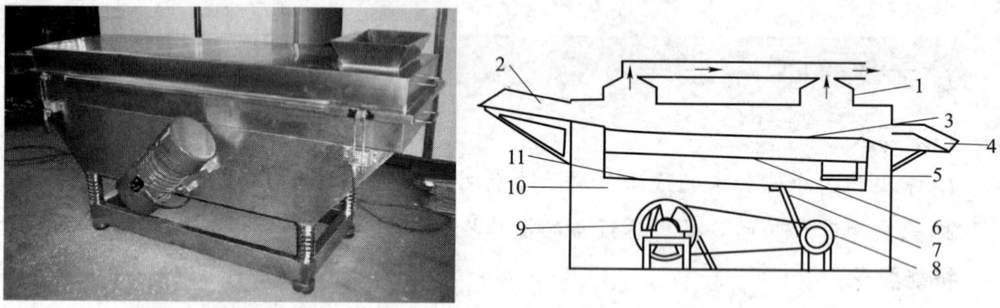

a. 震荡式筛药机

b. 震荡式筛药机

1. 吸尘罩；2. 进料口；3. 上层筛出料；
4. 上层筛（粗筛）；5. 下层筛（细筛）；
6. 下层筛出料口；7. 弹簧板；8. 电机；
9. 偏心轮；10. 杂质出口

图 4-1 震荡式筛药机

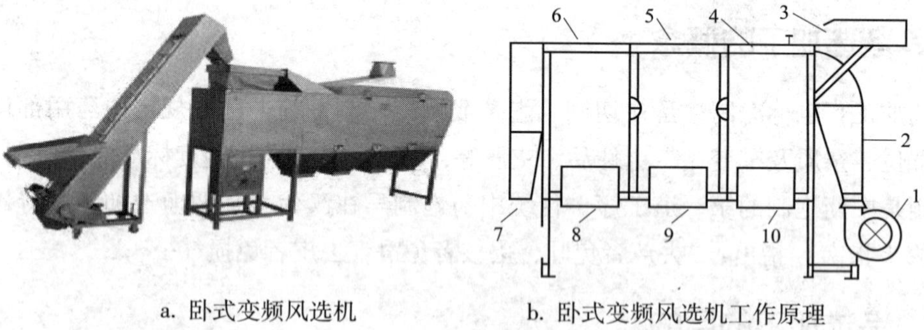

a. 卧式变频风选机

b. 卧式变频风选机工作原理

1. 变频风机；2. 进风道；3. 进料口；4、5、6. 风选箱；
7. 废料口；8、9、10. 物料出口

图 4-2 卧式变频风选机

1. 震荡式筛药机

（1）震荡式筛药机的基本构造 震荡式筛药机主要由电机、筛网、偏心转轮底座等部件构成。有单层或多层筛网。

（2）震荡式筛药机操作方法 按照操作规程，穿戴好工作服、工作帽。检查是否有清场标志和清洁标志核对无误后，检查线路是否完好。启动机器，待运转无卡滞、平稳后，将待筛选的药物由筛网前端放入。药物经震荡到筛网后部，从出料口泻出。操作中应注意药材和杂质的大小差别，根据药材与杂质大小选择适合的筛网。

操作完成后，须拆卸筛网进行清洁。并按照规定进行清场。悬挂清洁、清场标志。药物移送下一工序。填写生产记录，清洁和清场记录。

（3）震荡式筛药机维护保养　震荡式筛药机须定期保养。各紧固部件每天检查。电机每半年检修保养。整机每年检修保养。供电线路每月检查。

2. 变频风选机

（1）变频风选机　有两种工作原理。一种是卧式风选机（型号通常以 FWXX 表示），一种是立式风选机（型号通常以 FBXX 表示）。卧式风选机主要部件有输送机，送料器，变频风机，变频控制箱及风选箱和几个出料口。物料由输送机输送到振动加料斗，经振动散布落入风选箱，被变频风机产生的气流吹向前方，根据各自在空气中悬浮力不同，分别落入不同的出料口。悬浮力小的沙石、铁质杂质落入离变频风机最近的出口，悬浮力较大的则被风力吹送至远端，从离风机较远的出口流出。

（2）变频风选机操作方法　操作变频风选机，穿戴好工作服、工作帽，按照《变频风选机操作规程》规定的方法操作。首先检查设备清洁情况，再检查润滑凸轮、导轴等是否处于良好的润滑状态。在各个出口放置盛料箱，接通电源，开机运行，检查是否运转正常。调节风力，将待选药材放置于输送机进行风选操作。风选完成后关闭电源，清洁设备，清场。作好生产记录，经风选的药物移送下一道工序，产生的废弃物移送废弃物站。

（3）变频风选机维护保养　变频风选机必须由专人维护保养。输送机输送部件每日检查。机电每半年保养。整机每年全面检修。

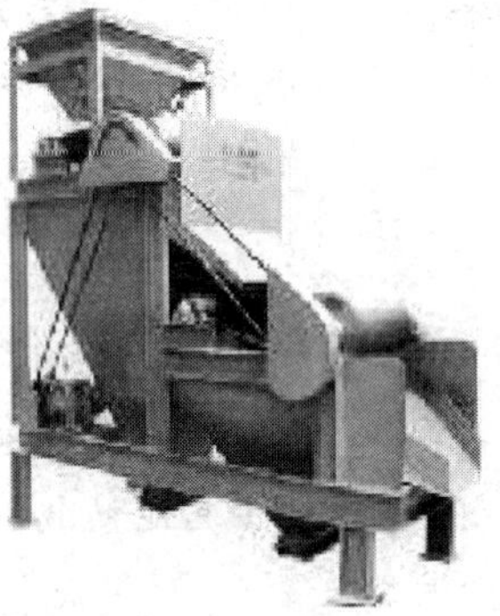

a. 干式磁选机

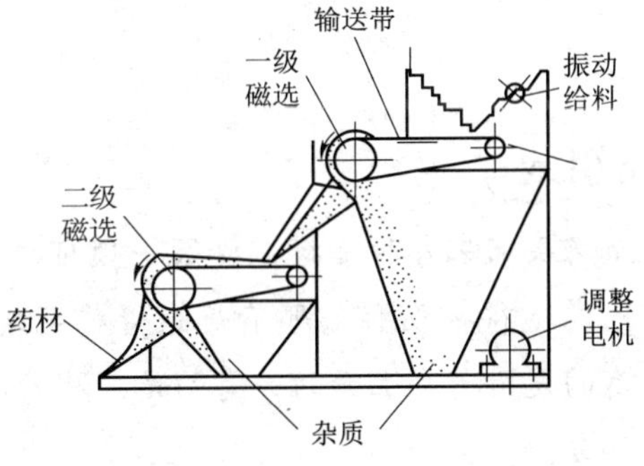

b. 干式磁选机工作原理

图 4-3　干式磁选机及其工作原理

3. 干式磁选机

（1）干式磁选机的基本构造　干式磁选机由输送装置、磁极转筒、调速电机等部件组成。待选物料由送料器振动松散、平铺后送入输送带，通过第一级磁选转筒（转筒内有电磁装置，产生磁力）。含铁质或铁质的杂质被磁力吸住，附着于转筒外壁，转筒转动至后方，由于此处无磁力装置而落下，流入杂质集收箱。而不带铁质的药材则在转筒前方落入下一级输送带，通过二级磁选，就能将药材中混杂的铁质杂质分离。

（2）磁选机操作方法　穿戴好工作服、工作帽。检查设备清洁状态，将振动给料器连接到位。开启磁选机，检查输送带、转筒运转是否正常。选择磁力调节器处于中等磁力位置。在各出口放置盛接装置，启动振动给料机，将待选药材放入振动给料机。磁选完成后，关闭振动给料机，关闭磁选机。切断所有电源，进行设备清洁，清场。填写生产记录。杂质移送废物站处理，药材移送下一道工序。

（3）磁选机维护保养和故障判断　磁选机维护保养，按照《磁选机操作规程》进行。由于磁选机构造复杂，必须由专人维护保养。磁力调节器每天检查、调试。输送带每天检查调整。磁力调节器每半年检修，整机每半年检修。

磁选机易出现杂质分离不完全。出现此问题，可适当加大磁力。药材中的铁质杂质体积相对较大时，也会出现分离不完全现象，此时可以降低振动给料速度，并加大转筒与输送带间隙。如果废料箱中出现较多药材时，则须折断药材进行检查，看药材内部是否镶嵌铁质杂质。

四、净选加工内容

净选加工包括清除杂质，去除非药用部位与分离不同药用部位。清除杂质常用的方法主要有挑选、风选、筛选和水选。去除非药用部位包括去残根、去残茎、去芦、去皮壳、去毛、去瓤、去核、去心、去残肉筋膜、去头尾、足、翅等。去除非药用部位与分离不同药用部位所采用的方法基本相同，不同处在于去除非药用部位，是将药材在采收中带入的不能做药物使用的部分去掉，以使药物纯净。分离不同药用部位，则是将药材所带有的不同的部位（主要是植物不同部位）分开，分别做药物使用，以保证药效准确可靠。

本项目分为清除杂质和分离除去非药用部位两个任务。

任务一　清除杂质

任务引入

大家从市场买回来各种食材，要做一顿可口的饭菜，首先要做的事情是什么？这个问题肯定会有同学觉得很幼稚。那不是先得摘菜嘛？摘菜，就是去掉那些不能食用的部分。这些部分，有的是附着在上面的，有的是采收的时候夹杂在菜里的（其他植物），有的是蔬菜不能吃的部分。

中药炮制，第一道工序与食物加工相同，也是去掉不能药用的部分。这就是净选加工。

按照《中国药典》（2015年版）四部炮制通则规定，根据药材与杂质之间的特性，采用适当的方法将槐花、薄荷、苍术、川牛膝、盐肉苁蓉（盐大芸）中的杂质去除，将川芎按照大小分档。

任务分析

一、清除杂质的原则

1. 根据药材与分离部分形态不同，如薄荷中混杂的杂草。

2. 根据药材与分离部分体积大小不同，如苍术中的泥沙，莱菔子中的果壳。

3. 根据药材与分离部分的空气悬浮力差异，如王不留行中的破碎果壳，侧柏叶中的枝梗。

4. 根据药材与分离部分水溶性不同，如盐大芸中的盐分。

5. 根据药材与分离部分在水中的浮力不同，如川芎表面的泥沙。

6. 根据药材与分离部分磁性不同，如朱砂、雄黄中混杂的铁质杂质。植物类药材中混杂的铁质杂质，也采用此法分离。

相关知识

一、清除杂质的方法

1. 挑选 多采用手工方式，将药材中杂质、霉变品、变质品挑出。也可根据药材大小将药物分档，还能按照药材品质分开等级。从事挑选的人员必须经过专业训练，具备中药材鉴别知识。

部分药材与杂质、变质变异品色泽差别非常明显的，还可以使用色选机进行处理。

全草类药材，如薄荷，荆芥等，以及药材与杂质比重相差很小，如延胡索中的石粒，或者药材与杂质体积相差很小；药材变质变异品，如苦杏仁变色泛油，采用挑选方式除去杂质。

2. 筛选 传统筛选多使用各种规格的编织筛，饮片厂多使用振动式筛药机。筛选可以除去混杂于药材中的体积相差比较大的杂质，也可以根据药材大小分开不同档次。炮制后固体辅料的分离（加辅料炒、煨制），也使用筛选的方法。筛选操作前提是杂质与药材无连接，同时杂质与药材需一定的体积差别。根据体积差别，选用适合的筛网，使得待分离物料中的一部分能通过筛网而另一部分不能通过筛网。

3. 风选 传统风选使用风簸，饮片厂则使用风选机。风选可以分离空气悬浮力有差异的组分。风选的前提是需分离的部分之间无紧密连接，并存在一定悬浮力差异。如果实类药材混杂的果壳，碎叶、果柄等；叶类药材混杂的枝梗。部分药材的毛绒或细小部分，如狗脊，也采用风选去除。风选操作应注意使用适合的风力，并先确定杂质与药材出口位置。

4. 水选 水选有几种形式。

（1）洗 将药材放入清洁水中，揉搓，搅拌，使附着在表面的泥沙等脱落，沉降到水底。取出药材，再用清洁水冲洗。通常在采收药材时使用该法。干燥的药材，采用洗法处理后，有效成分溶失较大，因此较少采用此法。

（2）淘洗 将药材放入清洁水中，快速搅拌，使附着的泥沙脱落，快速取出。淘洗使须注意，尽量减少药材在水中停留的时间，以尽可能降低药材有效成分溶失。因此，淘洗习称“抢水洗”。淘洗药材，应尽量避免药材吸收过多的水分导致出现“伤水”。

饮片厂一般使用洗药机进行药材清洗。经洗净、淘洗后的药材，一定及时转入下一道工序或及时干燥。

（3）漂 将药材用水浸泡，定时换水（通常每天换水 2~3 次），此种方式称为“浸漂”。传统炮制，有采用“长流水漂”的形式，即将药材放入带孔隙的容器中，加盖后沉入溪河中一定时间，再取出药材。浸漂，长流水漂等方式处理的药材，有效成分必须不溶于水或水溶性极低，而需要去掉的部分具有较好的水溶性。

5. 磁选 药材在采收、储运、加工过程可能带入铁质杂质（如捆扎药材的铁丝，加工器械的铁钉、螺帽，晾晒药材场地散落的铁质物体等）。这些杂质应在净选中清除，否则，会对切制、粉碎等机械设备造成损坏，甚至造成严重的事故。矿物药中含有的铁质杂质也必须去除。

磁选使用干式磁选机与震动给料机配合使用。少量净选，可以手工用强磁块吸取药材中的铁质杂质。

二、适用药物

薄荷、莱菔子、延胡索、王不留行、荆芥、苍术、川芎、狗脊、侧柏叶、川牛膝、朱砂、雄黄。

任务实施

一、净选延胡索、薄荷、川芎、川牛膝、莱菔子（传统工艺）

（一）设备工具和材料

1. 工具 簸箕、筛子、净选台、电子台秤、不锈钢盘。

2. 药材 延胡索、薄荷、川芎、川牛膝、莱菔子。

（二）操作

1. 挑选延胡索、荆芥、薄荷中的杂质。
2. 筛选莱菔子。
3. 将川牛膝淘洗去掉泥沙。
4. 将川芎分档，并淘洗去掉泥沙。
5. 簸去青葙子的杂质。

工作内容	操作方法和要求	注意事项
准备	器具洁净齐全、合理摆放；规范称取生药、称量准确。	不同方法选用器具正确
操作	1. 挑选：将药材放净选台上，摊开，仔细挑选出杂质，杂质单独存放 2. 筛选：选取合格筛，将药材筛选。筛选出的杂质单独存放 3. 水选：将药材淘洗去泥沙 4. 分档：将待分档的药材分选为 3 个档次 5. 簸：将药材簸去杂质	通过净制操作，使饮片净度符合《中国药典》及相关规定
清场	按规程清洁器具，清理现场；饮片和器具归类放置，关闭水、电、门窗等	
检验	计算药材收率	

扫码“看一看”

二、利用现代机械进行净选加工

1. 设备工具材料 净选操作台、震荡式筛药机、卧式风选机、干式磁选机、不锈钢药桶、不锈钢盛药箱、电子台秤、状态标志牌。

2. 药材 莱菔子、王不留行、荆芥、苍术、狗脊、侧柏叶、川牛膝、朱砂、雄黄。

（1）将荆芥挑选去掉杂质。

（2）将莱菔子、王不留行、苍术、川牛膝用震荡式筛药机去掉杂质。

（3）将侧柏叶、狗脊用卧式风选机去掉杂质。

（4）将朱砂、雄黄用磁选机去掉铁质杂质。

任务二　分离和去除非药用部位

任务引入

清除杂质，类似于摘菜是去掉夹杂在蔬菜中的其他物质。即使经过如此，蔬菜还是无法满足食用要求。因为，还带有许多不能食用的部分，这些部分需要采用各种方法去掉。

药材同样带有许多不能做药用的部分，这些部分是需要去掉的。这就是分离和去除非药用部位。

任务分析

分离和去除非药用部位，须按照《中国药典》（2015 年版）四部“炮制通则”的各项要求。并根据不同非药用部位的特点和存在部位，采用相应的方法予以去除。

相关知识

一、分离和去除非药用部位

1. 去残根、残茎　根及根茎类药材的细小分枝根、须根，如川牛膝、黄连等，所含有效成分低，药用价值不高，且影响饮片质量，因此需要去除。当归的细小根所含成分更高，因此当归是不去残根的。

全草类药材，如荆芥、薄荷等，这些药材的根部，通常作为非药用部位，应该予以清除。麻黄的根具有敛汗作用，须分开使用，以保证药效准确。

须根类药材，如龙胆、紫菀等，其茎部往往占比重大，而该部位木质化程度高，会影响实际用药量的准确性，因此需要清除。

去残根、去茎，多采用剪切的方法，也可采用撞笼。使用去毛机去掉黄连的须根，效果也比较理想。

2. 去芦　“芦”也称“芦头”。通常是指根及根茎类药材残留的根头、茎基、根茎、叶柄残基等。

去芦的方法，通常是剪切。如黄芪、甘草、川牛膝等。芦头带脆性的，可以直接折断去掉。如北沙参，川明参等。

3. 去皮壳　皮壳，包括根及根茎类药材外部的木栓皮，表皮；果实种子类药材的果壳、果皮、种皮；茎木类药材形成层以外的部分；皮类药材外表面的木栓质或粗厚的部分，以及附着生长的苔藓类。

去皮壳的方法，依据药材和皮壳特性而定。根及根茎类药材通常采用小刀或瓷片刮、削的方式清除，如大黄。天麻的表皮，须使用稻糠擦除。多数此类药材在采收时已去掉皮壳。如果药材没有去皮壳，则可以将药材加少量水润至皮壳变软，方便刮削。

茎木类药材如川木通，其外部周皮，一般都在采收时已经去掉。

种子类药材的种皮，通常采用焯法处理后分开种皮和种仁，如苦杏仁、扁豆。分开种皮和种仁，一般采用揉搓的方式。用石磨垫高磨心去皮，效果也比较好。

皮类药材，如杜仲、黄柏、秦皮等，其外部的木栓皮或者粗皮及附着生长的苔藓类，一般采用药刀刮削去掉，也可以使用钢丝刷刷去。

4. 去毛 药材的“毛”主要指附着生长的细小毛绒、鳞片，或者冠毛。动物类药材的毛，则指动物体表的毛。

药物外表的毛绒，附着不很牢固的，如枇杷叶、石韦等，可以用刷子或毛巾擦拭去掉，也可放入撞笼中碰撞去掉。而附着牢固，无法擦拭去掉的，如骨碎补、狗脊的毛，则需要使用砂炒法，使毛绒变脆后，刮削去掉或碰撞使毛绒脱落后，采用风选的方式去掉。

金樱子的毛，由于生长于药材内部，可以采用掏挖的方式去掉。具体操作是，将金樱子放入水中浸润，用小刀剖开，再用刀尖挑去毛绒，洗净，干燥。大量生产，一般将金樱子洗净，润软，切成2mm的片，筛去已经脱落的毛、核，再放入清水中使核沉入水中，取出干燥。另一法，则是将金樱子碾破花托，用0.5cm直径的筛网过筛，此法去除毛绒、果核的效果也比较理想。

5. 去瓤 瓤主要指果实类药材内部空松的部分（维管束，如瓜蒌，或腺瓤，如枳壳）。去瓤的方法，一般是用小刀或剪刀掏挖。枳壳加水润软，切成2mm的丝片，干燥后通过振荡筛筛选，再通过风选，去瓤的效果也比较理想。

6. 去核 核，指果实类药材的果核或者种子。如大枣的枣核，花椒的椒目。去核的方法，因药材特性而定。如大枣，质地比较软，可用小刀剖开，摘去枣核。乌梅，比较坚硬，则需要先用温水浸润，使药材软化后，再剖开去除果核。山茱萸，通常在采收时既已去掉果核。如果药材没有去核，则加酒闷润变软后，或加酒蒸至达到炮制标准后，放入两块木板间，挤压使果核与果肉分离，再筛簸或挑选去掉果核。花椒，因花椒（果肉部分）和椒目功效不同，应分离后分别收集，分别药用。

7. 去心 “心”指根及根茎类药材中间的木质部和枯朽的部分；果实类药材的胚芽；花类药材的花柱、花丝；鳞茎类药材的鳞茎盘。连翘的心，则是指未成熟的种子。

去心的方法，根及根茎类药材，通常在采收加工时已经去掉。如果药材未去心，则将药材加水润软，剖开去心，如远志。巴戟天的木质心，去掉的方法是将药材用木槌锤破，抽去心。果实类药材可摘去胚芽。花类药材，摘去花柱、花丝即可。鳞茎类药材，如百合、浙贝母，则通常在采收时分取鳞片。

8. 去残肉筋膜 动物类药材，如龟甲、鳖甲，常常带有残肉、筋膜，均须去掉。传统方法通常采用刀子刮削。也可用水或者碱水浸泡使残肉筋膜腐烂后淘洗去掉，再日晒夜露至基本无臭味。现代可以采用猪胰脏匀浆净制法、酵母菌发酵法、蛋白酶水解法使残肉筋膜迅速腐败，从而达到快速去残肉筋膜的目的。

9. 去头、尾、足、翅、鳞 动物类药材，所附带的头、尾、足、翅、鳞等部位，一般认为有一定的毒性，所以需要去掉这些部位。不同的动物，要求去掉的部位并不一致。蛇类，需要用刀切去头、刮去鳞片；蜈蚣要求折去足；昆虫药材要求摘去翅；野生热带动物做药材，要求挖去眼。

二、适用的药物

1. 去残根、残茎的药物 荆芥、麻黄、薄荷、黄连、芦根、藕节、马齿苋、马鞭草、泽兰、瞿麦、藿香、益母草、川牛膝、龙胆、紫菀、丹参、威灵仙、川续断、山豆根、柴胡等。

2. 去芦的药物 党参、银柴胡、人参等。

3. 去皮壳的药物 苦杏仁、厚朴、黄柏、杜仲、知母、桔梗、使君子、益智仁、草果、木鳖子、巴豆、桃仁、银杏等。

4. 去毛的药物 枇杷叶、狗脊、骨碎补、金樱子等。

5. 去瓤的药物 枳壳、瓜蒌等。

6. 去核的药物 山茱萸、乌梅、大枣、山楂等。

7. 去心的药物 远志、巴戟天、洋金花、花椒、连翘、莲子、诃子等。

8. 去残肉、筋膜的药物 龟甲、鳖甲、穿山甲、狗骨、牦牛骨等。

9. 去头尾、足、翅等的药物 乌梢蛇、蕲蛇、白花蛇、蜈蚣、虻虫、斑蝥、芫青、红娘子等。

知识拓展

去除非药用部位，目前认为主要是去掉含有效成分低或毒性大的部位，保证临床用药量的准确和安全，从而保证药效。分离不同药用部位，则是为保证药效准确。古代关于去除非药用部位，有其特别的认识。《证类本草》人参项下有“采根用时，去其芦头，不去者吐人”的记述；《修事指南》曰：“去皮者，免损气，去心者免烦，去核者免滑”；《本草蒙筌》则曰“剜去瓤免胀”。这些论述，是基于人们对自然事物的某种认识演化而来。如多年生植物的芦头部分带有休眠芽，当气候适宜的时候，会萌发出新的植株。植株萌发，首先需要突破土层。于是人们认为芦头能引土气上行。因此，芦头服用后会引起胃气上逆而出现呕吐反应。现代对人参、桔梗等古代要求去芦的药材进行芦头和药用部分成分相关研究表明，人参芦头含有的成分与人参体含有的成分一致，含量略低；桔梗芦头所含成分与药用部分所含成分一致，且含量更高。因此，目前认为，去芦并不是必须的。只是，当药材芦头木质化程度很高，且占比重较大，会明显影响到剂量的准确性时，去掉芦头还是很有必要的。

任务实施

一、手工去除枇杷叶、草果、枳壳的非药用部位

（一）设备工具和材料

1. 工具 簸箕、筛子、净选台、电子台秤、不锈钢盘、小刀、剪刀、木槌、刷子。

2. 药材 枇杷叶、草果、枳壳。

（二）操作

1. 去除枇杷叶的绒毛。

2. 去除枳壳的瓤。

3. 去除草果的果壳和翼膜。

工作内容	操作方法和要求	注意事项
准备	器具洁净齐全、合理摆放；规范称取生药、称量准确	不同品种选用器具正确
操作	1. 将枇杷叶用刷子刷去绒毛 2. 用小刀或剪刀掏挖去掉瓤 3. 将草果用木槌砸破，取出种子团，揉搓松散后，用簸箕去掉翼膜，或用风选去掉翼膜	通过去除非药用部位操作，使饮片净度符合《中国药典》及相关规定
清场		
检验	计算药材收率	

二、用炒药机清除骨碎补的非药用部位

（一）设备工具材料

1. 设备 净选操作台、炒药机、卧式风选机、不锈钢药桶、不锈钢盛药箱、电子台秤、状态标志牌。

2. 药材 骨碎补。

（二）操作

1. 检查设备状态、清洁状态。

2. 试运行设备。

3. 将骨碎补用砂炒法炒至膨胀鼓起，颜色加深，绒毛易脱落。

4. 用风选机或用筛选机分离绒毛。

净选岗位生产指令、净选岗位生产记录参见表 4-1，表 4-2。

表 4-1 净选岗位生产指令

产品名称	原药材	
产品批号	批号	数量
生产数量		
生产日期		
操作要求	按《净选岗位标准操作规程》《风选机操作规程》规定的方法操作	
质量要求	杂质≤ %	
备注		

表 4-2　净选岗位生产记录

产品名称			原药材		
产品批号			批号		数量
净选方法					
使用设备					
生产日期	年　月　日		生产时间	时　分~　时　分	
清理时间	方法	清理时间	净货	清理时间	净货
时　分		时　分		时　分	
操作人		复核人		质量员	
净药材数量		损耗数量		收率	
净药材检查情况					
检查时间	时　分	取样量			
杂质量		非药用部位量		杂质率	
检查结论：	□符合规定	检查人		复核人：	
备注：					

目标检测

一、单项选择题

1. 筛选，是利用药材与杂质（　　）不同而将杂质分离

A. 颜色　　B. 体积　　C. 浮力　　D. 溶解度

2. 磁选，主要是去掉（　　）

A. 植物药中的矿物杂质　　B. 矿物药中的石灰岩

C. 矿物药中的铁质杂质　　D. 药材中的铁质杂质

3. 去芦的药材是（　　）

A. 根及根茎类药材　　B. 种子类药材

C. 全草类药材　　D. 皮类药材

扫码“练一练”

二、多项选择题

1. “去心”是指去掉药材的（　　）

A. 木质部　　B. 花柱、花丝　　C. 胚芽

D. 韧皮部　　E. 木栓层

2. 水选，按照操作方式分为（　　）

A. 淘洗　　B. 浸泡　　C. 浸漂

D. 洗净　　E. 渍

三、配伍选择题

A. 筛药机　　B. 洗药机　　C. 风选机

D. 炒药机　　E. 磁选机

1. 分开药材大小档次，使用（　　）
2. 去掉药材附着的泥沙，可以使用（　　）
3. 去掉药材中带入的铁质杂质需要使用（　　）
4. 去掉侧柏叶的枝梗，应该使用（　　）
5. 去掉骨碎补的鳞片应该用（　　）

四、简答题

1. 清除杂质的方法有哪些？各自需要什么条件？
2. “去毛”有哪几种方式？分别处理的药材代表是哪几种？

（车　勇）

项目五

饮片切制和干燥及包装

学习目标

知识要求

掌握饮片切制的基本知识和目的，影响饮片质量的因素。

技能要求

1. 能按照药材的性质和切制要求进行药材软化处理。
2. 能正确判断饮片的类型并按照生产要求采取合适的切制方法进行切制。
3. 能用正确方法进行中药的配制和粉碎，正确的方法对饮片进行干燥；能选用合适的方法和材料包装中药饮片。

知识准备

饮片切制知识概述

饮片切制历史悠久，古代称为“哎咀”。切制饮片，传统是用手工方式，传统切制工具有切药刀（铡刀）、片刀等。目前多用机器切制，如剁刀式切药机和旋转式切药机。广义的饮片，指经炮制加工，可直接供临床调配和制剂生产使用的，具一定质量标准的中药加工品。狭义的饮片，指经过切制而成的片、丝、段、块等形状的中药加工品。

切制饮片一般要经过药材软化处理、饮片切制、饮片干燥、饮片包装等过程。

任务一　软化处理

扫码“学一学”

任务引入

根据《中国药典》2015年版四部炮制通则要求，先按照药材的性质和切制要求，对陈皮、地黄、泽泻、槟榔等软化处理，以满足切制成饮片的需求。操作中应注意药材的质地、切制的不同要求，采用不同的水量、温度和时间。

任务分析

一、软化的目的

在中药材切制成饮片前，必须经过软化处理，目的是使药物吸收相当量的水分后，使质地由硬变软，以利于切制加工。俗话说“三分刀功，七分润功”，药材软化的好坏，是饮片切制的关键，对饮片质量有着十分重要的影响。

二、软化方法

药材软化处理一般分为常水软化处理和特殊软化处理两类。在软化中，要根据药材的质地、种类和季节温度等情况灵活选用，并要严格控制水量、温度和时间。药材软化前要进行净选、分档，或劈成适宜的块状等。

三、注意事项

1. 根据不同的药材，确定不同的加水量，尽量做到水尽、药透。
2. 采用适当的软化程度检查方法，检查药材的软化程度。
3. 在采用真空润药机进行药材软化时，根据不同的药材，确定不同的真空度及时间。
4. 软化前，药材须分档，软化处理时能使软化程度一致。

相关知识

一、中药材软化方法的分类及适用药物

1. 淋润软化法 将成捆的原药材，用水自上而下喷淋（一般2~4次）后，经堆润或微润后，使水分渗入药材组织内部，至内外湿度一致时即进行切制的方法。此法适用于草类、叶类、果皮类等组织疏松、吸水性较好的药材，如茵陈、陈皮、佩兰、香薷等。

2. 洗润软化法 将药材快速用水洗净后，稍摊晾至外皮微干并呈潮软状态时即进行切片的方法。此法多用于质地松软、吸水性较强的药材，如紫菀、冬瓜皮、栝楼皮、桑白皮等。

3. 浸润软化法 将药材置于水池等容器内稍浸，洗净捞出堆润或堆润至六、七成透后，摊晾至微干时，随即再行堆润，上覆盖苫布等物，以润至内外湿度一致时，即进行切片的方法。此法一般多用于根类药材，如桔梗、知母、当归、川芎、泽泻等。

4. 泡润软化法 将原药材置于水池等容器内，加入适量清水，漫过药材5寸左右，使水渗入药材组织内至全部润透或浸泡5~7成透时，取出沥干，再行堆润使水分渗入内部，至内外湿度一致时，即可进行切片的方法。此法一般适用于个体粗大、质地坚硬且有效成分难溶或不溶于水的根类或藤木类等药材，如鸡血藤、苏木等。

5. 吸湿回润法 将药材置于潮湿地面的席子上，使其吸潮变软再行切片的方法。本法一般用于含油脂、糖分较多的药材，如牛膝、当归、玄参等。

6. 热汽软化法 将药材经热开水焯或经蒸汽煮等处理，使热水或热蒸气渗透到药材组

织内部，加速软化，再行切片的方法。此法一般适用于经热处理对其所含有效成分影响不大的药材，如甘草、三棱等，采用热气软化，可克服水处理软化时出现的发霉现象。黄芩、杏仁等可使其共存的酶受热破坏，以保持中药的有效成分等。

7. 真空加温软化法 将净药材洗涤后，采用减压设备，通过抽气和通入热蒸气的方法，使药材在负压情况下，吸收热蒸气，加速药材软化。此法能显著缩短软化时间，且药材含水量低，便于干燥，适用于遇热成分稳定的药材。

8. 减压冷浸软化法 用减压设备通过抽气减压将药材间隙中的气体抽出，借负压的作用将水迅速吸入，使水分进入药材组织之中，加速药材的软化。此法是在常温下用水软化药材，且能缩短浸润时间，减少有效成分的流失和药材的霉变。

9. 加压冷浸软化法 将净药材和水装入耐压容器内，用加压机械将水压入药材组织中以加速药材的软化。

总之，药材软化是切制的关键，软化的好坏直接关系到饮片的质量，无论选择哪种方法，都要坚持“少泡多润”、“药透水尽”的基本原则。

二、中药材软化程度的检查方法类及适用范围

药材进行软化处理后，需要检查药材软化的程度是否符合切制要求，常采用一些传统的检查方法，习称“看水头”。

“看水头”是指药材软化处理过程中，抽样检查软化程度是否符合切制要求。“水头”的检查方法一般有以下几种。

1. 指掐法 用大拇指指甲掐入药材的皮部，觉得内里约有五至六成的硬心，即为适中。此法适用于检查呈团块状的药材，如白术、苍术、川芎等。

2. 手捏法 药材个握在手中，做一紧一松的握试，手掌觉得内里约有五至六成的硬心，即为适中。此法适用于检查呈颗粒状的药材，如枳实、当归、独活等。

3. 弯曲法 药材握于手中，大拇指向外推，其余四指向内缩，药材微弯曲而不易折断，即为适中。此法适用于检查呈长条状的药材，如白芍、木香、山药等。

4. 劈剖法 劈开检视，药材的断面中心应有五至六成的硬心，即为适中。如大黄、何首乌、槟榔等。

5. 穿刺法 用长铁签能刺穿而略有硬心感，即为适中。此法适用于检查粗大块状的药材，如茯苓等。

如果药材已经很柔软，若用刀切试，很容易切断；再用手捏之，断面有水滴渗出，均为“水头”太过，药材“伤水”。

三、软化工艺的选择和浸润设备的选型

软化工艺的要求如下。

1. 需浸润的药材按其大小、粗细、软硬程度，分别采用淋、抢水洗、泡、润等方法。

2. 控制好浸润药材用水量及时间，做到药透水尽，不得出现药材伤水腐败、变霉、产生异味等变质现象。

3. 浸润药材符合切制要求后应及时切制。

4. 采用真空加热浸润或冷压浸润，其工艺技术参数应经验证确认。

传统的软化方法包括浸润、泡润、洗润、淋润等，使药材吸水软化。常用的软化装备是水泥池、润药机。但由于这些装备仍然采用了水浸泡方式，故无法避免药效损失问题。另外，润药过程中排放的污水，也造成了对环境的污染。

为避免上述问题，可选用真空气相置换式润药机，运用气体具有强力穿透性的特点和高真空技术，让水蒸汽置换药材内的空气，使药材快速、均匀软化，采用适当的润药工艺，使药材在低含水量的情况下软硬适度，切开无干心，切制无碎片。

四、软化工艺参数的调节

根据润药设备的主要结构和功能，一般需要针对设备的以下参数进行调节。

1. 转速 设备旋转的主要目的是让药材和水充分混合，每次连续运转后，要能使所有药材表面都沾满水。可以设定不同的转速，观察不同转速下药材表面的沾水情况。同时结合节能、减耗和安全，来设定转速参数。

2. 温度 由于不同温度下，药材软化达规定程度所需要的时间有很大差别，故可通过设置经济、合适的温度参数来提高药材软化的效率。同时要结合具体药物的特性，来选择合适的软化温度。

3. 浸润间隔时间 主要是设置设备间隔多少时间运转一次，既能使药材表面一直湿润，又能减少设备的运转，减少能耗。

4. 加水量 即软化药材所需要的水量，要能达到“药透水尽”的目的。可以事先测定软化后药材的含水量，来计算不同药材的吸水率。设备在不同温度下也会损耗一部分水，总加水量即为由药材吸水率计算的水量和设定温度下设备损失水量的总量。

知识拓展

贵细药材的处理（酒浸法对鹿茸等药材的处理）

贵细药材由于来源稀少、疗效卓著、价格较高，一般按不同品种，分别采用一些不易导致损耗和能最大程度保留药效的特殊软化方法。如鹿茸，一般采用酒浸法进行软化处理。

鹿茸软化一般采用50°~55°白酒，可往鹿茸髓质部灌酒，也可将鹿茸放在酒内浸泡，较多用的是将鹿茸的断端浸在酒内0.5~1小时，通过毛细作用，使鹿茸被酒浸润。可用50℃的热酒浸润，在50~60℃烘烤2~3小时，或用锅蒸，水沸腾后闷1~1.5小时；也可用20℃的凉酒浸润，即放在罐中闷2~3天，翻动3~4次。被酒浸润的鹿茸加热更加容易软化，鹿茸软化后即可趁热切片。

任务实施

一、陈皮、地黄、泽泻、槟榔的软化处理和检查（传统手工操作）

（一）设备工具和材料

1. 设备工具 台秤、不锈钢盘（搪瓷盘）、纱布等。

2. 供炮制用药材　陈皮、地黄、泽泻、槟榔。

（二）操作步骤和方法

工作内容	操作方法和要求	注意事项
准备	器具洁净齐全、合理摆放	盛药器具洁净后才可以润制
净制	通过净制操作，使饮片净度符合《中国药典》及相关规定	注意药物大小分档
软化	按照淋润、浸润、泡润等工艺要求，对药材进行软化操作；及时检查药材软化的程度是否符合切制要求	注意用水量，温度，时间，药材"水头"等
清场	按规程清洁器具，清理现场；饮片和器具归类放置，关闭水、电、气、门窗等	

（三）软化程度和质量要求

药材进行软化处理后，需要检查药材软化的程度是否符合切制要求。

陈皮：用弯曲法检查软化程度。

地黄：用手捏法检查药材软化程度，注意控制大小药材软化时间的差异。

泽泻：用指掐法、劈剖法等检查药材软化程度。

槟榔：用指掐法、劈剖法等检查药材软化程度。

二、陈皮、地黄、泽泻、槟榔的软化处理（现代机械操作）

（一）准备和生产前检查

1. 设备　润药机、盛药器具、电子秤和状态标志。

2. 材料　陈皮、地黄、泽泻、槟榔。

3. 检查场地　生产场地的情况和清场合格证。

4. 清洁　生产操作前的设备清洁、消毒。

（二）标准操作

1. 开机前准备

（1）检查设备清洁情况。

（2）检查电源、水源是否接通。

（3）检查各管阀是否正常。

（4）试开机运行，润药机运行无障碍现象，将"已清洁"标示牌换成"正在运行"。

2. 开机操作

（1）接通润药机电源。

（2）将药材投入罐内，上盖，抽气，减压至工艺规定的真空度。

（3）维持压力不变。然后向罐内加水至浸没药材，恢复常压（或适当延长减压时间再恢复常压）。

（4）迅速出料（或常压浸泡一段时间后出料），晾润至透即可。

（5）关闭电源，润药机停止运行。

（6）将润制好的药材放入洁净的不锈钢筐中，送切药岗位即可。

（三）生产结束后设备的清洁、消毒和清场

1. 润药机的清洁、消毒

（1）关闭电源开关，拔下电源插头。

（2）用高压水枪冲洗润药机内，再用干设备洁净布擦干水，

（3）用湿设备洁净布抹出料口、润药机外表、管阀，再用干设备洁净布擦干水。

（4）润药机外壁、电机等用干设备洁净布擦干净。

（5）经常保持机器内外壁清洁，经常擦拭设备，保持设备无附着物、见本色。

（6）用消毒剂彻底消毒设备。

（7）检查合格后，挂“已清洁”状态标志牌，并注明设备名称、QA 检查员、清洗人员及清洗日期等。

（8）清洗效果评价：润药机内仓及表面光亮，无污点。

2. 清场

（1）将所用容器具清洗干净存放。

（2）将生产场所地面、墙面等环境打扫干净，无残留生产物料。

（3）QA 检查员检查合格后，发放清场合格证。

（四）填写相关生产记录

填写批生产记录表，见表 5-1。

表 5-1 批生产记录

时间	年 月 日		文件编号：				
品名		批号		车间			
准备和生产前检查	1. 生产场地、设备是否已清洁，有无清场合格证、设备状态标志。 □没有 □有 2. 按批生产指令单核对所润制药材的名称、规格、数量是否准确。 □准确 □不准确 3. 检查所润制药材的质量情况和凭证，是否符合质量要求。 □符合 □不符合						操作人： 复核人：
生产操作	1. 执行润制岗位操作规程 2. 执行润药机标准操作规程 SOP						
辅料名称			辅料数量/kg				
药材名称	批号/编号	领用数量/kg	温度	压力	时间	损耗量/kg	收率
操作人		复核人		日期			
设备运行情况							
设备名称	正常	异常	操作人	复核人	异常情况及处理措施：		
润药机							
设备的清洁和清场			有无清场合格证 □没有 □有				
QA		日期					

目标检测

一、单项选择题

1. 常用水处理软化药材的方法有（　　）

A. 水飞法　　B. 淋法　　C. 干馏法　　D. 提净法

2. “抢水洗”又称作（　　）

A. 淋法　　B. 淘洗法　　C. 泡法　　D. 漂法

3. 检查呈长条状的药材软化程度的方法（　　）

A. 指掐法　　B. 口尝法　　C. 穿刺法　　D. 弯曲法

二、多项选择题

1. 药材常用的水处理方法有（　　）

A. 泡法　　B. 润法　　C. 水飞法

D. 淋法　　E. 提净法

2. 药材软化程度的检查方法为（　　）

A. 弯曲法　　B. 口尝法　　C. 穿刺法

D. 指掐法　　E. 手捏法

三、配伍选择题

A. 淋法　　B. 淘洗法　　C. 泡法

D. 漂法　　E. 浸润法

1. 龙胆、五加皮切制前采用的水处理方法为（　　）
2. 川乌、半夏切制前采用的水处理方法为（　　）
3. 三棱、天花粉切制前采用的水处理方法为（　　）
4. 薄荷、荆芥切制前采用的水处理方法为（　　）
5. 郁金、枳壳切制前采用的水处理方法为（　　）

四、简答题

1. 药材常见的软化方法有哪些？
2. 药材软化处理的原则是什么？

任务二　饮片类型和切制方法

扫码“学一学”

任务引入

按照《中国药典》2015年版四部炮制通则规定，根据药材的特性，设计合理的切制工艺，将党参、甘草、陈皮、地黄、泽泻、槟榔等药材进行相应切制，以满足临床用药需求。操作中应注意药材的质地、形状、软硬程度等，切制成不同的片型及采用不同的切制方法。

任务分析

一、切制的目的

1. 便于有效成分煎出，并有“细而不粉”的特色　切制成大小、厚薄均匀的饮片，增大了药物与溶媒的接触面积，提高了有效成分的溶出率与提取效率，保证了药效。

2. 利于进一步炮炙　药材切制成饮片后，便于炮炙时控制火候，使药物受热均匀还有利于各种辅料的均匀接触和吸收，从而保证炮炙的工艺质量。

3. 利于调配和制剂　药物切制成饮片后，体积适中，洁净度增高，含水量下降，即方便配方调剂。制备液体剂型时，药物切制后能增加浸出效果；制备固体剂型时，由于切制品便于粉碎，从而使处方中的药物比例相对稳定。

4. 利于贮藏　药材切成饮片后，既方便处方的调配，又减少了霉变、虫蛀的发生，而利于贮藏。

二、切制方法

药材的切制可分为手工切制和机器切制两种，都要求将饮片切制成规定的形状和规格。

机器切制饮片具有节省劳动力、减轻劳动强度、生产速度快、产量大、效率高、适用于机械化的工业生产等特点，但存在切制的饮片类型较少、片形不能满足临床使用的需要等不足。

扫码“看一看”

由于机器切制不能满足某些饮片类型的切制要求，故对某些中药材的切制仍使用手工操作。手工切制能切出整齐、美观的特殊片型和规格齐全的饮片。但操作中的经验性很强，且生产效率低，劳动强度大，只宜小批量饮片的生产。

三、注意事项

1. 切制前药物须分档软化，并使药物软化至规定程度。
2. 切制时要注意根据药材的质地和性质选择适宜的饮片规格。
3. 注意药材切制后的饮片均匀度。

相关知识

一、饮片的类型及适用药物

根据《中国药典》（2015年版）四部的规定，并吸收传统饮片中的实用类型分述如下。

1. 片

（1）极薄片　厚度在0.5mm以下。适用于质地致密、极坚硬，可切至极薄不易碎裂的药材。如槟榔、清半夏、木通等。

（2）薄片　厚度在1~2mm之间。适用于质地致密、坚实，或片薄不易碎裂的药材。如桔梗、乌药、木瓜、当归、白芍等。

（3）厚片　厚度在2~4mm之间。适用于质地疏松、粉性大，或切成薄片易碎的药材。

如白芷、泽泻、千年健、制白附子、川芎、白术、大黄、山药、南沙参、木香等。

（4）直片　又称为纵片、顺片。可突出药材内部组织结构或其外形特征，利于鉴别的药材，一般为厚片。如附子、川芎、白术、大黄、川乌、当归身等。

（5）横片　又称圆片。适用于长条形，断面特征明显及球形果实种子类药材，厚片或薄片。如白芍、白芷、防风、桔梗、防己、枳实、槟榔等。

（6）斜片　适用于细长条形且纤维性强或粉性大的药材。有倾斜度小的“瓜子片”，倾斜度稍大的“马蹄片”，倾斜度更大的“柳叶片”等，厚度介于薄片与厚片之间。如甘草、黄芪、紫苏梗、山药、皂角刺、桂枝、桑枝等。

2. 段　适用于全草类和形态细长且内含成分易于煎出的药材。

（1）短段　又称“咀”，长度5~10mm。如党参、北沙参、白茅根、麻黄等。

（2）长段　又称“节”，长度10~15mm。如芦根、青蒿、荆芥、益母草、薄荷等。

3. 块　边长8~12mm的立方块或平方块。有些药材为方便炮制，也常切成块状。如阿胶、茯苓、粉葛根、大黄、何首乌、干姜、神曲、杜仲、鱼鳔胶、丝瓜络等。

传统又将大黄、何首乌、干姜的立方块，称为“咀”；阿胶的立方块，称为“丁”，但阿胶用蛤粉炒烫的立方块要小，边长最好不超过6mm，以利成珠，无溏心。

4. 丝　适用于皮类、宽大的叶类和较薄的果皮类药材。

（1）细丝　宽度2~3mm。如陈皮、黄柏、桑白皮、厚朴、秦皮等。

（2）宽丝　宽度5~10mm。如荷叶、枇杷叶、淫羊藿、冬瓜皮等。

其他不宜切制的，应捣碎或碾碎使用。

此外，对于坚硬木质类及动物的角、骨类药材，一般采用劈、刨、镑、锉等方法，切制成不同规格类型的饮片。如苏木、降香、檀香等，多劈成小碎块，或用刨刀刨成带状的刨片。羚羊角、鹿角、水牛角等，用镑刀镑成极薄片，或用刨刀刨成极薄片，亦可用锉刀锉成细粉。目前尚有“颗粒”“微粉”等中药饮片片型。

二、饮片的切制方法和切制工艺的优选

（一）机器切制

常用的药材切制加工设备如下。

1. 往复式切药机　包括摆动往复式（或称剁刀式）（图5-1）和直线往复式（或称切刀垫板式）（图5-2）。

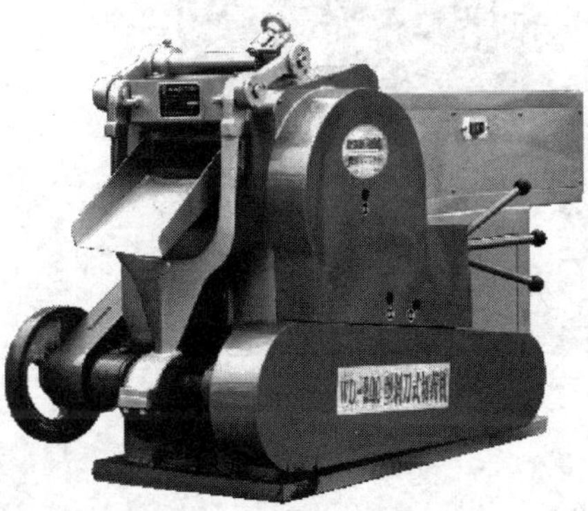

图5-1　剁刀式切药机

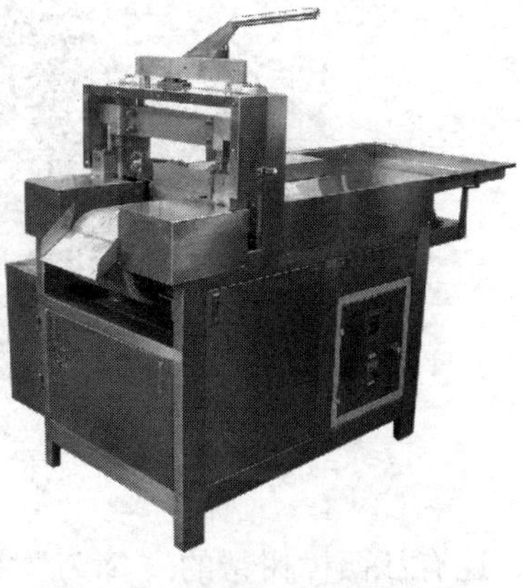

图5-2　直线往复式切药机

该型切药机结构简单，适应性强，效率较高。主要适用于截切植物的全草、皮、茎、根类等药材。不适用于颗粒状的植物性药材的切制。

2. 旋转式切药机 包括刀片旋转式（或称转盘式）（图 5-3）和物料旋转式（或旋料式）（图 5-4）。

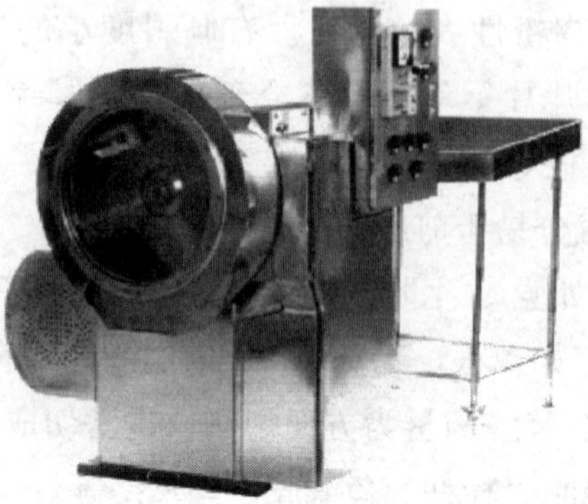

图 5-3 转盘式切药机

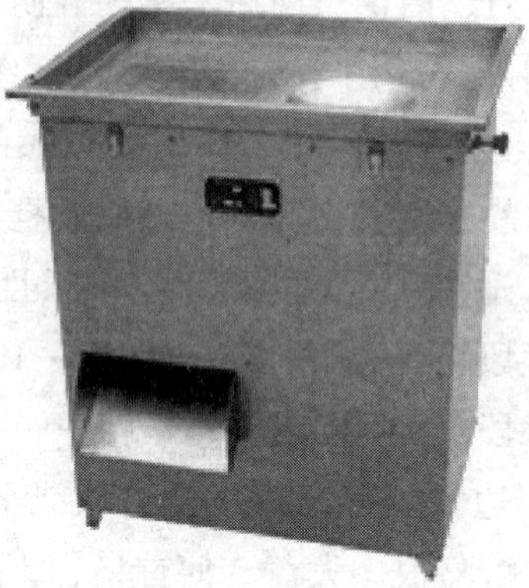

图 5-4 物料旋转式切药机

该型切药机适用于球状和块状类药材的饮片切制。

剁刀式或转盘式切药机以其对药材的适应性强、切制力大、产量高、产品性能稳定的特点，被广泛应用于各制药企业，但切制不够精细。切刀垫板式和旋料式切药机是近几年来开发的新产品，具有切制精细、成形合格率高、功耗低的特点。

（二）手工切制

手工主要用切药刀进行切制。

切药刀主要由刀片（又称药刀或刀叶）、刀床（又称刀桥）、刀鼻（又称象鼻，由刀片鼻和刀床鼻组成）、装药斗、压板、蟹爪钳（又称槟榔钳）等部件组成。在各种炮制流派中，使用的切药刀在形制上有区别，有“见刀认帮”的说法。

江西建昌帮的“建刀”（图 5-5）以刀口长、刀背宽，“受力吃厚”见长，切药时不仅速度快，而且使用灵便，操作省力，是建昌帮特用切药刀具。

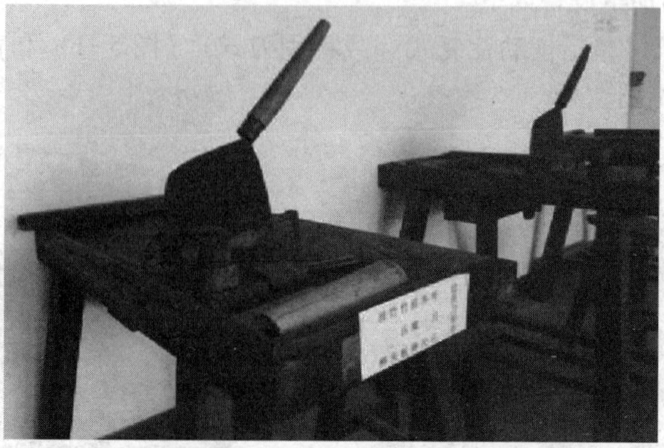

图 5-5 建刀

此外，还有江西樟树帮的“樟刀”（图 5-6）。

“建刀”手工切制操作要求如下。

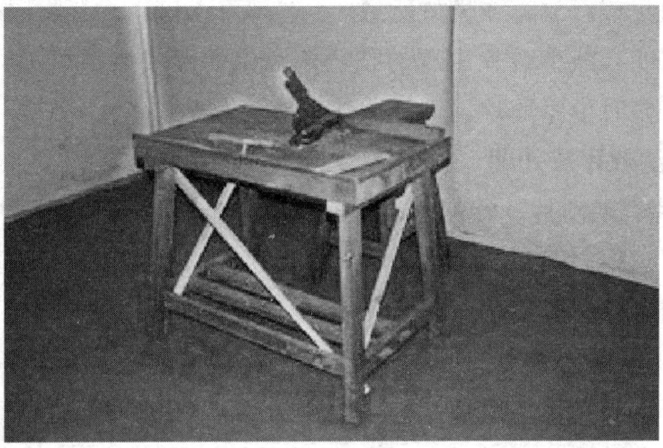

图 5-6 樟刀

1. 坐姿 切药时条凳靠刀案左侧放，条凳左前脚稍入刀案内一点，凳子与案成 45 度角。侧身而坐，双脚弓步放药案脚架上，挺胸直腰而坐。不管切那种饮片，用那种姿势送药，坐姿都不能随便改变。正确的坐姿，可保证省力。观察切药人员坐姿，是考察切药人员切药基本功的一种方法。

2. 握刀 右手握刀把上端，大拇指竖起，四指平握，右肘及上臂内收、夹紧，对准刀床脚，习称“仙鹅抱蛋”，使握刀把点、与刀床脚、肘关节“三点一线”。刀面与刀床随意靠紧（不能用力左右横拉）均匀用力，重拉轻托以刀切药。

3. “把货”与“把活” 指切制时，需要打成一束（把）后，再放刀放床上，进行切片的货物（药材），俗称“把货”。所干的这项工作（活计），俗称“把活”。

“把活”操作手法：用左手捏起长条形的“把货”药材，捋顺放刀床上，用右手压住，待堆至一大把后，左手拿压板压住、掐紧，并推送至刀口，右手提刀下压，“把货”药材即被切制成饮片。

4. “个货”与“个活” 指切制时，一般是单个或 2~4 个排列在刀床上，进行切片的货物（药材），俗称“个货”。所干的这项工作（活计），俗称“个活”。对于完整的中药材，也可称之为“个货”。

“个活”操作手法 一种手法是，将团块状的“个货”药材用蟹爪钳夹住放在刀床上，左手拿压板压住，并推送至刀口，右手握刀下压，“个货”药材即被切制成饮片。另一种手法是，先将“个货”药材切一平底，竖起放在刀床上，或将小团块状的“个货”药材平整的排列在刀床上，左手拿压板压住，并推送至刀口，右手握刀下压，“个货”药材即被切制成饮片。

三、败片及处理

（一）机器切制法败片及处理

1. 拖须 如黄芪、甘草、桑皮、丝瓜络等含纤维多的药材易出现拖须。原因多是药材的“水头”太过，刀刃不锋利，或刀片与刀床不“合床”所致。

2. 破碎片 如黄连、川芎、防风、苍术、羌活等药材易出现破碎片。原因是刀刃不锋利或传送带送药挤压过度所致。

3. 斜长片 如白芍、大黄、广木香、当归、独活、佛手等药材易出现斜长片。原因是药槽内的药材未捋顺，或斜放，或横放所致。

切药机的操作技能、减少败片出现的技巧用歌诀的形式概括可为：“刀快上线喂药匀，中速操作饮片平，时多时少厚薄片，刀钝曲线斧头形”。

（二）手工切制法败片及处理

1. 连刀（连刀片、胡须片、蜈蚣片、挂须儿） 连刀是饮片之间相互牵连，药材纤维未完全切断的现象。甘草、黄芪、桑白皮、厚朴、麻黄等含纤维多的药材易出现，原因是药材皮部过软，刀刃不锋利，或药刀与刀床不“合床”所致。

2. 掉边（脱皮）与炸心 饮片的外层与内层相脱离，成为圆圈和圆芯两部分称为掉边，郁金、白芍、泽泻等药材易出现掉边。饮片髓芯破碎称为炸心，原因是闷润的“水头”不当，药材内外软硬不一致所致。

3. 翘片（马鞍片） 饮片边缘卷翘而不平整，或呈马鞍状的现象。槟榔、白芍、泽泻等药材易出现翘片。原因是药材切制前闷润不当，内部“水头”太过所致。

4. 皱纹片（鱼鳞片） 饮片的切面粗糙、具鱼鳞样磨痕的现象。三棱、莪术等药材易出现皱纹片。原因是药材软化的“水头”不及，或刀刃不锋利所致。

5. 油片 饮片的切面有油分或黏液质渗出的现象。当归、白术、独活等药材易出现油片．原因是药材软化时“伤水”所致。

6. 斧头片 饮片一边厚、一边薄，形如斧刃现象。原因是药材闷润的“水头”不及，或刀刃不锋利，或操作技术不当所致。

操作时出现上述败片，要立即查找原因，及时纠正。已切出的败片及时改刀，加以补救，使之符合饮片质量要求。

四、设备的维护与保养

1. 应保持切药刀片刀刃的锋利，以确保成品所得率。

2. 应定时（每周）对活动部件进行检查，若发现磨损或间隙增大时，须及时更换零部件。

3. 使用中切勿将物料漏入机身内侧，以免影响转动系统工作。

4. 每次使用后，应及时清理残物，特别是转动部件不得有被粘附的物料。

5. 在设备使用过程中，应由专人对设备进行巡视，发现异常情况请及时停车检查，待排除异常后，方可继续使用。

6. 若长时间不使用设备，应用蓬布盖好。

五、其他加工方法

1. 锉法 锉法使用钢锉等工具，多用于羚羊角、水牛角等习惯用粉末的药材。

2. 刨法 刨法使用刨刀等工具，多用于木质类药材，如檀香等。

3. 劈法 劈法用斧头、劈刀等工具，多用于木质类药材及动物骨骼，如降香、松节等。

4. 捣法 捣法采用乳钵、冲钵、石臼等工具，多用于果实种子类药材及部分矿物类药材的破碎。

知识拓展

建昌帮的特色饮片

江西建昌帮，是我国南方的一个古药帮，其发祥于江西省南城县，以擅长传统饮片加工炮制著称。建昌帮的传统炮制风格是："工具辅料土特，工艺取法烹饪，讲究形色气味，毒性低疗效高"。在工具方面，刀刨齐全，有"刀刨八法"，特色工具多。切药刀与众不同，把长、面大、线直、刃深、吃硬、省力、一刀多用，切制的饮片有斜、薄、大的特点。常见的特色饮片有川芎蝴蝶片、半夏鱼鳞片、浙贝腰子片、枳壳人字片、黄芩竹叶片、厚朴肚片等。

扫码"看一看"

任务实施

一、党参、甘草、陈皮、地黄、泽泻、槟榔的切制（传统手工切制）

（一）设备工具和材料

1. 设备工具　台秤、切药刀、不锈钢盘（搪瓷盘）、毛刷、抹布。

2. 供炮制用药材　党参、甘草、陈皮、地黄、泽泻、槟榔。

（二）操作步骤和方法

工作内容	操作方法和要求	注意事项
准备	器具洁净齐全、合理摆放	切药刀和盛药器具洁净后才可以应用
净制	通过净制操作，使饮片净度符合《中国药典》及相关规定	注意药物大小分档
切药	按照切药刀操作要求和饮片规格要求对药材进行切制	药物润后软硬合适，控制切药刀使饮片片型美观，厚薄均匀，并达到片型要求的规格
清场	按规程清洁器具，清理现场；饮片和器具归类放置，关闭水、电、气、门窗等	换品种、操作结束时要对切制器具、工作台进行清洁

（三）饮片片型和质量要求

切制后饮片质量应符合《中国药典》及《中药饮片质量标准通则（试行）》的规定。

（1）党参　切制成长度在5~10mm之间的均匀短段。

（2）甘草　切制成厚度在2~3mm左右的斜片，片型可作"瓜子片"或"柳叶片"，厚薄均匀。

（3）陈皮　切制成宽2~3mm的细丝，宽度均匀。

（4）地黄　切制成厚度在2~4mm之间的均匀厚片。

（5）泽泻　切制成厚度在2~4mm之间的均匀厚片。

（6）槟榔　切制成厚度在1~2mm之间均匀的薄片或0.5mm以下极薄片。

二、党参、甘草、陈皮、地黄、泽泻、槟榔的切制（现代机械操作）

（一）准备和生产前检查

1. 设备　剁刀式切药机、旋转式切药机、盛药器具、电子秤和状态标志。

2. 材料　党参、甘草、陈皮、地黄、泽泻、槟榔。

3. 检查场地　生产场地的情况和清场合格证。

4. 清洁　生产操作前的设备清洁、消毒。

（二）标准操作

1. 切药机开机前准备

（1）检查设备清洁情况。

（2）检查切药机地脚螺钉是否固定好，电源是否接通。

（3）检查刀刃是否磨钝，如有缺口或磨钝应在刃磨好后再使用。刀片前后之夹角保证在22°~24°之间。

（4）检查刀片与出药口间隙，应保持在0.2~0.5mm之间。

（5）试开机运行，切药机运行无障碍现象，将“已清洁”标示牌换成“正在运行”。

2. 开机操作

（1）根据药片所需厚度，调好厚度调节盘。

（2）接通电源，手动空转，观察调节轮的旋转方向与标牌箭头方向是否一致。

（3）上药要铺匀，厚度要适当，严防金属物与杂物混入。

（4）打开主电机切药，将切好药片放入规定的容器内。

（三）生产结束后设备的清洁、消毒和清场

1. 切药机的清洁、消毒

（1）关闭电源开关，拔下电源插头。

（2）用不锈钢小铲先将机器内外附着的药品废料铲去。用不掉毛刷子把机器内部、各出入料口清扫干净。

（3）用饮用水润湿清洗布反复擦拭切药机各处2~3遍，如有不易擦净的地方可用清洗布沾清洁剂擦拭，再用饮用水擦净。

（4）设备外壳、电机等用干设备洁净布擦干净。

（5）经常保持机器内外壁清洁，经常擦拭设备，保持设备无附着物、见本色。

（6）用消毒剂彻底消毒设备。

（7）检查合格后，挂“已清洁”状态标志牌，并注明设备名称、QA检查员、清洗人员及清洗日期等。

（8）清洗效果评价：切药机表面光亮，无污点。

2. 清场

（1）将切制好的药物置洁净的容器或包装袋内，作好标识后转入下一工序。

（2）将所用容器具清洗干净存放。

（3）将生产场所地面、墙面等环境打扫干净，无残留生产物料。

（4）QA检查员检查合格后，发放清场合格证。

（四）填写相关生产记录

参考表 5-1 批生产记录。

目标检测

一、单项选择题

1. 饮片切制的目的是（　　）

A. 利于矫味　　B. 利于制剂　　C. 降低毒性　　D. 利于引药上行

2. 宜切薄片的药材为（　　）

A. 麻黄　　B. 大黄　　C. 白芍　　D. 荷叶

3. 旋转式切药机适用于（　　）类药材的饮片切制

A. 全草　　B. 球状和块状　　C. 长条状　　D. 茎皮

二、多项选择题

1. 适合切薄片的药物有（　　）

A. 天麻　　B. 白芍　　C. 甘草

D. 乌药　　E. 大黄

2. 适合切丝的药物有（　　）

A. 黄芪　　B. 山药　　C. 黄柏

D. 厚朴　　E. 陈皮

三、配伍选择题

A. 薄片　　B. 厚片　　C. 直片

D. 丝　　E. 段

1. 泽泻、山药宜切（　　）
2. 黄柏、厚朴宜切（　　）
3. 白芍、槟榔宜切（　　）
4. 附子、川乌宜切（　　）
5. 荆芥、益母草宜切（　　）

四、简答题

1. 药材常见的切制方法有哪些？
2. 简述机器切制饮片出现败片的种类及处理方法。

任务三　中药的配制和粉碎方法

扫码“学一学”

任务引入

按照《中国药典》2015 年版四部炮制通则规定，根据药材的特性，设计合理的粉碎工艺，将甘草、炉甘石等药材进行粉碎，以满足临床用药需求。操作中应注意药材的质地、药性和炮制目的的不同要求，采用不同粉碎方法和粉碎设备。

任务分析

一、中药配制的程序

中药配制即生产时按处方要求，逐一称取物料，进行调配的操作。

配制程序如下。

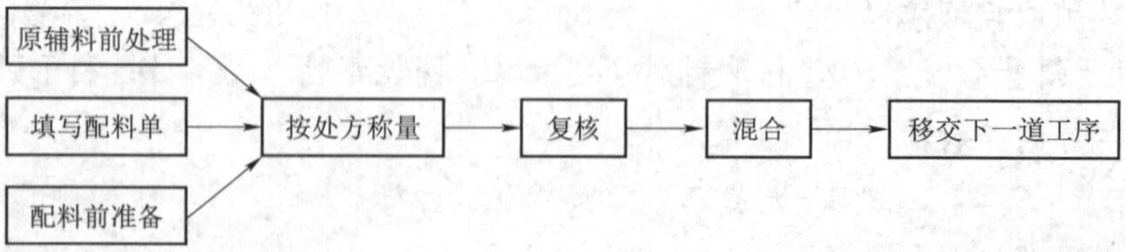

（一）领料

领料即领取生产所需物料。接收生产任务后，根据生产任务单生成的用料清单到仓库进行领料操作或由仓库进行发料操作，生成生产领料单记录。领料程序如下。

（1）领料人开具领料单一式四份（存根、财务、仓库、领料）。

（2）仓库保管员按照批生产指令或批包装指令核对领料单所列物料的品名、规格、数量等项内容，并确定所备物料具有质管部发放的“物料审核放行单”后，才能发料出库。

（二）称量

称量是测定所取用物料的重量或体积的操作过程。称量是生产中确保成分含量准确，药物发挥预期疗效的重要和关键操作之一，药物用量的多少，不但影响药物作用的强弱，还有可能改变药物的疗效，引起中毒，甚至死亡。因此，在称量操作过程中，应认真、仔细，反复核对，确保称量的准确无误。

在称量前，首先需要确认衡器的灵敏度。衡器必须符合生产要求的适用范围和精密度，有明显的合格标志。衡器需定期校验，并在有效期内使用。

称量程序如下。

（1）在称量物料前应对衡器、计量容器进行检查、校正、调零。

（2）为了防止因计算称量时出现差错而造成质量事故，必须实行计算与称量核对制度。

（3）在称量物料时要有称量人和复核人，不得是同一人包办，双方签字并做好记录。

（三）中药配制的处理方法

常见的配制方法有混合配制、分别配制和单独配制三种。按处方要求、药物性质和剂型需要，选择合适的配料方法。

（1）混合配制　指将处方中药物称取混合后，用于混合粉碎或混合浸提的配制方法。

（2）分别配制　指按处方或加工的特殊要求，分组进行配制的方法。

（3）单独配制　指按处方顺序单独称取药物，分别存放备用的配制方法。适用于处方中某些需单独提取或单独粉碎的物料。

（四）毒性类、贵细类中药的配制注意事项

毒性中药由于其毒性会造成严重的安全问题，应按照毒性中药管理制度进行严格管理。贵细中药由于其价格昂贵，也需要建立贵细中药管理制度，进行严格管理。注意事项如下。

（1）毒性中药、贵细中药的领料和称量应由双人同时复核，仔细核对数量，检查质量状况，双人签字。领用结束后，领料人员同仓库保管员一起在 QA 人员监控下将剩余毒性药材、贵细中药放回，然后上锁保存。

（2）毒性中药领料称量时，必须戴好防护手套后方可操作，并有 QA 人员监控，盛装、称取有毒物品的工具必须固定，不能乱用、乱放，用后要处理干净。毒性中药、贵细中药均要注意不得出现泼撒现象。

二、中药的粉碎加工

（一）粉碎的目的

（1）便于药剂的制备与调配。

（2）利于药材有效成分的浸出。

（3）增加药物的表面积，促进药物的溶解与吸收，提高药物的生物利用度。

（4）为制备多种剂型奠定基础。

（二）粉碎方法

粉碎是指借机械力将大块固体物质碎成规定细度的操作过程，也可以是借助其他方法将固体药物碎成微粉的操作。

粉碎时要根据药物的性质、使用要求及机械性能来选择适当的粉碎方法。

常用的粉碎方法有：干法粉碎（包括单独粉碎、混合粉碎及“串油”“串料”和“蒸罐”等特殊处理后的粉碎）、湿法粉碎、低温粉碎及超微粉碎等。

（三）注意事项

（1）严格按照规定使用设备，严禁超负荷工作。

（2）需粉碎的物料不得有铁、砂等硬物。

（3）机器转动时，禁止任何人停留在机器旋转面范围内。

（4）操作者需衣袖扎紧，佩戴防护眼镜和防尘口罩。

相关知识

一、药筛的种类和规格

药筛可分为编织筛和冲眼筛 2 种。常用目数表示筛号及粉末的粗细，多以每英寸（2.54cm）长度有多少孔来表示。目数越大，筛的孔径越小。具体规格如下。

筛　号	筛孔内径（平均值）	目　号
一号筛	2000μm±70μm	10 目
二号筛	850μm±29μm	24 目
三号筛	355μm±13μm	50 目
四号筛	250μm±9.9μm	65 目
五号筛	180μm±7.6μm	80 目
六号筛	150μm±6.6μm	100 目
七号筛	125μm±5.8μm	120 目
八号筛	90μm±4.6μm	150 目
九号筛	75μm±4.1μm	200 目

粉末的分等如下。

最粗粉　指能全部通过一号筛，但混有能通过三号筛不超过 20% 的粉末；

粗粉　指能全部通过二号筛，但混有能通过四号筛不超过 40% 的粉末；

中粉　指能全部通过四号筛，但混有能通过五号筛不超过 60% 的粉末；

细粉　指能全部通过五号筛，并含能通过六号筛不少于 95% 的粉末；

最细粉　指能全部通过六号筛，并含能通过七号筛不少于 95% 的粉末；

极细粉　指能全部通过八号筛，并含能通过九号筛不少于 95% 的粉末。

二、干法粉碎法设备和适用药物

干法粉碎系将药物经适当干燥再进行粉碎的方法。可采用铁碾船、万能粉碎机、球磨机等粉碎设备。

（一）混合粉碎

混合粉碎是将处方中药物经适当处理后，全部或部分药物掺合在一起共同粉碎的方法。此法既可使粉碎和混合同时进行，又可以避免一些黏性药材单独粉碎时的困难。但若有含共熔成份或氧化、还原性药物时，不能进行混合粉碎。特殊的混合粉碎法如下。

1. 串料（串研）　当处方中含有大量黏性成分的中药，如熟地、天冬、麦冬、玉竹、黄精、瓜蒌、山茱萸、龙眼肉、大枣等时使用。

先将处方中非黏性药料混合粉碎成粗粉，然后陆续掺入黏性大的药物再粉碎；或先将黏性药与其他药料掺合在一起做粗粉碎，60℃以下充分干燥后，再行粉碎。

2. 串油　当处方中含有大量油脂性成分的中药，如桃仁、杏仁、苏子、酸枣仁、火麻仁、核桃仁等时使用。

将处方中非油脂性药料先研成细粉，再掺入油脂性药料粉碎；或将油脂性药料捣成泥状，再掺入其他细粉后粉碎。

3. 蒸罐　当处方中含有动物类的皮、肉、筋、骨（乌鸡、鹿胎）及部分需蒸制的植物药（何首乌、酒黄精、熟地、红参）等时使用。

先将处方中其他中药粉碎，再加入用适当方法蒸制过的动物类的皮、肉、筋、骨及部分需蒸制的植物药，经干燥，再粉碎成所需粒度。

（二）单独粉碎

即将一味药物单独进行粉碎的方法。

适用于单独粉碎的药材如下。

1. 贵重细料药　如牛黄、羚羊角、冰片、麝香等。

2. 氧化与还原性强的药物　如火硝、硫黄、雄黄等。

3. 毒性药物　如信石、马钱子、雄黄、红粉等。

4. 树脂、树胶　如乳香、没药等，在干燥季节粉碎。

三、湿法粉碎法设备和适用药物

湿法粉碎系在药料中加入适量的水或其他液体进行研磨粉碎的方法。可采用乳钵、球磨机等粉碎设备。湿法粉碎可削减内部凝聚力，对于毒剧性刺激性的药物可以避免药物细粉飞扬。包括加液研磨法和水飞法。

（一）加液研磨法　系指往药物中加入适量水或其他液体并与之一起研磨粉碎的方法。适用于冰片、薄荷脑、麝香等药材。

（二）水飞法　即将药物先打成碎块，除去杂质，放入研钵或电动研钵中，加适量水，用研锤重力研磨。适用于矿物、贝壳、朱砂、炉甘石、珍珠、滑石粉等药材。水溶性的矿物质如芒硝、硼砂等不能采用水飞法。

四、低温粉碎法设备和适用药物

低温粉碎法系指将冷却到脆化点温度的物质在外力作用下破碎成粒径较小的颗粒或粉体的过程。可采用低温粉碎机、水冷型粉碎机等粉碎设备。适用于树脂、树胶类、糖分、黏液质、胶质及中药干浸膏的粉碎。

任务实施

一、用万能粉碎机干法粉碎药材甘草

（一）准备和生产前检查

1. 设备　万能粉碎机、盛药器具、电子秤和状态标志。

2. 材料　甘草。

3. 检查场地　生产场地的情况和清场合格证。

4. 清洁　生产操作前的设备清洁、消毒。

（二）标准操作

1. 开机前准备

（1）检查设备清洁情况。

（2）检查电源是否接通。

（3）检查万能粉碎机机脚是否全部着地、平稳；锁紧螺栓是否锁紧；过滤网是否完好；皮带防护罩等各连接部分是否紧固。

（4）检查设备各部分装配是否完整准确，供料斗及主机腔内是否有铁屑等杂物，如有需除去。

（5）试开机运行，万能粉碎机、除尘机运行无障碍现象，将“已清洁”标示牌换成“正在运行”。

2. 开机操作

（1）接通电源。按动除尘机组起动按钮，除尘机起动运行。

（2）待风机运行平稳后，按动粉碎主机起动按钮，主机起动运行。

（3）上述电机起动后，空载运行约 2min，观察主机、吸尘风机空载运行稳定后方可投料。

（4）将待粉碎物料（最大进料粒度 8～12mm）投入料斗内堆放，调整进料闸门大小，依靠机器自身震动，使物料按设定速度定量送进粉碎室内。

（5）主电机负荷应控制在额定值内工作，视物料性质、粉碎细度及下料速度适当调整供料进给量，避免发生闷车事故，保证主机在额定工作状态下工作。

（6）粉碎完成后关闭电源，设备停止运行。

（三）生产结束后设备的清洁、消毒和清场

1. 万能粉碎机的清洁、消毒

（1）关闭电源开关，拔下电源插头。

（2）用长毛刷将粉碎机料斗、机身上的物料扫出入袋，并将粉碎机进料部分打开，用湿抹布或水将粉碎机里清理干净。

（3）用消毒剂彻底消毒设备。

（4）干燥各组件，重新装好备用。

（5）检查合格后，挂“已清洁”状态标志牌，并注明设备名称、QA 检查员、清洗人员及清洗日期等。

（6）清洗效果评价：万能粉碎机表面光亮，无污点。

2. 清场

（1）将粉碎好的药物置洁净的容器或包装袋内，作好标识后置专门的存放处。

（2）将所用容器具清洗干净存放。

（3）将生产场所地面、墙面等环境打扫干净，无残留生产物料。

（4）QA 检查员检查合格后，发放清场合格证。

（四）填写相关生产记录

参考表 5-1 批生产记录。

二、用球磨机湿法粉碎药材炉甘石

（一）准备和生产前检查

1. 设备　球磨机、盛药器具、电子秤和状态标志。

2. 材料　炉甘石。

3. 生产场地的情况和清场合格证。

4. 生产操作前的设备清洁、消毒。

（二）标准操作

1. 开机前准备

（1）检查设备清洁情况。

（2）检查油箱内是否有足够的油量，油质是否符合要求，滤油器是否清洁。

（3）试开油泵，检查油泵及管路有无漏油现象与故障，各润滑点油路是否通畅无阻。油压是否在 $0.5 \sim 1.2 kg/cm^2$ 之间。

（4）检查各部联结螺丝是否松动。齿轮、联轴器的健是否松动，弹性联轴器胶圈是否磨损严重。传动齿轮面润滑情况，是否有异物进入。检查电动炭精刷的接触情况。检查电机定子与转子之间是否有异物存在。

（5）检查电机等各部接地和绝缘情况。检查电流表指针是否在零位。

（6）按检查内容逐项检查后，确认无障碍，将“已清洁”标示牌换成“正在运行”。

2. 开机操作

（1）接通球磨机电源。

（2）首先启动油泵，检查润滑点油流情况及润滑系统指示情况是否正常。

（3）润滑系统正常后，盘车检查有无阻滞现象。运转正常，投入可控硅磁调节装置。

（4）球磨机连续起动不得超过两次，第一次与第二次应间隔 5 分钟以上。第三次起动必须经电工、钳工配合检查后方可起动。

（5）按规定时间、规定数量加添钢球。每半小时检查一次主轴承及电动机温度，一般不应超过 60℃。运转中各部无异常声响。监视回油管回油不得中断，回油温度在 35℃ ~ 45℃以内。筒体及端盖螺栓无松动。

（6）球磨机停车前，应先停止给料并关闭水门。

（7）在球磨机停止运行后，停止油泵。停止可控硅磁装置。

（三）生产结束后设备的清洁、消毒和清场

1. 球磨机的清洁、消毒

（1）关闭电源开关，拔下电源插头。

（2）打开设备，将内物料部清理干净。

（4）用水及湿设备洁净布抹洗干净后，再用干设备洁净布擦干水。

（5）球磨机的外壁、电机用干设备洁净布擦干净。

（6）经常保持机器内外壁清洁，经常擦拭设备，保持设备无附着物、见本色。

（7）用消毒剂彻底消毒设备。

（8）检查合格后，挂“已清洁”状态标志牌，并注明设备名称、QA 检查员、清洗人员及清洗日期等。

（9）清洗效果评价：球磨机表面光亮，无污点。

2. 清场

（1）将粉碎好的药物置洁净的容器或包装袋内，作好标识后置专门的存放处。

（2）将所用容器具清洗干净存放。

（3）将生产场所地面、墙面等环境打扫干净，无残留生产物料。

（4）QA 检查员检查合格后，发放清场合格证。

（四）填写相关生产记录

参考表 5-1 批生产记录。

目标检测

一、单项选择题

1.《中国药典》六号筛筛孔内径约为（　　）

A. 90μm　　B. 125μm　　C. 150μm　　D. 180μm

2. 下列对于药粉粉末分等叙述错误者为（　　）

A. 最粗粉可全部通过一号筛　　B. 粗粉可全部通过三号筛

C. 中粉可全部通过四号筛　　D. 细粉可全部通过五号筛

3. 串料混合粉碎法适合于（　　）

A. 贵重细料药　　B. 黏性成分的中药

C. 毒性药物　　D. 树胶类

二、多项选择题

1. 粉碎的目的是（　　）

A. 利于药材中的有效成分的浸出　　B. 为制备药物剂型奠定基础

C. 便于调剂　　D. 便于服用　　E. 有利于药物溶解与吸收

2. 宜采用串料法粉碎的药物有（　　）

A. 熟地　　B. 柏子仁　　C. 天冬

D. 乌鸡　　E. 桂圆肉

三、配伍选择题

A. 水飞法　　B. 加液研磨法　　C. 蒸罐法

D. 串油法　　E. 串料法

1. 朱砂宜采用（　　）方法粉碎
2. 乌鸡宜采用（　　）方法粉碎
3. 麝香宜采用（　　）方法粉碎
4. 酸枣仁宜采用（　　）方法粉碎
5. 黄精宜采用（　　）方法粉碎

四、简答题

1. 常见的粉碎方法有哪些？各适用于哪些药物？
2. 简述低温粉碎法的设备和适用药物。

扫码“学一学”

任务四　饮片的干燥

任务引入

按照《中国药典》2015年版四部炮制通则规定，根据药材的特性，设计合理的干燥工艺，将葛根、白芷等药材进行相应干燥，以满足符合中药饮片的质量要求。操作中应注意药材的特性，采用不同的温度、时间以及干燥设备。

任务分析

一、干燥目的

中药饮片干燥的目的是为了除去中药饮片中的水分，避免生霉、虫蛀，避免走油变色，避免有效成分的分解，确保中药饮片用药安全有效。

二、干燥方法

切制后的湿饮片必须及时干燥，否则易变色、酸败甚或霉烂。

饮片干燥方法一般分为自然干燥和机械干燥两类。自然干燥是指把切制好的饮片置日光下晒干，或置阴凉通风处阴干。机械干燥是指利用一定的干燥设备对饮片进行的干燥。常见的干燥设备有翻板式干燥机、热风干燥机、带式干燥机、远红外线干燥装置、电热恒温干燥箱、热风循环烘箱、微波干燥箱等。

三、注意事项

1. 干燥后饮片的含水量一般控制在7%～13%为宜，不宜过干。
2. 饮片平铺均匀，厚度适当。
3. 含芳香挥发性成分的中药饮片干燥温度不宜过高，时间不宜过长。

相关知识

一、自然干燥

自然干燥是指把切制好的饮片在阳光下晒干或置阴凉通风处阴干。按GMP规定“净制后的中药材和中药饮片不得直接接触地面。中药材、中药饮片晾晒应有有效的防虫、防雨等防污染措施”。

自然干燥时，不需要特殊设备，席子、晒药匾等容器即可。其中晒干法适用于大多数中药饮片的干燥。阴干法适用于气味芳香、含挥发性成分较多，色泽鲜艳和受日光照射易变色、走油等类中药饮片的干燥，但自然干燥占地面积大，易受气候变化和环境条件的影响；而且因天气变化，也使饮片得不到及时的干燥而发生霉变。

二、机械干燥

机械干燥是指利用一定的干燥设备对饮片进行的干燥。

机械干燥不受气候影响，无外界污染，卫生清洁，并能缩短干燥时间，适用于大量生产和饮片干燥自动化生产。机械干燥的温度，除另有规定外，一般药材饮片的干燥温度不超过80℃；气味芳香、含挥发性成分的饮片，干燥温度不超过50℃。

常用的饮片干燥设备如下。

（一）翻板式干燥机

主要由动力部分、输送部分、燃烧室和鼓风机组成。将湿饮片经上料输送带送入干燥室内。室内为若干翻板构成之帘式输送带，由链轮传动，饮片平铺于翻板上，自前端传至末端，即翻于下层，呈往复传动。干燥饮片沿出料口经振动输送带进入立式送料器，上输入出料滑斗，盛于麻袋之中。优点是当湿饮片由上层网板跌落到下一层网板时，即被翻动，故干燥均匀，可缩短干燥时间，可连续操作，但效率低。

（二）热风干燥机

主要由放匾架，燃烧室和鼓风机等组成。燃烧室内以煤或油作热源，热风自风管导入室内。由于鼓风机作用，使热风对流，达到温度均匀。余热自热风管出口排出。将待干燥的湿饮片以筛、匾盛装，分层置于铁质架中，由轨道送入热风干燥机。饮片干燥后，停止鼓风，敞开铁门，将铁架拉出，收集干燥饮片。该机温度一般可达80~120℃，处理能力大，结构简单，易于安置。

（三）带式干燥机

该机主要由加料器、网带、分风器、循环风机、排湿风机和调节阀等组成。料斗中的物料由加料器均匀地铺在网带上，由传动装置拖动在干燥机内移动。干燥段由若干单元组成，每一单元热风独立循环，其中部分尾气由专门排湿风机排出；每一单元排出的废气量均由调节阀控制。在上循环单元中，循环风机出来的风由侧面风道进入单元下腔，气流向上通过换热器加热，并经分配器分配后，成喷射流吹向网带，穿过物料后进入上腔，干燥过程是热气流穿过物料层，完成热量与质量传递的过程。上腔由风管与风机入口相连，大部分气体循环，一部分温度较低、含湿量较大的气体作为废气经排湿管、调节阀、排湿风机排出。下循环单元中，循环风机出来的风先进入下腔，向下经换热器加热，穿过物料层进入下腔。下腔由侧面风道及回风管与风机入口相连，大部分气体循环，一部分排出。该设备具有干燥速度快、蒸发强度高、产品质量好的优点。主要用于透气性较好的片状、条状、颗粒状中药饮片的干燥。

（四）远红外线干燥装置

该机与物料接触面全部采用不锈钢材质。湿料由振筛式加料口连续均匀地加入预热塔，沿振动螺旋提升输料槽垂直提升到预热塔顶端的下料口，输送到流化干燥塔；与此同时，物料提升途中接受远红外线辐射器的辐射加热。经预热的物料进入干燥塔最顶层的环形振动槽，旋转一周由下料口自由落到下一层环形振动槽的下料口挡板前方；如此类推，物料直至干燥塔的最底层振动筛槽，由出料口出料。如果遇到一个循环周期未达到干燥要求的情况时，物料可由振筛槽左方出料口再送进预热塔反复一次或多次干燥，直至达到干燥要求，即可由左方出料口出料包装。该设备温度、风量、输料能自动控制，连续操作，翻料。该设备干燥均匀，易于更换品种。可用于颗粒、片、块、丝、球状中药饮片的干燥。

（五）电热恒温干燥箱

电热恒温干燥箱多用于药材、饮片、中成药半成品的干燥，还可以利用其“控温、定时”的优点，模拟传统炒制过程，借以了解其加热温度和时间两因素对炮制品的影响，并广泛应用于中药的炒制、辅料制等炮制操作中。箱体采用薄钢板制成，腔的内室与外壳之间为保温层，起保温隔热作用，箱体外侧装有两遭门，内门采用钢化玻璃门，外门为薄钢板制成。电热器装于内室底部（或底部、顶部均有）。控温仪及电器接线均于箱体一侧空间内，侧门可以拆卸，便于检修和调换零件。炮制药材时，打开内外门，将盛药物的托盘放在托板上，关闭内外门。待温度恒定（可根据不同药物，设定恒温时间）。此间可随时打开外门，观察药物的变化。待药物达到所需干燥程度时，打开箱门，将盛药托盘取出。最后关闭电源，将转换开关换至“0”挡。干燥箱运用空气对流原理，使内室空气借冷热空气之间密度不同，促进对流，开启箱顶排气风孔，可使内室空气得以交换。工作温度可由室温升至最高温度止。在此范围内可根据工作需要，任意选择工作温度，选定后可靠箱内控温仪自动恒温。主要用于烘、炒、炙各类不同性质和规格的中药饮片。

（六）热风循环干燥机

该设备主要由热源、热交换器、干燥室、载物架、分风装置和温度自动控制装置组成。以蒸汽或电为热源，通过热交换器加热受风机强制循环的空气，使热空气层流经过烘盘与物料进行热量传递，并带走物料挥发的湿气。根据物料的不同要求和干燥过程的不同状态，可调节空气排出量与循环量的比例，从而达到干燥速率与热利用率双重提高的目的。为了尽量减少箱内各点的温差，除了依靠强制的循环空气的对流传热以外，在烘箱左右侧设有可以调节的分风装置，调节分风叶片的角度，使箱内上、下、前、后各点的温度达到一致。温度自动控制装置能使箱内温度恒定在所设定的数值上，如果发生超限，则会启动自动声光报警。操作时将净药材按大小分档，接通热源，设定温度。当温度升至所需温度时，将药物盘放入载物架上，关闭箱门。温度恒定后，开始记时，到时取出，放凉即可。该设备的热源可用蒸汽、电或远红外线。蒸汽加热温度在50℃~140℃，电、远红外线加热温度在50℃~350℃，故使用范围广泛，操作方便，容量大。适用于烘、炒、炙各类不同性质和规格的中药饮片。

（七）微波干燥设备

微波干燥设备多由直流电源、微波发生器、波导、微波干燥器及冷却系统组成。操作时将净药物放置于微波专用器皿中，需加液体辅料的，需加入辅料稍润。开启电源开关，将药物器皿放入干燥腔内专用支架上，关闭干燥箱门。按设定的微波强度和加热时间干燥药物，及时取出，放凉即可。该设备加热迅速，干燥速度快；产品受热均匀且洁净；加热对象具有选择性；热效率高，控制灵敏，操作方便。主要用于烘制中药材，还可试用于中药的炒、烫、煅等操作。

任务实施

用热风循环干燥机干燥中药葛根、白芷

（一）准备和生产前检查

1. 设备 热风循环干燥机、盛药器具、电子秤和状态标志。

2. 材料 葛根、白芷。

3. 检查场地 生产场地的情况和清场合格证。

4. 清洁 生产操作前的设备清洁、消毒。

（二）标准操作

1. 开机前准备

（1）检查设备清洁情况。

（2）检查电源是否接通。

（3）检查检查风机或电机的紧固件是否松动。

（4）试开机运行，热风循环干燥机运行无障碍现象，将“已清洁”标示牌换成“正在运行”。

2. 开机操作

（1）装好物料，关紧箱门，将排湿阀手柄达到“循环”位置。

（2）打开烘箱的总电源，按工艺的要求设定干燥控制温度和上、下限报警温度。

（3）启动风机，选择加热方式为“电加热”，烘箱开始加热升温。

（4）待温度升到设定值，将排湿阀手柄打到中间或“排湿”位置。

（5）干燥结束，按“风机停止”键，按“电源 关”键。

（6）出料。

（三）生产结束后设备的清洁、消毒和清场

1. 热风循环干燥机的清洁、消毒

（1）关闭电源开关，拔下电源插头。

（2）待设备冷却后，用湿设备洁净布抹干燥机烘箱内壁，再用干设备洁净布擦干水。

（3）干燥机的外壁、电机用干设备洁净布擦干净。

（4）经常保持机器内外壁清洁，经常擦拭设备，保持设备无附着物、见本色。

（5）用消毒剂彻底消毒设备。

（6）检查合格后，挂“已清洁”状态标志牌，并注明设备名称、QA 检查员、清洗人员及清洗日期等。

（7）清洗效果评价：干燥机表面光亮，无污点。

2. 清场

（1）将干燥好的药物置洁净的容器或包装袋内，作好标识后置专门的存放处。

（2）将所用容器具清洗干净存放。

（3）将生产场所地面、墙面等环境打扫干净，无残留生产物料。

（4）QA 检查员检查合格后，发放清场合格证。

（四）填写相关生产记录

参考表 5-1 批生产记录。

目标检测

一、单项选择题

1. 一般药物机械干燥的温度不宜超过（　　）

A. 50℃　　B. 60℃　　C. 70℃　　D. 80℃

2. 干燥后的饮片含水量应控制为（　　）

A. 5%～6%　　B. 8%～10%　　C. 6%～8%　　D. 7%～13%

3. 净制后的中药材和中药饮片晾晒不得直接接触（　　）

A. 容器　　B. 饮用水　　C. 地面　　D. 裸手

二、多项选择题

1. 下列哪类药物切片后宜阴干不宜曝晒（　　）

A. 有机酸含量较高的药物　　B. 含芳香挥发成分的药物

C. 受日光照射易变色的药物　　D. 蛋白质含量较高的药物

E. 黏液质含量较高的药物

2. 宜采用阴干法干燥的药物有（　　）

A. 苍术　　B. 当归　　C. 薄荷

D. 白芍　　E. 浙贝母

三、配伍选择题

A. 50℃　　B. 80℃　　C. 140℃

D. 15%　　E. 10%

1. 一般药物机械干燥的不宜超过（　　）

2. 气味芳香、含挥发性成分的饮片，干燥温度不宜超过（　　）

3. 蜜炙品类水分不得超过（　　）

4. 烫制后醋淬制品水分不得超过（　　）

5. 蒸汽为热源加热干燥的温度可达（　　）

四、简答题

1. 饮片干燥的目的是什么？

2. 干燥的常用方法有哪些？

扫码“学一学”

任务五　饮片的包装

任务引入

按照《中国药典》2015 年版四部炮制通则规定，根据药材的特性，设计合理的包装工艺，将中药饮片进行相应小剂量包装，以满足临床用药需求。操作中应注意饮片的特性采用不同的包装材料和包装规格。

任务分析

一、包装的目的

1. 方便饮片的储存、运输、销售和使用。

2. 有利于饮片的经营和防止再污染。

3. 有利于饮片的美观、清洁、卫生和定期监督检查。

4. 有利于促进饮片生产的现代化和标准化。

二、包装的方法

包装是指将中药饮片按设定的剂量，通过机械或人工方式将一定量的中药饮片装入符合药用规定的包装材料内并封口，同时进行包装标识的操作过程。

根据不同形状、质地的中药饮片，可采取自动、半自动、抽真空和人工等包装方法。

（一）全自动包装

使用全自动颗粒包装机包装。此包装方法，适用于体积小、颗粒均匀、流动性好的种子类中药饮片包装。

（二）半自动包装

使用半自动包装机包装。此类包装方法，适用于密度、比重较大，但片形均匀的根、茎、藤、木类中药饮片包装。

（三）抽真空包装

使用真空包装机，先将中药饮片按定量装入包装袋内，再将单包或数包未封口的药包放入真空包装机内进行排空封口。此类包装方法，适用于不能用常规高温干燥灭菌处理的中药饮片包装，能有效防止中药饮片出现虫蛀、霉变和走油等现象。

（四）人工包装

通过人工用电子秤精确称量后，装入塑料袋中再封口。此类包装方法，适用于体积较大、质地较轻且蓬松的花、草、叶类中药饮片。

三、注意事项

1. 要经常清扫装袋机，不能有擦、靠、托、卡等现象。
2. 装袋过程中，不要用手按压包装袋，以免影响计量精度。
3. 拆装一次装袋架上的弹簧片，必须重新进行动态计量标定。

相关知识

一、常用中药饮片内外包装材料的分类

包装中药饮片，分别采用内包装、外包装。

（一）内包装

中药饮片 GMP 规定“直接接触中药饮片的包装材料应至少符合食品包装材料标准”。“中药饮片应选用能保证其贮存和运输期间质量的包装材料或容器”。内包装材料要分别选用与所包装的品种、性能要求相适应的牛皮纸、塑料薄膜或复合膜等无毒的包装材料。

（1）聚乙烯塑料薄膜（GB-4456，GB-12056）。

（2）牛皮纸（ZBY-32014-88）。

（3）热封型茶叶滤纸（QP-1458-92）。

适用于不易霉变、虫蛀中药饮片品种。

（4）尼龙高压聚乙烯复合薄膜（GB-12025，YY-0236）。

分为四种类型：①纸板复合薄膜（纸/塑）；②纤维复合薄膜（纤维/塑）；③多层复合薄膜（塑/塑）；④铝箔复合薄膜（金属/塑）。

适用于易霉变、虫蛀中药饮片品种。

对有毒性、挥发性强、有污染、刺激性强的特殊饮片的包装要根据产品的特性和规格选择包装材料。

（二）外包装

外包装采用能够防潮、防污染，有机械强度，易储存、运输的包装箱。中药饮片的包装纸箱执行中华人民共和国国家标准（GB-6543）。包装必须印有或者贴有标签，注明品名、规格、产地、生产企业、产品批号、生产日期、执行标准，实施批准文号管理的中药饮片还必须注明药品批准文号。

二、中药饮片包装设备

（一）包装设备的操作

以全自动称量包装机为例：开机前的检查设备零部件完整，各紧固件无松动，各阀门是否关闭。

按下电源开关，指示灯亮，接通机器总电源。设定封合的温度。调整封合的压力，在

关闭电源的状态下，用手转动主电机皮带，调整左、右热封，调整完毕后，将紧固螺母拧紧。精细调整时，可接通电源，启动机器，连续封合几袋，观察包装袋的纵封及横封是否封合严密，纹路是否清晰均匀，机器在缝合时是否撞击过大。如不符合要求，需按以上步骤再次仔细调整，直到满足要求为止。然后设定袋长及光电调整，调整完毕后调整制袋，调整充填剂量，检查包装袋物料的重量是否符合要求，如不符合要求，则需要进行调整。当填充量调整运行正常后，机器即可以开始正常工作，这时可按一下清零键，使计数器清零，进行正常生产成品的计数。运行时，需要不断地往料斗内填加物料，尽量减少走空。

生产结束后，依次关闭各部分的电源，然后关闭总的电源开关。

（二）包装产品的质量检查

对于包装好的中药饮片，需按以下要求作包装质量检查。

1. 外观检查　包装无明显污迹，无明显抛丝现象，无脱边、卷折现象，切边无散边现象，印刷字体清晰、完整。

2. 跌落试验　按要求包装好的产品从离地面 1.2m 高垂跌落，不破损。

3. 装量差异　单剂量包装的装量差异限度符合规定。

（三）设备的维护保养

1. 经常检查计量装置，如有计量不准确要及时停车查找原因。

2. 全自动称量包装机各油封式密封若有渗漏，应及时检修。

3. 每班在开车工作以前，应在出料机构动力头处注油，必须加注锂基润滑脂 0.1kg，分格轮两侧轴承，每周加润滑脂两次。

4. 对全自动称量包装机，应经常检查称量机构，如有称量精度误差，应及时调整。

5. 如发现机身振动较大，应找出原因及时处理，并检查机身地脚螺栓的紧固情况；给料出料是否均匀正常。

6. 全自动称量包装机正常工作 12 个月，应大修保养一次。对主要工作部件进行检修、清扫，更换磨损零件。

三、包装记录的填写

需填写包装记录，包括产品名称、产品批号、接受数量、包装规格、包装日期、包装起止时间；包材品名、领取数、规格、实用数、损耗数、退回数、平衡率；中药饮片的投料数量、成品收量、成品件数、取样量、损耗率、成品率及总收率等。

任务实施

用包装机进行小剂量袋装中药饮片的操作

（一）准备和生产前检查

1. 设备　中药饮片包装机、盛药器具、电子秤和状态标志。

2. 材料　决明子。

3. 生产场地的情况和清场合格证。

4. 生产操作前的设备清洁、消毒。

（二）标准操作

1. 开机前准备

（1）检查设备清洁情况。

（2）检查电源是否接通。

（3）检查内部运转部位是否有异物，各部位是否正常。

（4）试开机运行，中药饮片包装机运行无障碍现象，将“已清洁”标示牌换成“正在运行”。

2. 开机操作

（1）设定封合温度值，压力值、袋长及光电调整。

（2）安装包装材料，设定计量值。

（3）查看待包装饮片，开始包装。

（4）用洁净容器收集包出的合格产品。生产过程中不断向料斗内补充饮片，使料斗内高度保持到观察窗。

（5）在生产过程中要不断称量袋重，保证产品的合格率。

（6）包装结束后，关闭设备。

（三）生产结束后设备的清洁、消毒和清场

1. 中药饮片包装机的清洁、消毒

（1）关闭电源开关，拔下电源插头。

（2）清理料斗内剩余饮片，卸下剩余制袋材料及废卷材。

（3）用毛刷刷净散落、粘附的物料。

（4）用湿设备洁净布擦拭各部件，再用干设备洁净布擦干。

（5）经常保持机器清洁，经常擦拭设备，保持设备无附着物、见本色。

（6）用消毒剂彻底消毒设备。

（7）检查合格后，挂“已清洁”状态标志牌，并注明设备名称、QA 检查员、清洗人员及清洗日期等。

（8）清洗效果评价：包装机表面光亮，无污点，无残留物料。

2. 清场

（1）将包装好的饮片置洁净的容器或包装袋内，作好标识后置专门的存放处。

（2）将所用容器具清洗干净存放。

（3）将生产场所地面、墙面等环境打扫干净，无残留生产物料。

（4）QA 检查员检查合格后，发放清场合格证。

（四）填写相关生产记录

参考表 5-1 批生产记录。

扫码“练一练”

目标检测

一、单项选择题

1. 适用于易霉变、虫蛀中药饮片品种的包装材料有（　　）

A. 聚乙烯塑料薄膜　　B. 热封型茶叶滤纸

C. 尼龙高压聚乙烯复合薄膜　　D. 牛皮纸

2. 体积较大、质地较轻且蓬松的花、草、叶类中药饮片适合（　　）

A. 全自动包装　　B. 半自动包装　　C. 抽真空包装　　D. 人工包装

3. 直接接触中药饮片的包装材料应至少符合（　　）标准

A. 药品包装材料　　B. 食品包装材料

C. 非食品包装材料　　D. 普通包装

二、多项选择题

1. 易霉变、虫蛀中药饮片品种适用的包装材料有（　　）

A. 纸板复合薄膜　　B. 聚乙烯塑料薄膜　　C. 纤维复合薄膜

D. 多层复合薄膜　　E. 铝箔复合薄膜

2. 不易霉变、虫蛀中药饮片品种适用的包装材料有（　　）

A. 聚乙烯塑料薄膜　　B. 牛皮纸　　C. 热封型茶叶滤纸

D. 麻袋　　E. 苇席

三、配伍选择题

A. 热封型茶叶滤纸　　B. 聚乙烯塑料薄膜　　C. 尼龙高压聚乙烯复合薄膜

D. 纸箱　　E. 标签

1. 适用于易霉变、虫蛀中药饮片品种的内包装材料是（　　）
2. 适用于需包煎中药饮片品种的内包装材料是（　　）
3. 适用于不易霉变、虫蛀中药饮片品种的外包装材料是（　　）
4. 中药饮片的包装上必须印有或者贴有（　　）
5. 适用于不易霉变、虫蛀中药饮片品种的内包装材料是（　　）

四、简答题

1. 常见的中药饮片包装材料有哪些？各有何适用范围？
2. 常见的包装方法有哪些？

（芮　成）

项目六

清炒法

学习目标

知识要求

掌握清炒法的炮制目的、注意事项。

技能要求

1. 能对相关药材进行炒黄、炒焦、炒炭的传统操作，并根据药材质地选择合适的火候。
2. 能使用现代炒药机器进行炒黄、炒焦、炒炭的生产操作。
3. 能判断炒黄、炒焦、炒炭炮制品的性状标准。

知识准备

一、炒法概念

炒法是所有炮制方法中既古老又基本的方法，是将净制或切制过的药物，筛去灰屑，大小分档，置炒制容器内，加辅料或不加辅料，用不同火力加热，并不断翻动使之达到一定程度的操作方法。

二、炒法分类

炒法可分为清炒法和加辅料炒法。不加任何辅料的炒法称为清炒法（单炒法），根据火力及炮制程度的不同又分为炒黄、炒焦和炒炭。操作时，先将锅预热，然后投入药材，使用不同的火力加热药物，均匀翻炒至规定程度，及时出锅，晾凉。

三、炒法的工具和设备

传统手工炒药的工具主要有炒锅、药铲、簸箕等；现代机械炒药的炒药机主要有平锅式炒药机和滚筒式炒药机，目前生产企业多数采用滚筒式炒药机。

1. 炒药机的基本构造　平锅式炒药机见图6-1、滚筒式炒药机见图6-2。

2. 滚筒式炒药机的操作方法　炒药机的型号种类较多，加热方式也不相同，操作程序有所不同。目前比较先进的是自动控温电热炒药机，具有温度设置，调节转速的功能。操

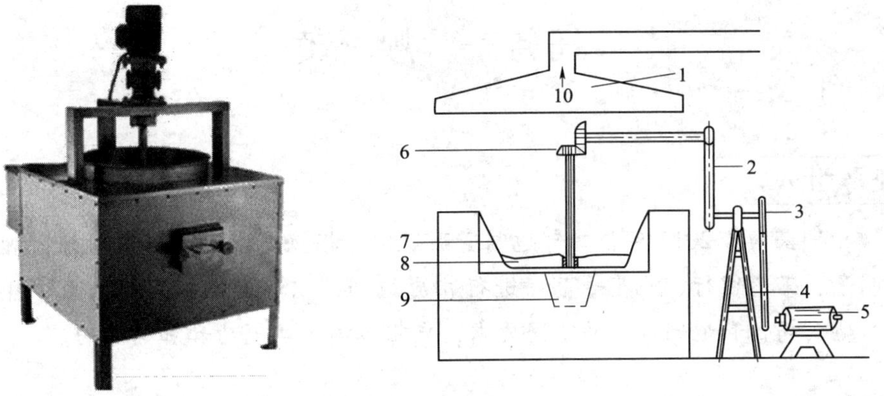

图 6-1 平锅式炒药机

1. 吸尘罩；2. 皮带；3. 导轮；4. 固定架；5. 电机；6. 链转齿轮；7. 锅体；8. 搅拌叶；9. 出药口；10. 排气口

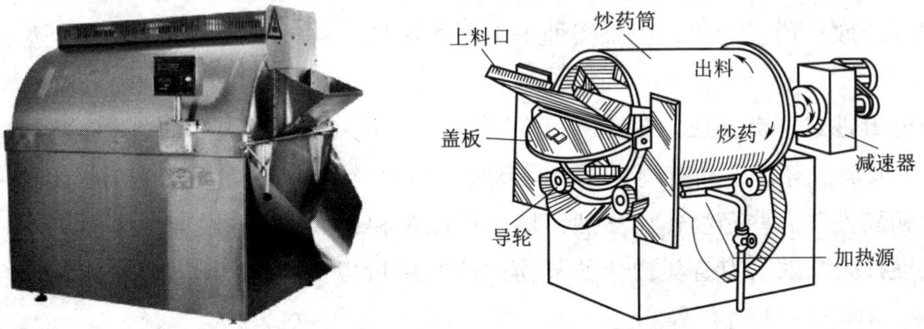

图 6-2 滚筒式炒药机

作时，必须严格执行炒药机的操作规程，一般应注意以下问题。

（1）检查 打开电源（电控柜），点动机器运行开关，空转应无异常声响。待机器空转无异常后，方可进行炒药操作。

（2）操作 在加热时应先开机使滚筒旋转，注意设置正常进料转动的方向；机器空转运行正常后，再放入物料；具有速度调节功能的炒药机，操作时按照低速、中速、高速顺序依次按电器按钮。炒制完成出料前，进行正反转变速时，应先停机再变速。

（3）关机 工作完毕后先关电热管，空转运行一段时间待加热管温度降低后再停机，关闭电源（电控柜）后方可进行清洁。

3. 炒药机的维护保养和故障处理 认真执行维护保养规程，做好日常维保记录，炒药机的维护保养工作一般要注意以下内容。

（1）检查接地线是否完好，电气线路有无破裂、损坏现象，线路接头是否正确进行包扎。

（2）按要求对设备各润滑点进行润滑（包括涡轮箱），检查各紧固螺栓是否有松动现象。定期向润滑部件加油润滑，两只导轮每月换油一次。

（3）每日生产完成后，打扫炒药机表面卫生，不得残留杂物。炒筒可以用水清洗，但不可直接冲洗电器设备。

（4）一旦发现机器有异响时必须立即停机检查，并切断电源，排除故障。如在检查中发现问题，应立即进行处理，自己不能处理的，应及时通知机电人员进行修理。

扫码“学一学”

任务一　炒　黄

任务引入

按照《中国药典》2015年版四部炮制通则规定，根据药材的特性，设计合理的炮制工艺，将决明子、王不留行、槐花等药材进行相应炮制，以满足临床用药需求。操作中应注意药材的质地、药性和炮制目的的不同要求，采用不同加热火力和加热时间。

任务分析

一、炮制目的

1. 增强疗效　通过加热，使果实种子类药物爆裂，易于有效成分的煎出。如王不留行、紫苏子等。

2. 降低毒性或不良反应　如牵牛子有小毒，炒后可以降低毒性，同时缓和峻泻作用。如莱菔子、瓜蒌仁等，生品有闷臭气，易致恶心呕吐，炒后可以降低或消除。

3. 缓和药性　有些药物作用猛烈，炒后可以缓和，如葶苈子、牵牛子等。

4. 保证疗效　对含有苷类成分的药物，炒制后可以抑制酶的活性，保存有效成分从而保证疗效，如槐米、苦杏仁等。

5. 利于贮存　有些药物炒制后还可以除去水分，杀死微生物或虫卵，从而利于贮存。

二、炮制方法

炒黄是将净制或切制过的药物，置炒制容器内，用文火或中火加热，使药物表面呈黄色或颜色加深，或发泡鼓起，或爆裂成白花，并逸出药物固有气味的方法。

炒黄法所用火力较小，主要适用于果实种子类药材，故有“逢子必炒”的说法。其操作虽然简单，但因为此类药物表面颜色较深，炒制程度较难判定，可以通过对比生品药材、听爆裂声、闻香气、看药材断面等方法控制。

1. 与生品表面对比　炒制时一边炒，一边将炮制品与生品比较，至颜色加深，“挂火色”时即可。

2. 听药材爆裂声　种子类药材受热后种皮膨胀开裂，在炒制时会发出爆裂声，一般在爆裂声由密集转为稀疏时即已达到炒制程度。

3. 闻药材香气　种子类药材炒制过程中一般都有固有的香气逸出，当嗅到香气时，说明已达到炮制程度。

4. 观察种子断面　当以上方法仍难以判定炒制程度时，可以观察种子的断面。将种子掰开，其断面呈淡黄色时即达到了炒制程度。该方法是判定标准中最关键的一条，可以说炒黄程度的体现，在多数情况下就是断面的颜色。

三、注意事项

1. 炒前药物大小分档，以利均匀受热。

2. 翻炒要均匀，出锅要迅速。

3. 炒前锅要充分预热，避免出现“僵子”。

相关知识

适用重点药物：芥子 莱菔子 蔓荆子 牛蒡子 酸枣仁 薏苡仁 紫苏子 葶苈子 火麻仁 槐花 决明子 白果 牵牛子 苍耳子 王不留行 水红花子

芥 子

【处方用名】芥子、白芥子、炒芥子、炒白芥子。

【来源】本品为十字花科植物白芥 *Sinapis alba* L. 或芥 *Brassica juncea*（L.） Czem. et Coss. 干燥成熟种子。前者习称“白芥子”，后者习称“黄芥子”。

【炮制方法】

1. 芥子 取原药材，去净杂质，用时捣碎。

2. 炒芥子 取净芥子，置已预热好的炒制容器内，用文火加热，炒至颜色加深，有爆鸣声，断面浅黄色，有香辣气逸出时即可。用时捣碎。

【成品性状】

规格	形状	颜色	质地	气味
芥子	圆球形	表面呈灰白色或淡黄色，或黄色至棕黄色	稍硬	味辛辣
炒芥子	形如芥子，微见裂纹	颜色加深	酥脆	有香气

【炮制品质量要求】白芥子饮片含水分不得过 14.0%，总灰分不得过 6.0%，酸不溶性灰分不得过 1.0%，水溶性浸出物（冷浸法）不得少于 12.0%。白芥子饮片含芥子碱以芥子碱硫氢酸盐计不得少于 0.50%。

【炮制作用】

1. 芥子 味辛，性温。具有温肺豁痰利气、散结通络止痛的功能。生芥子辛散力强，善于通络止痛。多用于胸闷胁痛，关节疼痛，痈肿疮毒。

2. 炒芥子 炒后可缓和辛散走窜之性，可避免耗气伤阴，并善于顺气豁痰。多用于痰多咳嗽。炮制后更利于粉碎和煎出，同时起到杀酶保苷的作用。

知识拓展

1. 芥子主要含有硫苷化合物。此苷本身无刺激性，酶解后生成芥子油，具有辛辣味和刺激性。炒后可杀酶保苷，使苷类在胃肠道环境中缓慢分解，逐渐释放出芥子油而发挥治疗作用。

2. 对芥子炮制前后的芥子苷进行含量测定，结果表明，炒芥子中芥子苷含量高于生品，其水煎液中芥子苷含量炒芥子粗粉>生芥子粗粉>炒芥子>生芥子，故芥子入煎剂以打碎为宜。炒芥子煎液中只含芥子苷，生芥子煎液中则含芥子苷和芥子油。外用以生品研末为宜，以免因炒后酶失去活性不能水解苷而难以奏效。

3. 用清炒法、电热恒温烘烤和远红外线烘烤炮制白芥子，结果表明，远红外线烘烤白芥子，色泽均匀，烘烤时间短，含苷量高，损耗低，方法简单，易于操作。

扫码“看一看”

莱菔子

【处方用名】莱菔子、萝卜子、炒莱菔子。

【来源】本品为十字花科植物萝卜 *Raphanus sativus* L. 的干燥成熟种子。

【炮制方法】

1. 莱菔子　取原药材，去净杂质，用时捣碎。

2. 炒莱菔子　取净莱菔子，置已预热好的炒制容器内，用文火加热，炒至鼓起，爆鸣声减弱，手拈易碎，断面浅黄色，有香气逸出时取出。用时捣碎。

【成品性状】

规格	形状	颜色	质地	气味
莱菔子	卵圆形或椭圆形，稍扁	表面黄棕色、红棕色或灰褐色	质较坚硬，破碎后有油性	味微苦辛
炒莱菔子	鼓起	颜色加深	质脆	有香气

【炮制品质量要求】莱菔子饮片含水分不得过 8.0%，总灰分不得过 6.0%，酸不溶性灰分不得过 2.0%。醇溶性浸出物（热浸法）不得少于 10.0%。

【炮制作用】

1. 莱菔子　味甘、辛，性平。具有消食除胀、涌吐风痰的功能。用于食积气滞、胸闷腹胀、嗳气吞酸、痰壅咳嗽。

2. 炒莱菔子　炒后变升为降，长于消食除胀、降气化痰。改变了涌吐痰涎的不良反应，既缓和药性，又利于粉碎和煎出。

知识拓展

莱菔子具有降压、抗菌、抗炎、镇咳、祛痰及对胃肠道的作用等。实验表明，各莱菔子制品均有增强离体兔回肠节律收缩的作用，抑制小白鼠胃排空的作用，两者均有利于食物在小肠内消化。

蔓荆子

【处方用名】蔓荆子、炒蔓荆子。

【来源】本品为马鞭草科植物单叶蔓荆 *Vitex trifolia* L. var. *simplicifolia* Cham. 或蔓荆 *Vitex trifolia* L. 的干燥成熟果实。

【炮制方法】

1. 蔓荆子 取原药材，去净杂质，筛去灰屑。用时捣碎。

2. 炒蔓荆子 取净蔓荆子，置已预热好的炒制容器内，用文火加热，炒至颜色加深，取出，搓去蒂下白膜（宿存萼）及枝梗，筛净。用时捣碎。

【成品性状】

规格	形状	颜色	质地	气味
蔓荆子	球形，被灰白色粉霜状茸毛，有纵向浅沟4条，顶端微凹，基部有灰白色宿萼及短果梗	灰白色	较轻	气特异而芳香，味淡、微辛
炒蔓荆子	形如蔓荆子，无宿萼及短果梗	黑色	较轻	气特异而芳香，味淡、微辛

【炮制品质量要求】蔓荆子饮片含水分不得过14.0%，总灰分不得过7.0%。醇溶性浸出物不得少于8.0%；按干燥品计算，蔓荆子黄素不得少于0.030%。

【炮制作用】

1. 蔓荆子 味辛、苦，性微寒。具有疏散风热、清利头目的功能。用于风热感冒头痛，齿龈肿痛，目赤肿痛，视物昏暗，湿痹拘挛。

2. 炒蔓荆子 炒后辛散之性缓和，长于升清阳之气，祛风止痛。用于耳目失聪，风湿痹痛，偏正头痛。

知识拓展

采用紫外分光光度法测定总黄酮，结果表明，蔓荆子随炒制程度加重，炒制时间延长，出现先上升后下降的变化。炒焦品含量最高，炒炭品次之，微炒和生品含量较少。

牛蒡子

【处方用名】牛蒡子、大力子、炒牛蒡子、炒大力子。

【来源】本品为菊科植物牛蒡 *Arctium lappa* L. 的干燥成熟果实。

【炮制方法】

1. 牛蒡子 取原药材，筛去灰屑及杂质。用时捣碎。

2. 炒牛蒡子 取净牛蒡子，置已预热好的炒制容器内，用文火加热，炒至鼓起，有爆裂声，断面浅黄色，略有香气逸出时，取出。用时捣碎。

【成品性状】

规格	形状	颜色	质地	气味
牛蒡子	长倒卵形，略扁，微弯曲，有数条纵棱	表面灰褐色，带紫黑色斑点	果皮较硬，富油性	味苦微辛而稍麻舌
炒牛蒡子	形如牛蒡子，微鼓起	深灰色，微有光泽	富油性	略具香气

【炮制品质量要求】牛蒡子饮片总灰分不得过7.0%，酸不溶性灰分不得过2.0%，含牛蒡苷不得少于5.0%。

【炮制作用】

1. 牛蒡子 味辛、苦，性寒。具有疏散风热，宣肺透疹，解毒利咽的功能。生品长于疏散风热，解毒散结。可用于风温初起，痄腮肿痛，痈毒疮疡。

2. 炒牛蒡子 炒后能缓和寒滑之性，以免伤中，并且气香，宣散作用更强，长于解毒透疹，利咽散结，化痰止咳。用于麻疹不透，咽喉肿痛，风热咳喘。

酸枣仁

【处方用名】酸枣仁、炒酸枣仁。

【来源】本品为鼠李科植物酸枣 *Ziziphus jujaba* Mill. var. *spinosa* (Bunge) Hu et H. F. Chou 的干燥成熟种子。

【炮制方法】

1. 酸枣仁 取原药材，去净杂质。用时捣碎。

2. 炒酸枣仁 取净酸枣仁，置已预热好的炒制容器内，用文火加热，炒至鼓起，颜色加深，有爆鸣声，断面浅黄色时取出。用时捣碎。

【成品性状】

规格	形状	颜色	质地	气味
酸枣仁	扁圆形或扁椭圆形。一面较平坦，中间有一条隆起的纵线纹；另一面稍凸起，一端凹陷，可见线形种脐	表面紫红色或紫褐色，平滑有光泽，胚乳白色	种皮较脆，富油性	气微，味淡
炒酸枣仁	微鼓起，微具焦斑	表面颜色加深，断面浅黄色	富油性	略有焦香气

【炮制品质量要求】炒酸枣仁水分不得过 7.0%，总灰分不得过 4.0%。斯皮诺素不得少于 0.080%。

【炮制作用】

1. 酸枣仁 味甘、酸，性平。具有补肝，宁心，敛汗，生津的功能。长于养心安神，用于心阴不足和肝肾亏损的惊悸，健忘，眩晕，虚烦不眠等。

2. 炒酸枣仁 炒后种皮开裂，易于粉碎和煎出；同时炒制能起到杀酶保苷的作用。其作用与生酸枣仁相近，养心安神作用强于生酸枣仁。

知识拓展

酸枣仁自宋代以后出现了生熟异治之说。如《证类本草》记载：“睡多生使，不得睡炒熟。”后来历代有沿用。从现代资料看，生、炒酸枣仁的化学成分到目前为止尚未发现不同。药理作用上，生、炒酸枣仁均有镇静安眠作用，只是炒品略强于生品。实验结果表明，生酸枣仁清炒后和经回流提取，有效成分基本没有发生变化，二种酸枣仁皂苷和黄酮成分相同。故生熟异治的说法不能成立。

薏苡仁

【处方用名】薏苡仁、苡仁、苡米、炒苡仁、炒苡米、麸苡仁。

【来源】本品为禾本科植物薏苡 *Coix lacryma-jobi* L. var. *ma-yuen*（Roman）Stapf 的干燥成熟种仁。

【炮制方法】

1. 薏苡仁　取原药材，除去杂质，用时筛去灰屑。

2. 炒薏苡仁　取净薏苡仁，置已预热好的炒制容器内，用中火加热，炒至表面黄色，略鼓起，表面有突起，取出。

3. 麸炒薏苡仁　先将锅用中火烧热，撒入麦麸即刻烟起，再投入薏苡仁迅速拌炒至黄色，微鼓起，取出，筛去麦麸即得。

每 100kg 薏苡仁，用麦麸 15kg。

【成品性状】

规格	形状	颜色	质地	气味
薏苡仁	宽卵形或椭圆形，一端钝圆，另一端较宽而微凹	表面乳白色或黄白色，光滑，偶有残存的淡棕色种皮，断面白色	质坚硬，粉性	味微甜
炒薏苡仁	形如薏苡仁，微鼓起	表面淡黄色，略有焦斑	质坚硬，粉性	味微甜
麸炒薏苡仁	形如薏苡仁，微鼓起	表面黄色	质坚硬，粉性	味微甜，略有香气

【炮制品质量要求】薏苡仁饮片含杂质不得过 2.0%，水分不得过 15.0%，总灰分不得过 3.0%；采用热浸法，醇溶性浸出物不得少于 5.5%；含甘油三油酸酯不得少于 0.50%。

【炮制作用】

1. 薏苡仁　味甘、淡，性凉。具有健脾渗湿，除痹止泻，清热排脓的功能。生品偏寒凉，长于利水渗湿，清热排脓，除痹止痛。可用于小便不利，水肿，脚气，肺痈，肠痈，风湿痹痛，筋脉挛急及湿温病在气分。

2. 炒薏苡仁　炒后寒凉之性偏于平和，长于健脾止泻，可用于脾虚泄泻，纳少腹胀。如参苓白术散。

3. 麸炒薏苡仁　麸炒后缓和寒凉之性，用于健脾止泻。

紫苏子

【处方用名】紫苏子、苏子、炒紫苏子、炒苏子、蜜苏子、苏子霜。

【来源】本品为唇形科植物紫苏 *Perilla frutescens*（L.）Britt. 的干燥成熟果实。

【炮制方法】

1. 紫苏子　取原药材，洗净，干燥。用时捣碎。

2. 炒紫苏子　取净紫苏子，置已预热好的炒制容器内，用文火加热，炒至有爆裂声，表面颜色加深，断面浅黄色，并逸出香气时，取出晾凉。用时捣碎。

3. 蜜紫苏子 取炼蜜，加适量开水稀释，淋入净紫苏子内拌匀，稍闷，置已预热好的炒制容器内，文火炒至深棕色，不粘手时取出。

每100kg紫苏子，用炼蜜10kg。

4. 苏子霜 取净紫苏子，研如泥状，加热，用布或吸油纸包裹，压榨去油，至药物不再粘成饼，成松散粉末为度，研细。

【成品性状】

规格	形状	颜色	质地	气味
紫苏子	卵圆形，有微隆起的网纹	表面灰棕色或灰褐色，种子黄白色，子叶类白色	有油性	压碎有香气，味微辛
炒紫苏子	形如紫苏子	外表黄褐色	有油性	气香
蜜紫苏子	形如紫苏子	深棕色	有黏性	蜜香气，味微甜
苏子霜	粗粉状	灰白色	质松软	气微香

【炮制品质量要求】紫苏子饮片水分不得过8.0%，含迷迭香酸不得少于0.25%。炒紫苏子水分不得过2.0%，含迷迭香酸不得少于0.20%。

【炮制作用】

1. 紫苏子 味辛，性温。具有降气消痰、平喘、润肠的功能。生品多用于肠燥便秘。

2. 炒紫苏子 炒后辛散之性缓和，多用于喘咳。炒后质酥易碎，易于煎出有效成分。

3. 蜜苏子 润肺止咳之效增强，长于降气平喘。

4. 苏子霜 除去油脂，有降气平喘之功，但无滑肠之虑，多用于脾虚便溏的喘咳患者。

知识拓展

紫苏子有明显的降血脂作用，可提高实验动物的学习能力。炒紫苏子乙醇提取物通过降低小鼠血清总IgE和特异IgE水平，促使肥大细胞脱颗粒及组胺释放，表现出明显的抗过敏作用。

葶苈子

【处方用名】葶苈子、炒葶苈子。

【来源】本品为十字花科植物独行菜 *Lepidium apetalum* Willd. 或播娘蒿 *Descurainia Sophia*（L.）Webb et Prantl 的干燥成熟种子。前者习称“北葶苈子”，后者习称“南葶苈子”。

【炮制方法】

1. 葶苈子 取原药材，除去杂质，筛去灰屑。用时捣碎。

2. 炒葶苈子 取净葶苈子置已预热好的炒制容器内，用文火加热，炒至微鼓起，断面浅黄色，并有香气逸出，取出放凉。用时捣碎。

【成品性状】

规格	形状	颜色	质地	气味
葶苈子	扁卵形（北葶苈子）或长圆形略扁（南葶苈子）	表面棕黄色或棕红色，微有光泽	略有黏性	微辛苦
炒葶苈子	形如葶苈子	棕褐色	无黏性	具香气

【炮制品质量要求】葶苈子饮片水分不得过9.0%，总灰分不得过8.0%，酸不溶性灰分不得过3.0%；膨胀度南葶苈子不得低于3，北葶苈子不得低于12。南葶苈子含槲皮素-3-O-β-D-葡萄糖-7-O-β-D-龙胆双糖苷不得少于0.075%。

炒葶苈子水分不得过5.0%，总灰分不得过8.0%，酸不溶性灰分不得过3.0%；南葶苈子含槲皮素-3-O-β-D-葡萄糖-7-O-β-D-龙胆双糖苷不得少于0.080%。

【炮制作用】

1. 葶苈子 味苦、辛，性大寒。具有泻肺平喘、利水消肿的功能。生品力速而较猛，降泄肺气作用较强，长于利水消肿，宜于实证。

2. 炒葶苈子 炒后药性缓和，免伤肺气，可用于实中挟虚的患者。多用于咳嗽喘逆，腹水胀满。芥子苷为葶苈子的有效成分之一，炒后杀酶保苷，提高煎出率，并且减少了有刺激性的芥子油的含量。

火麻仁

【处方用名】火麻仁、大麻仁、麻子仁、麻仁、炒火麻仁、炒麻仁。

【来源】本品为桑科植物大麻 *Cannabis sativa* L. 的干燥成熟果实。

【炮制方法】

1. 火麻仁 取原药材，除去杂质，筛去灰屑。用时捣碎。

2. 炒火麻仁 取净火麻仁，置已预热好的炒制容器内，用文火加热，炒至有香气，呈微黄色，取出，放凉。用时捣碎。

【成品性状】

规格	形状	颜色	质地	气味
火麻仁	卵圆形或椭圆形，表面有网纹，两侧有棱线，顶端钝尖，内有种仁	表面灰绿色或灰黄色，种仁白色	果皮薄而脆，种仁富油性	气微，味淡
炒火麻仁	形如火麻仁	表面淡黄色	如火麻仁	微具焦香气，味淡

【炮制作用】

1. 火麻仁 味甘，性平。具有润肠通便的功能。

2. 炒火麻仁 炒后可提高煎出效果。生品、制品功用一致。

槐　花

【处方用名】槐花、槐米、炒槐花、槐花炭。

【来源】本品为豆科植物槐 *Sophora japonica* L. 的干燥花及花蕾。前者习称“槐花”，后者习称“槐米”。

【炮制方法】

1. 槐花 取原药材，除去杂质及枝梗，筛去灰屑。

2. 炒槐花 取净槐花，置已预热好的炒制容器内，用文火加热，炒至深黄色，取出晾凉。

3. 槐花炭 取净槐花，置已预热好的炒制容器内，用中火加热，炒至焦褐色，喷洒少许清水，灭净火星，炒干，取出凉透。

【成品性状】

规格	形状	颜色	质地	气味
槐花	皱缩而卷曲，完整者花萼钟状；花蕾卵圆形或椭圆形	黄绿色，花瓣黄色或黄白色；花蕾花萼黄绿色	体轻；花蕾质轻	味微苦，花蕾味微苦涩
炒槐花	形如槐花	外表深黄色	如槐花	如槐花
槐花炭	形如槐花	外表焦褐色	如槐花	如槐花

【炮制品质量要求】槐花饮片含水分不得过11.0%，总灰分：槐花不得过14.0%，槐米不得过9.0%；酸不溶性灰分：槐花不得过8.0%，槐米不得过3.0%；醇溶性浸出物：槐花饮片不得少于37.0%，槐米不得少于43.0%。总黄酮含量：以无水芦丁计，槐花饮片不得少于8.0%，槐米饮片不得少于20.0%。含芦丁，槐花饮片不得少于6.0%，槐米饮片不得少于15.0%。

【炮制作用】

1. 槐花 味苦，性微寒。具有凉血止血、清肝泻火的功能。生品以清肝泻火、清热凉血见长。多用于血热妄行，肝热目赤，头痛眩晕，疮毒肿痛。

2. 炒槐花 炒后苦寒之性缓和，有杀酶保苷的作用。其清热凉血作用次于生品。

3. 槐花炭 清热凉血作用极弱，涩性增加，以凉血止血力胜。用于咯血、衄血、便血、崩漏下血、痔疮出血等出血症。

知识拓展

槐米炒炭后止血作用增强，其原因在于：止血成分含量增加，抗止血成分含量降低。即鞣质、槲皮素含量增加，而异鼠李素含量降低。

决明子

【处方用名】决明子、草决明、炒决明子。

【来源】本品为豆科植物决明 *Cassia obtusifolia*. L. 或小决明 *Cassia tora* L. 的干燥成熟种子。

【炮制方法】

1. 决明子 取原药材，去净杂质，洗净，干燥。用时捣碎。

2. 炒决明子 取净决明子，置已预热好的炒制容器内，用中火加热，炒至颜色加深，断面浅黄色，爆裂声减弱并有香气逸出时，取出。

【成品性状】

规格	形状	颜色	质地	气味
决明子	菱方形或短圆柱形，两端平行倾斜，一端较平坦，另端尖斜，背腹面各有1条突起的棱线	表面绿棕色或暗棕色	表面有光泽，质坚硬	气微，味微苦
炒决明子	形如决明子，表面有裂隙	颜色加深	无光泽，质酥脆	微有香气

【炮制品质量要求】决明子饮片水分不得过15.0%，总灰分不得过5.0%；含大黄酚不得少于0. 20%，含橙黄决明素不得少于0.080%。

炒决明子水分不得过12.0%，总灰分不得过6.0%；含大黄酚不得少于0.12%，含橙黄决明素不得少于0.080%。

【炮制作用】

1. 决明子 味甘、苦、咸，性微寒。具有清热明目、润肠通便的功能。生决明子长于清肝热，润肠燥。用于目赤肿痛，大便秘结。

2. 炒决明子 炒后能缓和寒泻之性，有平肝养肾的功效。可用于头痛、头晕、青盲内障。

知识拓展

实验研究表明，决明子炒后，蒽醌类成分被破坏，尤其是结合型蒽醌含量炒后约为生决明的26.4%。常规煎煮时间内煎液中，打碎品游离蒽醌比未打碎者多，炒制品又比生品多。

白 果

【处方用名】白果、白果仁、炒白果、炒白果仁。

【来源】本品为银杏科植物银杏 *Ginkgo biloba* L. 的干燥成熟种子。

【炮制方法】

1. 白果仁 取原药材，除去杂质，去壳取仁。用时捣碎。

2. 炒白果仁 取净白果仁，置已预热好的炒制容器内，用文火加热，炒至深黄色，有香气，取出，晾凉，用时捣碎。

【成品性状】

规格	形状	颜色	质地	气味
白果仁	扁椭圆形。断面内层中间有空隙	一端淡棕色，另一端金黄色，断面外层黄色，内层淡黄色或淡绿色	断面外层胶质样，内层粉性	无臭，味甘，微苦
炒白果仁	形如白果仁	表面黄色，有火色斑点	断面外层胶质样，内层粉性	气香

【炮制作用】

1. 白果 味甘、苦、涩，性平；有毒。具有敛肺定喘，止带浊，缩小便的功能。生白果有毒，内服用量宜小。

2. 炒白果仁 炒后毒性降低，常用于气逆喘咳，带下。

牵牛子

【处方用名】牵牛子、黑丑、白丑、二丑、草金铃、炒牵牛子、炒二丑。

【来源】本品为旋花科植物裂叶牵牛 *Pharbitis nil*（L.）Choisy 或圆叶牵牛 *Pharbitis purpurea*（L.）Voigt 的干燥成熟种子。

【炮制方法】

1. 牵牛子 取原药材，去净杂质，用时捣碎。

2. 炒牵牛子 取净牵牛子，置已预热好的炒制容器内，用文火加热，炒至膨胀鼓起，有爆裂声，颜色加深，断面浅黄色，出锅晾凉。

【成品性状】

规格	形状	颜色	质地	气味
牵牛子	橘瓣状，背面有1条浅纵沟，腹面棱线的下端有一点状种脐，微凹	表面灰黑（黑丑）或淡黄白色（白丑）	质硬	无臭，味辛、苦，有麻感
炒牵牛子	形如牵牛子，稍鼓起	颜色加深，断面浅黄色	质硬	微具香气

【炮制品质量要求】牵牛子饮片含水分不得过10.0%，总灰分不得过5.0%，酸不溶性灰分不得过1.0%。醇溶性浸出物（冷浸法）不得少于15.0%；采用高效液相法，本品按干燥品计算，含咖啡酸和咖啡酸乙酯总量不得少于0.20%。

【炮制作用】

1. 牵牛子 味苦，性寒；有毒。生品偏于逐水消肿，杀虫。用于水肿胀满，二便不通，虫积腹痛。

2. 炒牵牛子 炒后可降低毒性，缓和药性，免伤正气，易于粉碎和煎出，以消食导滞见长。多用于食积不化，气逆痰壅。

知识拓展

牵牛子苷在肠内遇胆汁和肠液分解出牵牛子素，对肠道有强烈刺激作用，增加肠蠕动，引起肠黏膜充血，分泌增加而致泻。炒后破坏部分牵牛子苷，从而使泻下作用缓和，毒性降低。

苍耳子

【处方用名】苍耳子、炒苍耳子。

【来源】本品为菊科植物苍耳 *Xanthium sibiricum* Patr. 的干燥成熟带总苞的果实。

【炮制方法】

1. 苍耳子 取原药材，除去杂质，用时捣碎。

2. 炒苍耳子 取净苍耳子，置已预热好的炒制容器内，用中火加热，炒至焦黄色，刺焦时即可，碾去刺，筛净。用时捣碎。

【成品性状】

规格	形状	颜色	质地	气味
苍耳子	纺锤形，或卵圆形，全体有刺，破开后内有双仁	表面黄棕色或黄绿色	体轻质坚，有油性	气微，味微苦
炒苍耳子	形如苍耳子	表面焦黄色	刺尖焦脆	微有香气

【炮制品质量要求】苍耳子饮片水分不得过 12.0%，总灰分不得过 5.0%，酸不溶性灰分不得过 1.0%。

【炮制作用】

1. 苍耳子 味辛、苦，性温；有毒。具有散风湿、通鼻窍的功能，生品消风止痒力强，多用于皮肤痒疹、疥癣等皮肤病。

2. 炒苍耳子 炒后可降低毒性，偏于通鼻窍，祛风湿，止痛。常用于鼻渊头痛，风湿痹痛。同时，炒后刺变焦黄，易于去除。

知识拓展

苍耳子中所含毒性蛋白常易损害肝、心、肾等内脏实质细胞，出现黄疸、心律不齐、蛋白尿。尤以损害肝脏为甚，能引起肝昏迷而迅速死亡，即便治愈，也易留下肝大后遗症。经水浸泡或加热处理，可降低毒性。亦有认为苍耳子药用必须炒至焦黄，使脂肪油中所含毒蛋白变性，凝固在细胞中不被溶出，而达到去毒目的。

王不留行

【处方用名】王不留行、王不留、留行子、炒王不留行、炒王不留。

【来源】本品为石竹科植物麦蓝菜 *Vaccaria segetalis*（Neck.）Garcke 的干燥成熟种子。

【炮制方法】

1. 王不留行 取原药材，去净杂质，洗净，干燥。

2. 炒王不留行 取净王不留行，置已预热好的炒制容器内，用武火加热，迅速拌炒至大部分爆花即可。

【成品性状】

规格	形状	颜色	质地	气味
王不留行	小圆球形，表面有一条半圆形的浅沟和一白点	表面乌黑色或红黑色，微有光泽，种仁白色	粉性，质坚硬	味淡
炒王不留行	大部分呈类球形白花	白色	质松泡	有香气

【炮制品质量要求】王不留行饮片水分不得过 12.0%，总灰分不得过 4.0%，醇溶性浸出物不得少于 6.0%；含王不留行黄酮苷不得少于 0.40%。

炒王不留行水分不得过 10.0%，总灰分不得过 4.0%，醇溶性浸出物不得少于 6.0%；含王不留行黄酮苷不得少于 0.15%。

【炮制作用】

1. 王不留行 味苦，性平。具有活血通经、下乳消肿的功能。生品长于消痈肿，用于乳痈或其他疮痈肿痛。

2. 炒王不留行 炒后质地松泡，利于有效成分煎出且走散力较强，长于活血通经，下乳，通淋。多用于产后乳汁不下，经闭，痛经，石淋，小便不利。

知识拓展

1. 王不留行目前以炒用为主，但炒制程度不同，多数要求爆花，少数只要求种皮刚开裂。实验证明，水溶物的增加与爆花程度有关，爆花率越高，水溶性浸出物也愈高。完全爆花者较生品增加 1.1 倍，刚爆花者增加 0.6 倍，未爆花者增加 0.2 倍。

2. 用红外线烘箱烤制法所得成品爆花率比传统清炒法爆花率高得多，可达 98%，水提取物含量亦远远高于传统的炒制品，薄层分析显示，所含成分基本一致。将王不留行先用水湿润，再用中火炒制，爆花率可达 95% 以上。

3. 用正交实验优选炒王不留行的工艺，结果以 120~130℃，用文、武火，投药 250~500g，炒 5~7 分钟为宜。爆花率达 95% 以上。

水红花子

【处方用名】水红花子、蓼实、水红子、炒水红花子。

【来源】本品为蓼科植物红蓼 *Polygonum orientale* L. 的干燥成熟果实。

【炮制方法】

1. 水红花子 取原药材，除去杂质及灰屑。用时捣碎。

2. 炒水红花子 取净水红花子，置已预热好的炒制容器内，用武火加热，迅速拌炒至爆花，取出晾凉。

【成品性状】

规格	形状	颜色	质地	气味
水红花子	扁圆球形，两面微凹，顶端有短突尖，基部有果梗痕	表面棕黑色或红棕色，有光泽	质硬	味淡
炒水红花子	大部分爆裂成白花	大部分白色	质疏松	具香气

【炮制品质量要求】水红花子饮片总灰分不得过5.0%。

【炮制作用】

1. 水红花子 味咸，性微寒。具有散瘀消癥、消积止痛、健脾利湿、化痰清热的功能。生品力较猛，长于消瘀破癥、化痰散结。用于癥瘕痞块、瘿瘤。

2. 炒水红花子 炒后药性缓和，成分易于煎出，消食止痛和健脾利湿作用较好。用于食积腹痛，慢性肝炎、肝硬化腹水。

任务实施

一、莱菔子、决明子、王不留行、槐花的炒黄（传统手工操作）

（一）设备工具和材料

1. 设备工具 台秤、炒锅（圆底）、铲子、炉具、不锈钢盘（搪瓷盘）毛刷、抹布。

2. 供炮制用药材 莱菔子、决明子、王不留行、槐花。

（二）工作内容和方法

工作内容	操作方法和要求	注意事项
准备	器具洁净齐全、合理摆放；规范称取生药、称量准确	炒锅、铲子和盛药器具洁净后才可以炒制
净制	通过净制操作，使饮片净度符合《中国药典》及相关规定	注意药物大小分档
预热	调节火力（　　火），控制适宜火力，并预试锅温	一般用文火，少数品种用中火
投药	投药时间恰当，投放生药操作规范	药量不能超过炒锅高度的三分之二
翻炒	翻炒动作娴熟，翻炒时要亮锅底；注意炮制程度的判断和把握：（　　）	要勤翻动，使药物受热均匀
出锅	及时出锅，筛去药屑，放凉；炮制品存放得当	及时出锅，以免炒黄的药物焦化
清场	按规程清洁器具，清理现场；饮片和器具归类放置，关闭水、电、气、门窗等	换品种、操作结束时要对炒制器具、工作台进行清洁

（三）炮制程度和质量要求

炮制后饮片质量应符合《中国药典》及《中药饮片质量标准通则（试行）》的规定。

炒莱菔子：表面微鼓起，色泽加深，质酥脆，气微香。

炒王不留行：大多数爆开白花，类球形爆花状，质松脆，有香气。

炒决明子：果实膨胀，表面有裂隙、色泽加深、有香气。

炒槐花：表面呈深黄色，有香气。

二、牛蒡子、牵牛子的炒黄（现代机械操作）

执行“炒药机标准操作规程”、“炒制岗位炒黄操作规程”。

（一）准备和生产前检查

1. 设备 炒药机、盛药器具、电子秤和状态标志。

2. 材料 牛蒡子、牵牛子。

3. 检查场地 生产场地的情况和清场合格证。

4. 清洁 生产操作前的设备清洁、消毒。

（二）标准操作

1. 开机前准备

（1）检查设备清洁情况。

（2）检查电源是否接通。

（3）检查润滑凸轮、导柱是否需上润滑油。

（4）试开机运行，炒药机运行无障碍现象，将“已清洁”标示牌换成“正在运行”。

2. 开机操作

（1）接通炒药机电源。

（2）启动电机。

（3）设置温度________℃，打开加热Ⅰ和加热Ⅱ开关。

（4）当炒药机锅体温度达到________℃时，从进料口投入药物，关好炒药锅进料口门，按筒体倒转开关进行翻炒，达到炒制要求时，关加热Ⅰ和加热Ⅱ开关。

（5）按筒体顺转开关，药物自出料口出。

（6）筒体空转30分钟左右后关闭电源，炒药机停止运行。

（三）生产结束后设备的清洁、消毒和清场

1. 炒药机的清洁、消毒

（1）关闭电源开关，拔下电源插头。

（2）用专用刷清理炒药机烟筒内壁烟灰。

（3）高压水枪冲洗干净炒药筒机内，再用干设备洁净布擦干水，

（4）用湿设备洁净布抹洗烟筒、出料口、炒药机外表、分汽管道，再用干设备洁净布擦干水。

（5）涡轮箱的外壁、电机用干设备洁净布擦干净。

（6）经常保持机器内外壁清洁，经常擦拭设备，保持设备无附着物、见本色。

（7）用消毒剂彻底消毒设备。

（8）检查合格后，挂“已清洁”状态标志牌，并注明设备名称、QA检查员、清洗人员及清洗日期等。

（9）清洗效果评价：炒药机表面光亮，无污点。

2. 清场

（1）将炮制好的药物置洁净的容器或包装袋内，作好标识后置专门的存放处。

（2）将所用容器具清洗干净存放。

（3）将生产场所地面、墙面等环境打扫干净，无残留生产物料。

（4）QA 检查员检查合格后，发放清场合格证。

（四）填写相关生产记录

1. 填写设备运行记录表、设备清洁记录表。

2. 填写批生产记录（表 6–1）和清场记录。

表 6–1 炒制批生产记录

<table>
<tr><td colspan="4">时间　　　年　月　日</td><td colspan="4">文件编号：</td></tr>
<tr><td>品名</td><td colspan="2"></td><td>批号</td><td colspan="2"></td><td>车间</td><td></td></tr>
<tr><td rowspan="2">准备和生产前检查</td><td colspan="5" rowspan="2">1. 生产场地、设备是否已清洁，有无清场合格证、设备状态标志。□没有　□有
2. 按批生产指令单核对所炮制药材的名称、规格、数量是否准确。□准确　□不准确
3. 检查所炮制药材的质量情况和凭证，是否符合质量要求。□符合　□不符合</td><td colspan="2">操作人：</td></tr>
<tr><td colspan="2">复核人：</td></tr>
<tr><td rowspan="2">生产操作</td><td colspan="7">1. 执行炒制岗位炒黄操作规程</td></tr>
<tr><td colspan="7">2. 执行　　炒药机标准操作规程 SOP</td></tr>
<tr><td>辅料名称</td><td colspan="2"></td><td colspan="2">辅料数量/ kg</td><td colspan="3"></td></tr>
<tr><td>药材名称</td><td>批号/编号</td><td>领用数量/kg</td><td colspan="2">炮制方法/温度</td><td>时间</td><td>损耗量/kg</td><td>收率</td></tr>
<tr><td></td><td></td><td></td><td></td><td></td><td></td><td></td><td></td></tr>
<tr><td></td><td></td><td></td><td></td><td></td><td></td><td></td><td></td></tr>
<tr><td></td><td></td><td></td><td></td><td></td><td></td><td></td><td></td></tr>
<tr><td>操作人</td><td colspan="2"></td><td>复核人</td><td></td><td>日期</td><td colspan="2"></td></tr>
<tr><td colspan="8">设备运行情况</td></tr>
<tr><td>设备名称</td><td>正常</td><td>异常</td><td>操作人</td><td>复核人</td><td colspan="3" rowspan="3">异常情况及处理措施：</td></tr>
<tr><td>炒药机</td><td></td><td></td><td></td><td></td></tr>
<tr><td></td><td></td><td></td><td></td><td></td></tr>
<tr><td>设备的清洁和清场</td><td colspan="4"></td><td colspan="3">有无清场合格证
□没有　□有</td></tr>
<tr><td>QA</td><td colspan="2"></td><td>日　期</td><td colspan="4"></td></tr>
</table>

目标检测

一、单项选择题

1. 下列药材炒黄时应用中火的是（　　）

A. 芥子　　B. 苍耳子　　C. 紫苏子　　D. 酸枣仁

2. 炒黄后可以缓和药物寒滑之性，避免伤中的药材是（　　）

A. 山楂　　B. 牵牛子　　C. 牛蒡子　　D. 决明子

3. 要求炒爆花的药物是（　　）

A. 谷芽　　B. 薏苡仁　　C. 决明子　　D. 王不留行

二、多项选择题

1. 经炒制后可降低毒性的药物有（　　）

A. 苍耳子　　B. 牵牛子　　C. 槟榔

D. 川楝子　　E. 山楂

2. 下列药物经炒制可起到“杀酶保苷”作用的是（　　）

A. 莱菔子　　B. 牵牛子　　C. 酸枣仁

D. 芥子　　E. 葶苈子

三、配伍选择题

A. 具有涌吐风痰的功能　　B. 长于消食除胀、降气化痰的功能

C. 长于清肝热，润肠燥　　D. 具有平肝养肾的功效

E. 可降低毒性，缓和药性

1. 炒决明子的作用是（　　）
2. 决明子的作用是（　　）
3. 莱菔子的作用是（　　）
4. 炒莱菔子的作用是（　　）
5. 炒牵牛子的炮制作用是（　　）

四、简答题

1. 总结经炒黄操作后能缓和药性的药材有哪些?
2. 请分析下列药材的炮制原理：芥子、酸枣仁、紫苏子、白果、槐花。

扫码“学一学”

任务二　炒　焦

任务引入

按照《中国药典》（2015 年版）四部炮制通则规定，根据药材的特性，设计合理的炮制工艺，将山楂、麦芽、川楝子等药材进行相应炮制，以满足临床用药需求。操作中应注意药材的质地、药性和炮制目的的不同要求，采用不同加热火力和加热时间。

任务分析

一、炮制目的

炒焦的目的一方面是增强药物消食健脾的功效，一方面为减少药物的刺激性。主要适用于消食类药材增强消食健脾作用，如中药常用“焦三仙”（焦山楂、焦麦芽、焦神曲），以及刺激性较强药材，如槟榔、川楝子，应用炒焦操作以降低刺激性。

二、炮制方法

炒焦是将净选或切制后的药物，置炒制容器内，一般用中火加热，炒至药物表面呈焦黄或焦褐色，内部颜色加深，并具有焦香气味的操作方法。

炒焦法所用火力和加热时间要比炒黄法适当加大和延长，使药物产生焦香气味，但是又不能焦糊，程度介于炒黄操作和炒炭操作之间。

三、注意事项

操作中，应注意药材分档，根据药物质地选择火力大小，对于材质轻泡，易燃易变色的药材，出锅前应注意灭尽火星，保存药效并保证安全。

相关知识

适用重点药物：山楂　麦芽　神曲　川楝子　栀子　槟榔

山　楂

【处方用名】山楂、炒山楂、焦山楂、焦楂、山楂炭。

【来源】本品为蔷薇科植物山里红 *Crataegus pinnatifida* Bge. var. major N. E. Br. 或山楂 *Crataegus pinnatifida* Bge. 的干燥成熟果实。

【炮制方法】

1. 山楂　取原药材，除去杂质及脱落的核及果柄，筛去碎屑。

2. 炒山楂　取净山楂，置已预热好的炒制容器内，用中火加热，炒至颜色加深，取出晾凉，筛去碎屑。

3. 焦山楂　取净山楂，置已预热好的炒制容器内，用中火加热，炒至外表焦褐色，内部焦黄色，取出晾凉，筛去碎屑。

4. 山楂炭　取净山楂，置已预热好的炒制容器内，用武火加热，炒至表面焦黑色，内部焦褐色，取出晾凉，筛去碎屑。

【成品性状】

规格	形状	颜色	质地	气味
山楂	圆片状，皱缩不平	外皮红色。断面黄白色，中间有浅黄色果核	质较轻	气微清香，味酸微甜
炒山楂	形如山楂	表面颜色加深	质较轻	味酸微甜
焦山楂	形如山楂	表面焦褐色，内部黄褐色	质较轻	味微酸
山楂炭	形如山楂	表面焦黑色，内部焦褐色	质较轻	味涩

【炮制品质量要求】山楂饮片水分不得过 10.0%；总灰分不得过 3.0%；醇溶性浸出物不得少于 21.0%；含有机酸以枸橼酸计，不得少于 5.0%；炒山楂、焦山楂饮片，含有机酸以枸橼酸计，不得少于 4.0%。

【炮制作用】

1. 山楂　味酸、甘，性微温。具有消食健胃、行气散瘀的功能。长于活血化瘀，常用于血瘀经闭，产后瘀阻，心腹刺痛，疝气疼痛，以及高脂血症、高血压病、冠心病。

2. 炒山楂　酸味减弱，可缓和对胃的刺激性，善于消食化积。用于脾虚食滞，食欲不振，神倦乏力。

3. 焦山楂 不仅酸味减弱，且增加了苦味，长于消食止泻。用于食积兼脾虚和痢疾。

4. 山楂炭 其性收涩，具有止血、止泻的功效。可用于胃肠出血或脾虚腹泻兼食滞者。

知识拓展

山楂中的总黄酮和总有机酸都集中在果肉中，山楂核中含量甚微，而山楂核又占整个药材重量的40%左右，故去核的方法是合理的（核可另作药用）。炒山楂对黄酮类成分无明显影响，有机酸稍有减量，焦山楂黄酮类成分只保留了25.8%，总有机酸仅保留了32.8%。用电烘箱加热，超过175℃，黄酮类成分下降40%，总有机酸下降达55%。总之，加热时间越长，温度越高，两类成分被破坏就越多。

川楝子

【处方用名】 川楝子、金铃子、炒川楝子。

【来源】 本品为楝科植物川楝 *Melia toosendan* Sieb. Et Zucc. 的干燥成熟果实。

【炮制方法】

1. 川楝子 取原药材，除去杂质。用时捣碎。

2. 焦川楝子 取净川楝子，切片或砸成小块，置已预热好的炒制容器内，用中火加热，炒至表面焦黄色或焦褐色，取出晾凉，筛去灰屑。

3. 盐川楝子 取净川楝子片或碎块，用盐水拌匀，稍闷，待盐水被吸尽后，置已预热好的炒制容器内，用文火加热，炒至深黄色，取出晾凉，筛去碎屑。

每100kg川楝子，用食盐2kg。

【成品性状】

规格	形状	颜色	质地	气味
川楝子	类球形，顶端有花柱残痕，基部凹陷，果核球形或卵圆形	表面金黄色或棕黄色，微有光泽，具深棕色小点，果肉淡黄色	质坚硬。外果皮革质，果肉松软	气特异，味酸苦
焦川楝子	厚片或不规则碎块	表面焦黄色	发泡	有焦气，味苦涩
盐川楝子	厚片或不规则碎块	表面深黄色	发泡	味微咸

【炮制品质量要求】 川楝子饮片水分不得少于12.0%；水溶性浸出物不得少于32.0%。

【炮制作用】

1. 川楝子 味苦，性寒。具有疏肝行气，止痛，驱虫的功能。生品有小毒，长于杀虫、疗癣，兼能止痛。用于虫积腹痛，头癣。

2. 焦川楝子 炒焦后可缓和苦寒之性，降低毒性，减少滑肠之弊，以疏肝理气止痛力胜。用于胁肋疼痛及胃脘疼痛。

3. 盐川楝子 盐炙引药下行，作用专于下焦，长于疗疝止痛。常用于疝气疼痛，睾丸坠痛。

栀 子

【处方用名】栀子、山栀、黄栀子、炒栀子、焦栀子、栀子炭。

【来源】本品为茜草科植物栀子 *Gardenia jasminoides* Ellis 的干燥成熟果实。

【炮制方法】

1. 栀子 取原药材，除去杂质，碾碎。

2. 炒栀子 取栀子碎块，置已预热好的炒制容器内，用文火加热，炒至深黄色，取出晾凉。

3. 焦栀子 取栀子碎块，置已预热好的炒制容器内，用中火加热，炒至焦黄色，取出晾凉。

4. 栀子炭 取栀子碎块，置已预热好的炒制容器内，用武火加热，炒至黑褐色，喷淋少许清水熄灭火星，取出晾干。

【成品性状】

规格	形状	颜色	质地	气味
栀子	不规则碎块状，种子扁卵圆形	表面红黄色或棕红色，种子红黄色	果皮薄而脆	味微酸而苦
炒栀子	形如栀子	深黄色或黄褐色	果皮薄而脆	味微酸而苦
焦栀子	形如栀子	焦黄色	果皮薄而脆	味微酸而苦
栀子炭	形如栀子	黑褐色或焦黑色	果皮薄而脆	味微苦

【炮制品质量要求】栀子饮片水分不得过 8.5%；总灰分不得过 6.0%；含栀子苷不得少于 1.8%。

【炮制作用】

1. 栀子 味苦，性寒。具有泻火除烦，清热利尿，凉血解毒的功能。长于泻火利湿，凉血解毒。常用于温病高热，湿热黄疸，湿热淋症，疮疡肿毒；外治扭伤跌损，但苦寒之性甚强，易伤中气，且对胃有刺激性，脾胃较弱者服后易吐。

2. 炒栀子 炒后缓和苦寒之性，可清热除烦，与焦栀子功用相似，炒栀子比焦栀子苦寒之性略强，用于热较甚者。

3. 焦栀子 苦寒之性更缓，清热除烦用于脾胃较虚弱者。

4. 栀子炭 善于凉血止血，多用于吐血、咯血、衄血、尿血、崩漏下血等。

槟 榔

【处方用名】槟榔、大白、焦槟榔、槟榔炭。

【来源】本品为棕榈科植物槟榔 *Areca catechu* L. 的干燥成熟种子。

【炮制方法】

1. 槟榔 取原药材，除去杂质，用水浸泡 3~5 天，捞出置容器内，经常淋水，润透，切薄片，干燥，筛去碎屑。

2. 炒槟榔 取槟榔片，置已预热好的炒制容器内，用文火加热，炒至微黄色，取出晾凉，筛去碎屑。

3. 焦槟榔 取槟榔片，置已预热好的炒制容器内，用中火加热，炒至焦黄色，取出晾凉，筛去碎屑。

【成品性状】

规格	形状	颜色	质地	气味
槟榔	类圆形薄片	表面呈棕、白色相间的大理石样花纹	质坚脆易碎	气微，味涩微苦
炒槟榔	类圆形薄片	表面浅黄色	质坚脆易碎	气微，味涩微苦
焦槟榔	类圆形薄片	表面焦黄色	质坚脆易碎	气微，味涩微苦

【炮制品质量要求】槟榔饮片水分不得过10.0%；含醚溶性生物碱以槟榔碱计，不得少于0.30%。

【炮制作用】

1. 槟榔 味苦、辛，性温。具有杀虫，消积，降气，行水，截疟的功能。生品力峻，常用于治绦虫、姜片虫、蛔虫及水肿、脚气、疟疾。

2. 炒槟榔 炒后可缓和药性，以免克伐太过而耗伤正气，并能减少服后恶心、腹泻、腹痛的不良反应。

3. 焦槟榔 焦槟榔与炒槟榔功用相似，长于消食导滞。用于食积不消，痢疾里急后重。但炒槟榔较槟榔作用稍强，而克伐正气的作用也略强于焦槟榔，一般身体素质稍强者可选用炒槟榔，身体素质较差者应选用焦槟榔。

知识拓展

1. 槟榔经浸泡后切片，醚溶性生物碱损失很大；在水浸泡过程中，其生物碱含量，换水比不换水的方法损失大。加热对槟榔的成分也有影响，采用薄层扫描法对槟榔的生品、炒黄品、炒焦品、炒炭品中槟榔碱进行含量测定，结果是随着受热时间的增加，槟榔碱的含量逐渐降低。槟榔饮片的干燥方法对生物碱含量也有影响。切片后曝干其生物碱损失比阴干大得多，晒干也比阴干的含量低，烘干则与阴干含量接近。

2. 工艺研究

（1）槟榔质地坚硬，传统方法加工饮片，浸泡时间长，有效成分流失，影响饮片质量。采用减压冷浸软化方法，结果表明，该法能提高软化效率，缩短浸泡时间，保证饮片质量。

（2）正交设计法筛选最佳软化切制工艺为，先减压后加水，25℃～26℃水浸泡，切0.5mm以下极薄片，阴干。

（3）微波法炮制槟榔是通过药物本身水分子间的振动产生热能而达到炮制目的，该法炮制时应用的温度低，工艺简单，操作方便，无污染，药材损失少，药材炮制程度均匀一致，饮片完整美观，有效地解决了加热温度高引起槟榔碱大量损失的问题。

扫码“看一看”

任务实施

一、山楂、麦芽、川楝子的炒焦（传统手工操作）

（一）设备工具和材料

1. 设备工具 台秤、炒锅（圆底）、铲子、炉具、不锈钢盘（搪瓷盘）、喷水壶、毛刷、抹布。

2. 供炮制用药材 山楂、麦芽、川楝子。

（二）工作内容和方法

工作内容	操作方法和要求	注意事项
准备	器具洁净齐全、合理摆放；规范称取生药、称量准确	炒锅、铲子和盛药器具洁净后才可以炒制
净制	通过净制操作，使饮片净度符合《　　　　》及相关规定	注意药物（　　）
预热	调节火力（　　火），控制适宜火力，并预试锅温	一般用（　　）火，少数品种用（　　）火
投药	投药时间恰当，投放生药操作规范	药量不能超过炒锅高度的（　　）
翻炒	翻炒动作娴熟，翻炒时要亮锅底；注意炮制程度的判断：表面（　　），并具有（　　）	要勤翻动，使药物受热均匀，应注意（　　）
出锅	及时出锅，筛去药屑，放凉；炮制品存放得当	及时出锅，以免炒焦的药物焦糊
清场	按规程清洁器具，清理现场；饮片和器具归类放置，关闭水、电、气、门、窗等	换品种、操作结束时要对炒制器具、工作台进行清洁

（三）炮制程度和质量要求

炮制后饮片质量应符合《中国药典》及《中药饮片质量标准通则（试行）》的规定。

焦山楂：表面焦褐色，内部黄褐色。有焦香气，酸味减弱。

焦麦芽：微鼓起，表面焦褐色或焦黄色，有焦斑，有焦香气。

焦川楝子：表面焦黄色，偶见焦斑，气焦香。

二、山楂的炒焦（现代机械操作）

执行“炒药机标准操作规程”、“炒制岗位炒焦操作规程”。

炒制批生产记录参见表6-1。

目标检测

一、单项选择题

1. 炒焦可增强药物（　　）

A. 消食止泻作用　　B. 消食健脾的功效

C. 活血化瘀作用　　D. 止血作用

2. 治疗虫积，宜选用（　　）

A. 炒槟榔　　B. 焦槟榔　　C. 槟榔炭　　D. 生槟榔

3. 炒焦药物，一般用（　　）火加热

A. 文火　　B. 中火　　C. 武火　　D. 火力大小皆可

二、多项选择题

1. 山楂炒焦的目的是（　　）

A. 破坏部分有机酸　　B. 降低毒性

C. 缓和对胃的刺激性　　D. 增强消食健脾的功效

E. 增加了苦味，长于消食止泻

2. 川楝子的炮制品包括（　　）

A. 川楝子　　B. 炒川楝子　　C. 焦川楝子

D. 盐川楝子　　E. 醋川楝子

三、配伍选择题

A. 长于疗疝止痛

B. 可缓和苦寒之性，降低毒性，疏肝理气止痛力胜

C. 消食健胃、行气散瘀

D. 增加了苦味，长于消食止泻

E. 缓和对胃的刺激性，善于消食化积

1. 山楂作用是（　　）

2. 炒山楂的炮制作用是（　　）

3. 山楂炭的炮制作用是（　　）

4. 焦川楝子的炮制作用是（　　）

5. 盐川楝子的炮制作用是（　　）

四、简答题

1. 炒焦法在操作中应注意什么？其炮制目的是什么？

2. 槟榔在各个加工环节应如何操作以避免有效成分损失？

扫码“学一学”

任务三　炒　炭

任务引入

按照《中国药典》2015年版四部炮制通则规定，根据药材的特性，设计合理的炮制工艺，将槐花、侧柏叶、荆芥、地榆、大蓟、牡丹皮等药材进行相应炮制，以满足临床用药需求。操作中应注意药材的质地、药性和炮制目的的不同要求，采用不同加热火力和加热时间。

任务分析

一、炮制目的

炒炭的目的主要是使药物增强止血作用，如地榆、大蓟、牡丹皮等，个别药物炒炭后产生止血、止泻作用，如荆芥、石榴皮等。

二、炮制方法

将净选或切制后的药物，置炒制容器内，用武火或中火加热，炒至表面焦黑色或焦褐色，内部呈棕褐色或棕黄色的操作方法，称为炒炭。

炒炭法是清炒法三种方法中所用火力最大，加热时间最长的一种方法。为使药物表面和内部达到规定程度，不一定要一味加大火力，延长加热时间，要根据临床要求和药材质地，适当选择火候，保证药效的合理变化。

“存性”是炒炭的基本要求。“炒炭存性”是指在炒炭操作中时只使其药物部分炭化，更不能使其灰化，未炭化部分仍应保存药物的固有形状和气味。花、叶、草等类质地轻泡药材炒炭后仍可清晰辨别药物原形，如槐花、侧柏叶、荆芥之类。

三、注意事项

1. 掌握好火力，以达到“炒炭存性”的要求，质地坚实的药物宜用武火，质地疏松的花、花粉、叶、全草类药物可用中火，视具体药物灵活掌握。

2. 在炒炭过程中，药物炒至一定程度时，因温度很高，易出现火星，特别是质地疏松的药物如蒲黄、荆芥等，须喷淋适量清水熄灭，以免引起燃烧。

3. 药材出锅后必须摊开晾凉，经检查确无余热后再收贮，避免复燃。

相关知识

适用重点药物：大蓟　小蓟　荆芥　侧柏叶　地榆　牡丹皮　茜草　藕节　乌梅　石榴皮　白茅根　蒲黄等

大　蓟

【处方用名】 大蓟、大蓟炭。

【来源】 本品为菊科植物蓟 *Cirsium japonicum* DC. 的干燥地上部分或根。

【炮制方法】

1. 大蓟　取原药材，除去杂质，抢水洗净，润软，切段（全草）或切薄片（根部），干燥，筛去碎屑。

2. 大蓟炭　取大蓟段或片，置已预热好的炒制容器内，用武火加热，炒至表面焦黑色，内部棕褐色，喷洒少许清水，灭尽火星，取出晾干。

【成品性状】

规格	形状	颜色	质地	气味
大蓟	不规则的小段和少量圆形薄片；茎圆柱形，叶皱缩，边缘有针刺，茎、叶均被有丝状毛	茎表面绿褐色或棕褐色，总苞黄褐色；根片表面灰白色	根片质硬而脆，茎断面髓部疏松或中空	气微，味淡。根片气微，味甘
大蓟炭	形如大蓟，不规则的段	焦黑色，棕褐色	质地疏脆	气焦香，味苦

【炮制品质量要求】大蓟饮片含柳穿鱼叶苷不得少于0.20%。大蓟炭醇溶性浸出物不得少于13.0%。

【炮制作用】

1. 大蓟 味甘、苦，性凉。具有凉血止血，祛瘀消肿的功能。生大蓟以凉血消肿力胜，常用于热淋，痈肿疮毒及热邪偏盛的出血证。

2. 大蓟炭 炒炭后凉性减弱，收敛止血作用增强。用于吐血、呕血、咯血、嗽血等出血较急剧者。

知识拓展

采用正交试验法，对大蓟炭的炮制工艺进行优选，结果表明，大蓟炭的最佳炮制工艺应为温度220℃，炒制10分钟。

小 蓟

【处方用名】小蓟、小蓟炭。

【来源】本品为菊科植物刺儿菜 *Cirsium setosum*（Willd）MB. 的干燥地上部分。

【炮制方法】

1. 小蓟 取原药材，除去杂质，稍润，切段，干燥，筛去碎屑。

2. 小蓟炭 取小蓟段，置已预热好的炒制容器内，用武火加热，炒至表面黑褐色，内部黄褐色，喷淋少许清水，熄灭火星，取出晾干。

【成品性状】

规格	形状	颜色	质地	气味
小蓟	不规则小段，叶、茎、花混合；叶多皱缩或破碎，具针刺	茎表面绿褐色或带紫色，花紫色，总苞黄绿色	茎质较硬	气微，味微苦
小蓟炭	形如小蓟	外表黑褐色，内黄褐色	质松脆	具焦香气，味苦

【炮制品质量要求】小蓟饮片的水分不得过12.0%，酸不溶性灰分不得过5.0%，醇溶性浸出物不得少于14.0%；含蒙花苷不得少于0.70%。

【炮制作用】

1. 小蓟 味甘、苦，性凉。具有凉血、止血、祛瘀消痈的功能。

2. 小蓟炭 炒炭后凉性减弱，收敛止血作用增强。小蓟与大蓟疗效相似，二者常配伍应用。

荆 芥

【处方用名】荆芥、荆芥炭。

【来源】本品为唇形科植物荆芥 *Schizonepeta tenuifolia* Briq. 的干燥地上部分。

【炮制方法】

1. 荆芥　取原药材，除去杂质，抢水洗净，稍润，切断，干燥，筛去碎屑。

2. 炒荆芥　取荆芥段，置已预热好的炒制容器内，用文火加热，炒至微黄色，取出，放凉。

3. 荆芥炭　取荆芥段，置已预热好的炒制容器内，用武火加热，炒至表面黑褐色，内部焦褐色时，喷淋少量清水，灭尽火星。取出，晾干凉透。

【成品性状】

规格	形状	颜色	质地	气味
荆芥	荆芥为不规则的小段状。茎呈方柱形，叶片较小，皱缩卷曲，破碎	茎黄绿色至紫棕色，花穗淡棕色或淡黄绿色	茎较硬，叶、花穗质脆	气香特异，味微涩而辛凉
炒荆芥	形如荆芥	表面棕黄色，略有焦斑	茎较硬，叶、花穗质脆	微具焦香气
荆芥炭	形如荆芥	表面棕褐色至棕黑色，内部焦黄色	质脆	味苦而稍辛香

【炮制品质量要求】荆芥饮片含挥发油不得少于0. 30%（ml/g），胡薄荷酮不得少于0. 020%。荆芥炭用70%乙醇作溶剂，醇浸出物不得少于8. 0%。

【炮制作用】

1. 荆芥　味辛，性微温。具有解表散风的功能。一般多生用，用于感冒，头痛，麻疹，风疹，咽喉不利，疮疡初起等。

2. 炒荆芥　具有祛风理血的作用。可用于妇人产后血晕。

3. 荆芥炭　炒炭后辛散作用极弱，具有止血的功效。可用于便血、崩漏等证。

知识拓展

有实验采用正交设计，并以化学分析和药效学实验为综合指标，对荆芥炭、荆芥穗炭的最佳制炭进行研究。结果表明，荆芥炭的最佳炮制条件为210℃，加热10分钟；荆芥穗炭的最佳炮制条件为210℃，加热6分钟。

侧柏叶

扫码“看一看”

【处方用名】侧柏叶、侧柏叶炭。

【来源】本品为柏科植物侧柏 *Platycladus orientalis*（L.）*Franco* 的干燥枝梢与叶。

【炮制方法】

1. 侧柏叶　取原药材，除去杂质与硬梗。

2. 侧柏叶炭　取净侧柏叶，置炒制容器内，用武火加热，炒至表面呈焦褐色，喷淋少量清水，灭尽火星，取出凉透。

【成品性状】

规格	形状	颜色	质地	气味
侧柏叶	不规则多节枝叶片	表面青绿色或黄绿色	质脆	气微清香，味苦涩
侧柏叶炭	形如侧柏叶	表面焦褐色，微有光泽	质脆	具焦香气

【炮制品质量要求】侧柏叶饮片水分不得过 11.0%，总灰分不得过 10.0%，酸不溶性灰分不得过 3.0%；含槲皮苷不得少于 0.10%。侧柏炭醇溶性浸出物不得少于 15.0%。

【炮制作用】

1. 侧柏叶　性味苦涩，寒。具有凉血止血，生发乌发的功能，以清热凉血，止咳祛痰力胜，用于血热妄行的各种出血症，咳嗽痰多，湿热带下及脱发。

2. 侧柏叶炭　炒炭后寒凉之性趋于平和，专于收涩止血，用于热邪不盛的出血症。

知识拓展

不同制炭程度对侧柏叶化学成分有不同程度的影响，侧柏叶炒炭后产生新的成分槲皮素，其含量可以明显的指示侧柏炭的炮制程度，可以作为侧柏叶炭的指标性成分。侧柏叶各炮制品的黄酮及鞣质含量为生品>烘品>炭品，钙的含量为炭品>生品>烘品，微量元素的含量按折合率计算为生品>烘品>炭品，挥发油含量为生品>煅品>炭品。

干　姜

【处方用名】干姜、炮姜、姜炭。

【来源】本品为姜科植物姜 *Zingiber offcinale* Rosc. 的干燥根茎。

【炮制方法】

1. 干姜　取原药材，除去杂质，略泡，洗净，润透，切厚片或块，干燥，筛去碎屑。

2. 炮姜　先将净河砂置炒制容器内，用武火炒热，再加入干姜片或块，不断翻动，炒至鼓起，表面棕褐色，取出，筛去砂，晾凉。

3. 姜炭　取干姜块，置已预热好的炒制容器内，用武火加热，炒至表面焦黑色，内部棕褐色，喷淋少许清水，灭尽火星，略炒，取出晾干，筛去碎屑。

【成品性状】

规格	形状	颜色	质地	气味
干姜	不规则的厚片或丁块，表面有明显的筋脉小点	表面灰棕色或淡黄棕色，切面黄白色	粉性	有特异香气，味辛辣
炮姜	不规则的厚片或块，表面鼓起	棕褐色，内部深黄色	质地疏松	气香，味辛辣
姜炭	不规则的厚片或块	表面焦黑色，内部棕褐色	质松脆	味苦微辣

【炮制作用】

1. 干姜　味辛，性热。具有温中散寒、回阳通脉、燥湿消痰的功能。干姜能守能走，故对中焦寒邪偏盛而兼湿者以及寒饮伏肺的喘咳颇为相宜。又因为本品力速而作用较强，故用于回阳救逆，其效甚佳。常用于脘腹冷痛，呕吐泄泻，肢冷脉微，痰饮喘咳。

2. 炮姜 味苦、辛，性温。具有温中散寒、温经止血的功能。其辛燥之性较干姜弱，温里之力不如干姜迅猛，但作用缓和持久，且长于温中止痛、止泻和温经止血。

3. 姜炭 味苦、涩，性温。归脾、肝经。其辛味消失，守而不走，长于止血温经。其温经作用弱于炮姜，固涩止血作用强于炮姜，可用于各种虚寒性出血，且出血较急，出血量较多者。

牡丹皮

【处方用名】牡丹皮、丹皮、丹皮炭。

【来源】本品为毛茛科植物牡丹 *Paeonia suffruticosa* Andr. 的干燥根皮。

【炮制方法】

1. 牡丹皮 取原药材，除去杂质，抢水洗净，润透，切薄片，干燥，筛去碎屑。

2. 牡丹皮炭 取净牡丹皮片，置已预热好的炒制容器内，用中火加热，炒至表面黑褐色，内部黄褐色，喷淋少许清水，灭尽火星，取出晾干，筛去碎屑。

【成品性状】

规格	形状	颜色	质地	气味
牡丹皮	中空的类圆形薄片	外表面灰褐色或黄褐色，栓皮脱落处呈粉红色。内表面淡灰黄色或浅棕色，常见发亮的晶点	质脆，粉性	有特殊香气，味微苦而涩
牡丹皮炭	形如牡丹皮	黑褐色	质脆，粉性	气香，味微苦而涩

【炮制品质量要求】牡丹皮饮片水分不得过 13.0%，总灰分不得过 5.0%，醇溶性浸出物（热浸法）不得少于 15.0%。含丹皮酚不得少于 1.2%。

【炮制作用】

1. 牡丹皮 味苦、辛，性微寒。生品长于清热凉血，活血散瘀，用于温毒发斑或发疹，阴虚发热，无汗骨蒸，肠痈，痈肿疮毒，肝火头痛，经闭，痛经，跌打损伤。

2. 牡丹皮炭 炒炭后清热凉血作用较弱，具有止血凉血作用，常用于血热出血。

知识拓展

丹皮炭的最佳炮制工艺为 250℃，炒制 10 分钟，该炮制品的微量元素含量明显升高。

地 榆

【处方用名】地榆、地榆炭。

【来源】本品为蔷薇科植物地榆 *Sanguisorba officinalis* 或长叶地榆 *Sanguisorba officinalis*

L. var. longifolia (*Bert.*) Yu et Li 的干燥根，后者称“绵地榆”。

【炮制方法】

1. 地榆　取原药材，除去杂质，未切片者，洗净，除去残基，润透，切厚片，干燥。筛去碎屑。

2. 地榆炭　取地榆片，置炒制容器内，用武火加热，炒至表面焦黑色，内部棕褐色，喷淋少许清水，灭尽火星，取出，晾凉。

【成品性状】

规格	形状	颜色	质地	气味
地榆	不规则圆形厚片。粗糙，有纵皱纹	表面有排列成环状的小白点，或间有黄白色条纹，周边暗紫红色	质坚	气微，味微苦涩
地榆炭	形如地榆	表面焦黑色，内部棕褐色。	质脆	味焦苦涩

【炮制品质量要求】地榆饮片水分不得过 12.0%，总灰分不得过 10.0%，酸不溶性灰分不得过 2.0%。醇溶性浸出物不得少于 23.0%；含鞣质不得少于 8.0%，没食子酸不得少于 1.0%。地榆炭醇溶性浸出物不得少于 20.0%；含鞣质不得少于 2.0%，没食子酸不得少于 0.6%。

【炮制作用】

1. 地榆　性味苦、酸、涩，微寒。归肝，大肠经。具有凉血止血，解毒敛疮的功效。用于便血，痔疮出血，血痢，崩漏，水火烫伤，痈肿疮毒等证。以凉血解毒为主。

2. 地榆炭　炒炭后，以收敛止血力胜，用于便血，痔疮出血，崩漏下血等，各种出血证均可选用。

茜　草

【处方用名】茜草、茜草炭。

【来源】本品为茜草科植物茜草 *Rubia cordifolia* L. 的干燥根和根茎。

【炮制方法】

1. 茜草　取原药材，除去残茎及杂质，洗净，润软，切厚片或段，干燥，筛去碎屑。

2. 茜草炭　取茜草片或段，置炒制容器内，用武火加热，炒至表面呈焦黑色，喷淋少许清水，灭尽火星，取出，晾凉。

【成品性状】

规格	形状	颜色	质地	气味
茜草	不规则厚片或段，片面平坦，皮部狭窄，木部宽广，具细纵皱纹及少数细根痕	周边红棕色或暗棕色，皮部紫红色，木部浅黄红色	体轻，质脆，易折断	味微苦，久嚼刺舌
茜草炭	形如茜草段	表面焦黑色，内部棕褐色	质轻松	味涩

【炮制品质量要求】茜草饮片水分不得过 12.0%，总灰分不得过 15.0%，酸不溶性灰分不得过 5.0%。醇溶性浸出物不得少于 9.0%；含大叶茜草素不得少于 0.40%，羟基茜草素

不得少于 0.10%。

茜草炭水分不得过 8.0%，醇溶性浸出物不得少于 10.0%。

【炮制作用】

1. 茜草　性味苦，寒，归肝经。具有凉血、止血、祛瘀、通经的功能，生品以活血祛瘀，清热凉血为主，亦能止血，用于吐血，衄血，崩漏下血，外伤出血，经闭瘀阻，关节痹痛，跌扑肿痛等。

2. 茜草炭　炒炭后性表收涩，寒性减弱，以止血为主。用于各种出血症，如吐血，咯血，血痢，尿血，崩漏下血等出血症。

藕　节

【处方用名】藕节、藕节炭。

【来源】本品为睡莲科植物莲 *Nelumbo nucifera Gaertn.* 的干燥根茎节部。

【炮制方法】

1. 藕节　取原药材，除去节两端的藕稍，洗净，取出，干燥，擦去残留毛须，筛去灰屑。

2. 藕节炭　取净藕节置炒药锅内，用武火加热，炒至外面呈焦黑色，内部呈黄褐色，喷淋清水少许，灭尽火星，取出干燥。

【成品性状】

规格	形状	颜色	质地	气味
藕节	短圆柱形，中间稍膨大，中央有一小孔，周围有 7~9 个较大的小孔	表面黄棕色或暗棕色，断面灰黄色至灰淡棕色	质硬	气微，味微甘涩
藕节炭	形如藕节	表面焦黑色，内部黄褐色	质坚脆	具焦香气，味苦

【炮制品质量要求】藕节炭水分不得过 10.0%，酸不溶性灰分不得过 3.0%，醇溶性浸出物不得少于 20.0%。

【炮制作用】

1. 藕节　性味甘、涩、平。归肝、肺、肾经。具止血消瘀作用。以凉血止血化瘀为主，多用于卒暴出血症。

2. 藕节炭　炒炭后涩性增强，收敛止血，多用于慢性出血症。

石榴皮

【处方用名】石榴皮、石榴皮炭。

【来源】本品为石榴科植物石榴 *Punica granatum* L. 的干燥果皮。

【炮制方法】

1. 石榴皮　取原药材，除杂质，去净残留的瓤及种子，洗净，切块，干燥。筛去碎屑。

2. 石榴皮炭　取净石榴皮块，置已预热好的炒制容器内，用武火加热，炒至表面黑褐色，内部焦黄色，喷淋少许清水灭尽火星，取出晾干。筛去碎屑。

【成品性状】

规格	形状	颜色	质地	气味
石榴皮	不规则的方块或碎块	外表面红棕色、棕黄色或紫红色，内表面黄色或红棕色，断面鲜黄色	质脆	味苦涩
石榴皮炭	形如石榴皮	表面黑褐色，断面焦黄色	质脆	味苦涩

【炮制品质量要求】石榴皮饮片水分不得过15.0%，总灰分不得过7.0%。

【炮制作用】

1. 石榴皮 味酸、涩，性温。生品长于驱虫、涩精、止带。多用于虫积腹痛，滑精，白带，脱肛，疥癣。

2. 石榴皮炭 炒炭后收涩力增强，多用于久泻，久痢，崩漏。

乌 梅

【处方用名】乌梅、乌梅肉、乌梅炭、醋乌梅。

【来源】本品为蔷薇科植物梅 *Prunus mume* Sieb. Et Zucc. 的干燥近成熟果实。

【炮制方法】

1. 乌梅 取原药材，除去杂质，洗净，干燥。

2. 乌梅肉 取净乌梅，用清水润软或蒸软后，剥取净肉，干燥，筛去碎屑。

3. 乌梅炭 取净乌梅或乌梅肉，置已预热好的炒制容器内，用武火加热，炒至皮肉发泡，黏质变枯，表面呈焦黑色，取出晾凉，筛去碎屑。

4. 醋乌梅 取净乌梅或乌梅肉，用米醋拌匀，闷润至醋被吸尽，置适宜容器内，密闭，隔水加热2~4小时，取出干燥。

每100kg净乌梅或乌梅肉，用米醋10kg。

【成品性状】

规格	形状	颜色	质地	气味
乌梅	不规则的球形或扁圆形，表面皱缩不平，果核椭圆形	表面乌黑色，果核棕黄色，种子淡黄色	果肉柔软，果核坚硬	味极酸
乌梅肉	皱缩不平	乌黑色或棕黑色	柔软	气特异，味极酸
乌梅炭	皮肉鼓起发泡	表面呈焦黑色	质较脆	味酸兼苦
醋乌梅	形如乌梅或乌梅肉	乌黑色或棕黑色	质较柔润	略有醋气

【炮制品质量要求】乌梅饮片水溶性浸出物不得少于24.0%，含枸橼酸不得少于12.0%。乌梅炭水溶性浸出物不得少于18.0%，含枸橼酸不得少于6.0%。

【炮制作用】

1. 乌梅 味酸、涩，性平。具有敛肺，涩肠，生津安蛔的功能。生乌梅长于生津止渴，敛肺止咳，安蛔。多用于虚热消渴，肺虚久咳，蛔厥腹痛。

2. 乌梅肉 功效与乌梅相同，因去核用肉，故作用更强。

3. 乌梅炭 长于涩肠止泻，止血，常用于久泻，久痢及便血，崩漏下血等。

4. 醋乌梅 功效与生乌梅相似，但收敛固涩作用更强，尤其适用于肺气耗散之久咳不止和蛔厥腹痛。

白茅根

【处方用名】 白茅根、茅根、茅根炭。

【来源】 本品为禾本科植物白茅 *Imperata cylindrica* Beauv. var. *major* （Nees）CE. Hubb. 的干燥根茎。

【炮制方法】

1. 白茅根 取原药材，微润，切段，干燥，筛去碎屑。

2. 茅根炭 取茅根段，置已预热好的炒制容器内，用中火加热，炒至表面焦褐色，内部焦黄色，喷淋少许清水，灭尽火星，取出晾干。

【成品性状】

规格	形状	颜色	质地	气味
白茅根	圆柱状短段，节明显，切断面中心有小孔	表面黄白色或淡黄色，微有光泽，节呈浅黄棕色	体轻，质略脆	味微甜
茅根炭	形如白茅根	表面呈焦褐色	体轻，质略脆	味微涩

【炮制品质量要求】 白茅根饮片水分不得过 12.0%，总灰分不得过 5.0%，水溶性浸出物不得少于 28.0%。茅根炭水溶性浸出物不得少于 7.0%。

【炮制作用】

1. 白茅根 味甘，性寒。生品长于凉血、清热利尿。常用于血热妄行的多种出血证，热淋，小便不利，水肿，湿热黄疸，热盛烦渴，胃热呕哕及肺热咳嗽。治血热偏盛的出血证可单用大剂量煎服，尤其对尿血可起到利尿与止血二者兼顾的作用。

2. 茅根炭 炒炭后味涩，寒性减弱。清热凉血作用轻微，止血作用增强，专用于出血证，并偏于收敛止血，常用于出血证较急者。

知识拓展

采用正交试验法对茅根炭的炮制工艺进行优选，结果表明，茅根炭的最佳炮制工艺为170℃，烘制16分钟。

蒲 黄

【处方用名】 蒲黄、生蒲黄、炒蒲黄、蒲黄炭。

【来源】 本品为香蒲科植物水烛香蒲 *Typha angustifolia* L.、东方香蒲 *Typha orientalis* Presl 或同属植物的干燥花粉。

【炮制方法】

1. 蒲黄 取原药材，揉碎结块，除去花丝及杂质。

2. 蒲黄炭 取净蒲黄，置已预热好的炒制容器内，用中火加热，炒至棕褐色，喷淋少许清水，灭尽火星，取出晾干。

蒲黄为花粉类药物，质轻松，炒制时火力不可过大，出锅后应摊晾散热，防止复燃，检查确已凉透，方能收贮。如喷水较多，则须晾干，以免发霉。

【成品性状】

规格	形状	颜色	质地	气味
蒲黄	粉末	黄色	体轻，放水中漂浮水面。手捻有滑腻感	气微，味淡
蒲黄炭	粉末	棕褐色	体轻，放水中漂浮水面	气微，味淡

【炮制品质量要求】蒲黄饮片水分不得过13.0%，总灰分不得过10.0%，酸不溶性灰分不得过4.0%；醇溶性浸出物不得少于15.0%；含异鼠李素-3-O-新橙皮苷和香蒲新苷的总量不得少于0.50%。

蒲黄炭醇浸出物不得少于11.0%。

【炮制作用】

1. 蒲黄 味甘，性平。具有行血化瘀、利尿通淋的功能。用于瘀血阻滞的心腹疼痛，痛经，产后瘀痛，跌打损伤，血淋涩痛。

2. 蒲黄炭 性涩，止血作用增强。常用于咯血、吐血、衄血、尿血、便血、崩漏及外伤出血。

知识拓展

以水浸出物、醇浸出物、鞣质含量、微量元素为成分指标，以小鼠凝血时间为药理指标，对蒲黄的炮制工艺进行了优选。结果表明：在140℃烘制4.3min最好。而控制蒲黄杂质的理想方法是用100目筛振摇10min过筛效果较好，时间较短。

任务实施

荆芥、地榆、白茅根、蒲黄的炒炭（传统手工操作）

（一）设备工具和材料

1. 设备工具 台秤、炒锅（圆底）、铲子、炉具、不锈钢盘（搪瓷盘）、喷水壶、毛刷、抹布。

2. 供炮制用药材 荆芥、地榆、白茅根、蒲黄。

（二）工作内容和方法

工作内容	操作方法和要求	注意事项
准备		
净制	通过净制操作，使饮片净度符合（　　）及相关规定	注意药物大小分档

续表

工作内容	操作方法和要求	注意事项
预热	调节火力（ 火），控制适宜火力，并预试锅温	一般用（ ）火，质地松软的品种用（ ）火
投药	投药时间恰当，投放生药操作规范	药量不能超过炒锅高度的（ ）
翻炒	翻炒动作娴熟，翻炒时要亮锅底；注意炮制程度的判断和把握（ ）	要勤翻动，使药物受热均匀，注意（ ）
出锅	及时出锅，筛去药屑，摊开晾凉；炮制品存放得当	及时出锅，以免药物完全炭化。（ ）后收贮
清场		

（三）炮制程度和质量要求

炮制后饮片质量应符合《中国药典》及《中药饮片质量标准通则（试行）》的规定。

荆芥炭：表面黑褐色，内部焦褐色，质脆。

地榆炭：表面焦黑色，内部棕褐色，质脆。

白茅根炭：表面焦褐色，内部焦黄色。

蒲黄炭：表面棕褐色。

目标检测

扫码“练一练”

一、单项选择题

1. 荆芥炒炭后（ ）

A. 增强解表散风作用　　B. 增强凉血止血作用

C. 增强收敛止血作用　　D. 增强凉血清热作用

2. 炒炭后可用于久泻，久痢及崩漏等症的药材是（ ）

A. 大蓟　　B. 石榴皮　　C. 白茅根　　D. 牡丹皮

3. 炒炭的目的主要是（ ）

A. 增强解表散风作用　　B. 缓和药性

C. 降低毒性　　D. 增强止血作用

二、多项选择题

1. 炒炭后增强止血作用的药物有（ ）

A. 荆芥　　B. 地榆　　C. 大蓟

D. 山楂　　E. 蒲黄

2. 宜用中火炒炭的药物是（ ）

A. 蒲黄　　B. 地榆　　C. 藕节

D. 干姜　　E. 白茅根

三、配伍选择题

A. 长于凉血、清热利尿　　B. 长于驱虫、涩精、止带

C. 长于涩肠止泻，止血　　D. 收涩力增强，多用于久泻久痢

E. 清热凉血作用轻微，止血作用增强

1. 白茅根的作用是（　　）
2. 白茅根炭的作用是（　　）
3. 石榴皮的作用是（　　）
4. 石榴皮炭的作用是（　　）
5. 乌梅炭的作用是（　　）

四、简答题

1. 炒炭法在操作中应注意什么？
2. 炒炭存性有何目的？

（李　娜）

扫码“学一学”

项目七

加固体辅料炒法

学习目标

知识要求

掌握加固体辅料炒法的含义和炮制目的，苍术、枳壳、斑蝥等药物的炮制原理。

技能要求

1. 能对相关药材进行麸炒、米炒、土炒的传统操作，并根据药材质地选择合适的火候。
2. 能使用现代炒药机器进行加辅料炒的生产操作。
3. 能判断麸炒、米炒、土炒炮制品的性状标准。

知识准备

一、加固体辅料炒法概念

将净制或切制后的药物与麦麸、糯米、灶心土等固体辅料共同拌炒的方法称为加固体辅料炒法。操作中借助烟气或辅料对药物进行熏炒，发挥辅料协同作用，以达到相应的炮制目的。

二、加固体辅料炒法分类

依据所加辅料的不同可分为麸炒、米炒、土炒。

三、加固体辅料炒法的工具和设备

加固体辅料炒法所用工具和设备同清炒法，传统手工炒药的工具主要有炒锅、药铲、簸箕等；现代机械炒药的炒药机主要有平锅式炒药机和滚筒式炒药机，目前生产企业多数采用滚筒式炒药机。

任务一　麸　炒

任务引入

按照《中国药典》2015年版四部炮制通则规定，根据药材的特性，设计合理的炮制工艺，将苍术、枳壳等药材进行相应炮制，以满足临床用药需求。操作中应注意药材的质地、药性和炮制目的的不同要求，采用适宜的加热火力和加热时间。

任务分析

一、炮制目的

1. 增强疗效　具有补脾作用的药物，如山药、白术等经麸炒后可增强疗效。

2. 缓和药性　某些作用峻烈的药物，如枳实、苍术经麸炒后可缓和药性，不致耗气伤阴。

3. 矫臭矫味　某些气味腥臭的药物，如僵蚕经麸炒后可矫正其不良气味，便于服用。

二、炮制方法

麸炒是将净制或切制后的药物用麸皮熏炒的方法，又称“麸皮炒”或“麦麸炒”。麸炒时所用麸皮为未制者称净麸炒或清麸炒，若用蜂蜜或红糖制过的麸皮熏炒药物，则称为蜜麸炒或糖麸炒。

麸皮（麦麸）味甘性平，具有和中作用。明代《本草蒙筌》载有“麦麸皮制抑酷性勿伤上膈”，故常用麸皮炒制补脾胃或作用强烈及有腥味的药物。

先将炒锅烧热，再将麸皮均匀撒入热锅中，至起烟时投入净药物。快速均匀翻动并适当控制火力，炒至药物表面呈黄色或深黄色时，取出，筛去麸皮，晾凉。

麦麸的处理：将麦麸用二号箩箩去面粉和碎麸，留用片大者。或将净麦麸用蜂蜜或红糖拌制，晾干，作蜜麸或糖麸用。麦麸的用量，除另有规定外，一般每100kg净药物，用麦麸10~15kg。麸炒法的锅温，最好用麦麸来判断。方法是往中火加热的锅底及其周围各对称点上撒撮麦麸，若稍停即焦化冒烟，又无火星出现，即可判定锅温适中。

麸炒品表面呈淡黄色或鲜黄色、深黄色，具有药物与焦麦麸的混合气味。成品含生片、糊片不得超过2%，含药屑、杂质不得超过2%。

三、注意事项

1. 药物炒前要“分档”，使熏炒的时间和色泽一致。
2. 麦麸以片大者为佳，以免麦麸很快焦化完全，导致烟气不足。
3. 药物以干燥为宜，以免药物粘附焦麦麸。
4. 火力要适宜，一般用中火，使麦麸产生浓烟熏烤药物。
5. 撒麸要均匀，操作要迅速，以免药物受热不匀或程度太过。

相关知识

适用重点药物：苍术 僵蚕 枳壳 枳实

苍 术

【处方用名】 苍术、茅苍术、麸炒苍术、焦苍术。

【来源】 本品为菊科植物茅苍术 *Atractylodes lancea*（Thunb.）DC. 或北苍术 *Atractylodes chinensis*（DC.）Koidz. 的干燥根茎。

【炮制方法】

1. 苍术 取原药材，除去杂质，洗净，润透，切厚片，干燥，除净药屑。

2. 麸炒苍术 先将炒锅预热至一定程度，均匀撒入定量的麸皮，中火加热，即刻烟起，随即投入净苍术片，迅速拌炒至深黄色时，取出，筛去麸皮，晾凉，及时收藏。

每 100kg 净苍术片，用麸皮 10kg。

3. 焦苍术 取净苍术片，置已预热好的炒锅内。用中火加热，炒至苍术表面呈焦褐色时，喷淋少许清水，再用文火炒干，取出放凉。筛去碎屑后及时收藏。

扫码“看一看”

【成品性状】

规格	形状	颜色	质地	气味
苍术	不规则的厚片，边缘不整齐，散有多数的油点，并析出白毛状结晶	周边灰棕色，片面黄白色或灰白色，油点橙黄色或棕红色	质坚实	气香特异，味微甘、辛、苦
麸炒苍术	不规则的厚片，边缘不整齐	表面深黄色	质坚实	有香气，较浓
焦苍术	不规则的厚片，边缘不整齐	表面焦褐色	质坚实	焦香气

【炮制品质量要求】 麸炒苍术饮片水分不得过 10.0%，总灰分不得过 5.0%。按干燥品计算，含苍术素不得少于 0.20%。

【炮制作用】

1. 苍术 味辛、苦，性温。归脾、胃、肝经。具有燥湿健脾，祛风散寒，明目的功能。生品辛温苦燥，长于祛湿发汗。用于风湿痹痛，风寒感冒，湿温发热，脚气痿躄。

2. 麸炒苍术 辛燥之性缓和，健脾燥湿作用增强。用于脾胃不和，脘腹胀满，痰饮停滞，眼目昏涩。

3. 焦苍术 辛燥之性大减，长于固肠止泻。用于脾虚泄泻，久痢。

知识拓展

苍术主含挥发油，其中主要的挥发油为苍术醇、苍术酮。

1. 对化学成分的影响 对苍术不同炮制品（清炒、麸炒、米泔水制）进行挥发油含量测定，结果表明，经炮制后挥发油含量均明显减少，并以麸炒和米泔水制效果为佳，而起到了缓和“燥性”的作用。

2. 对药理作用的影响 据实验报道，苍术挥发油对青蛙有镇静作用，并略使脊髓反射亢进。大剂量使中枢神经抑制，终致呼吸麻痹而死亡，可见过量的苍术挥发油引起的副作用是非常明显的。苍术各炮制品（麸炒、米泔水制）能明显增强脾虚小鼠体重，延长游泳时间，改善小鼠脾虚症状，抑制脾虚小鼠的小肠推进运动，减轻泄泻程度，而生品作用不明显。可见炮制后的苍术能增强健脾燥湿和固肠止泻的作用。

3. 新工艺的研究 苍术与麸皮拌匀，平铺在烤盘上。预热中药烤制箱，待箱内温度达到130℃并恒定时，将铺好苍术的烤盘置烤箱内，烤制30分钟，取出。筛去麸皮，晾凉。

僵蚕

【处方用名】僵蚕、白僵蚕、炒僵蚕、麸炒僵蚕。

【来源】本品为蚕蛾科昆虫家蚕 *Bombyx mori* Linnaeus 4~5龄的幼虫感染（或人工接种）白僵菌 *Beauveria bassiana*（Bals.）Vuillant 而致死的干燥体。

【炮制方法】

1. 僵蚕 取原药材，筛净灰屑，簸去丝毛，淘洗后干燥。

2. 麸炒僵蚕 将麦麸均匀撒入温度适宜的热锅内，用中火加热，待起烟时，投入净僵蚕，炒至表面黄色时，取出，筛去麦麸，放凉。

每100kg净僵蚕，用麦麸10kg。

扫码“看一看”

【成品性状】

规格	形状	颜色	质地	气味
僵蚕	圆柱形，多弯曲皱缩	表面灰黄色，被有白色粉霜，断面棕黄色，有光泽	质硬而脆	气微腥，味微咸
麸炒僵蚕	圆柱形，多弯曲皱缩	表面黄色，偶有焦黄斑	质硬而脆	腥气减弱

【炮制作用】

1. 僵蚕 味咸、辛，性平。归肝、肺、胃经。具有息风止痉，祛风止痛，化痰散结的功能。生品辛散之力较强，药力较猛，长于祛风定惊，但有腥臭气，不利于患者服用。用于惊痫抽搐，风疹瘙痒，肝风头痛。

2. 麸炒僵蚕 能矫其不良气味，利于服用。长于化痰散结，用于肝风夹痰，惊痫抽搐，小儿急惊，破伤风，中风，风热头痛，目赤咽痛，风疹瘙痒，发颐痄腮。

枳壳

【处方用名】枳壳、炒枳壳、麸炒枳壳。

【来源】本品为芸香科植物酸橙 *Citrus aurantium* L. 及其栽培变种的干燥未成熟果实。

【炮制方法】

1. 枳壳 取原药材，除去杂质，洗净，润透，切薄片，干燥后，筛去碎落的瓤核。

2. 麸炒枳壳 将麦麸均匀撒入温度适宜的热锅内，用中火加热，待起烟时，投入净枳

扫码“看一看”

壳片，炒至色变深时，取出，筛去麦麸，放凉。

每 100kg 净枳壳片，用麦麸 10kg。

【成品性状】

规格	形状	颜色	质地	气味
枳壳	不规则弧形条状薄片，近外缘有 1~2 列点状油室，内侧具为瓤脱落后的凹窝，周边粗糙	表面黄白色，周边绿褐色或棕褐色	质脆	气清香，味苦微酸
麸炒枳壳	形如枳壳	表面淡黄色，偶有焦斑	质脆	具焦麸香气，味较弱

【炮制品质量要求】枳壳饮片、麸炒枳壳水分不得过 12.0%，总灰分不得过 7.0%。按干燥品计算，含柚皮苷不得少于 4.0%，新橙皮苷不得少于 3.0%。

【炮制作用】

1. 枳壳　味苦、辛、酸，性微寒。归脾、胃经。具有理气宽中，行滞消胀的功能。生枳壳药性辛燥，破气作用较强，可理气宽中除胀。用于气实壅满所致之脘腹胀痛或胁肋胀痛，瘀滞疼痛，脏器下垂。

2. 麸炒枳壳　可缓其辛燥之性和破气作用，并增强健胃消食之功。用于食积痞满，胁肋疼痛，下利便血，皮肤瘙痒；亦用于产后子宫下垂或久泻脱肛。

知识拓展

枳壳主要含挥发油，如 *d*-柠檬烯等。其主要成分为柚皮苷和新橙皮苷等。尚含有升压成分辛弗林和 *N*-甲基酪胺。

1. 工艺研究　去瓤问题的研究：枳壳瓤核约占整个药材重量的 20%，且含挥发油量甚少，并极易发生霉变和虫蛀，其水煎液味极苦酸涩，不堪入口，因此传统炮制中将枳壳瓤核作为质次部分和非药用部位除去是有科学道理的。

2. 化学成分研究　研究表明，枳壳经麸炒后，挥发油减少约 1/2，故麸炒缓和了枳壳的辛燥之性。

3. 药理研究　麸炒枳壳水煎液对兔离体肠管的抑制作用、对小鼠肠蠕动的作用和对兔离体子宫的兴奋作用与枳壳水煎液的作用相似，但作用强度较生枳壳和缓。

枳　实

【处方用名】枳实、炒枳实、麸炒枳实。

【来源】本品为芸香科植物酸橙 *Citrus aurantium* L. 及其栽培变种或甜橙 *Citrus sinensis* Osbeck 的干燥幼果。

【炮制方法】

1. 枳实　取原药材，除去杂质，洗净，润透，切薄片，干燥。

2. 麸炒枳实　将麦麸均匀撒入温度适宜的热锅内，用中火加热，待起烟时，投入净枳实片，炒至色变深时，取出，筛去麦麸，放凉。

每 100kg 净枳实片，用麦麸 10kg。

【成品性状】

规格	形状	颜色	质地	气味
枳实	不规则弧状条形或圆形薄片，近外缘有 1~2 列点状油室，内侧或圆片中央具棕褐色瓤	切面外果皮黑绿色至暗棕色，中果皮部分黄白色至黄棕色条，瓤棕褐色	质脆	气清香，味苦微酸
麸炒枳实	形如枳实	色泽加深，偶有焦斑	质脆易折断	气焦香，味微苦微酸

【炮制品质量要求】枳实饮片水分不得过 15.0%，总灰分不得过 7.0%，醇溶性浸出物（热浸法）不得少于 12.0%，按干燥品计算，本品含辛弗林不得少于 0.30%。麸炒枳实水分不得过 12.0%，总灰分不得过 7.0%，按干燥品计算，本品含辛弗林不得少于 0.30%。

【炮制作用】

1. 枳实　味苦、辛、酸，性微寒。归脾、胃经。具有破气消积，化痰散痞的功能。生品以破气化痰为主，但破气作用猛烈。用于痰滞气阻胸痹，痰饮咳喘，眩晕，脏器下垂。

2. 麸炒枳实　可缓其峻烈之性，免于损伤正气，以散结消痞力胜。用于积滞内停，痞满胀痛，泻痢后重，大便不通。

知识拓展

枳实主要含挥发油、黄酮类化合物和辛弗林、N-甲基酪胺。

1. 化学成分研究　麸炒能降低枳实中挥发油的含量，贮存期也能影响枳实的质量。贮存时间越长，其挥发油、辛弗林、水溶性和醇溶性浸出物的含量较生品下降越多。

2. 药理研究　枳实挥发油可使肠蠕动频率增加，振幅降低，肠蠕动收缩张力加强，舒张不完全，平滑肌处于痉挛状态。枳实经麸炒后，挥发油约降低了 1/2，必然导致枳实对肠道平滑肌的刺激减弱。这符合古人“麸皮制去燥性而和胃”及“生用峻烈，麸炒略缓”的论述。

任务实施

一、麸炒苍术、枳壳（传统手工操作）

（一）设备工具和材料

1. 设备工具　台秤、炒锅（圆底）、铲子、炊帚、罗或铁丝筛、液化气、不锈钢盘（搪瓷盘）、毛刷、抹布。

2. 供炮制用药材及辅料　苍术、枳壳、麦麸皮。

（二）操作步骤和方法

工作内容	操作方法和要求	注意事项
准备	器具洁净齐全、合理摆放；规范称取饮片及麦麸皮，称量准确	炒锅、铲子和盛药器具洁净后才可以炒制
净制	通过净制操作，使饮片净度符合《中国药典》及相关规定	注意饮片大小分档
预热	调节火力（　　火），控制适宜火力，并预试锅温	一般用中火加热，注意用麦麸预试锅温，“麸下烟起”为度
投药	投药时间恰当，投放饮片操作规范	烟起方可投药，药量不能超过炒锅高度的2/3
翻炒	翻炒动作娴熟，翻炒时要亮锅底；注意炮制程度的判断和把握	要勤翻动，使药物受热均匀
出锅	及时出锅，筛去麦麸皮及药屑，摊开放凉；炮制品存放得当	及时出锅，以免饮片出现焦糊现象
清场	按规程清洁器具，清理现场；饮片和器具归类放置，关闭水、电、气、门窗等	换品种、操作结束时要对炒制器具、工作台进行清洁

（三）炮制程度和质量要求

麸炒苍术：表面深黄色，有焦香气。

麸炒枳实：颜色较深，有的有焦斑。气焦香，味微苦，微酸。

炮制后饮片质量应符合《中国药典》及《中药饮片质量标准通则（试行）》的规定。

二、麸炒僵蚕（现代机械操作）

执行“炒药机标准操作规程”“炒制岗位麸炒操作规程”。

项目	程序	内容	注意事项
一、准备和生产前检查	1. 准备	（1）设备：炒药机、盛药器具、电子秤 （2）材料：僵蚕、麦麸	
	2. 检查		有清场合格证； 设备有“已清洁”和正常的状态标志
二、标准操作	1. 开机		
	2. 设置和投料		加热时应先开机使滚筒旋转
	3. 出料和停机		正反转变速时，应等筒体停转再变速
三、生产结束后清洁和清场	1. 设备的清洁		检查合格后，挂“已清洁”状态标志牌。 清洗效果评价：炒药机表面光亮，无污点。设备内无附着物、见本色
	2. 清场		QA检查员检查合格后，发放清场合格证
四、生产文件管理	填写记录	填写批生产记录，签字并存档。	记录真实，清晰

目标检测

一、单项选择题

1. 麸炒法的辅料用量，一般是每100kg 药物用麦麸（　　）

A. 10kg　　B. 20kg　　C. 10~15kg　　D. 25kg

2. 生品辛温性燥，能燥湿健脾，祛风散寒；麸炒后缓其辛燥之性，增强健脾燥湿作用的药物是（　　）

A. 苍术　　B. 枳壳　　C. 薏苡仁　　D. 僵蚕

3. 麸炒薏苡仁的炮制作用，叙述正确的是（　　）

A. 增强渗湿，除痹，清热排脓作用

B. 缓和峻烈之性，增强散结消痞作用

C. 缓和辛燥之性，增强健脾利湿作用

D. 增强健脾止泻作用

二、多项选择题

1. 麸炒的目的包括（　　）

A. 增强健脾胃作用　　B. 降低毒性

C. 缓和药性　　D. 矫味矫臭　　E. 改变药性

2. 麸炒后，能缓和辛燥之性的药物是（　　）

A. 苍术　　B. 枳壳　　C. 枳实

D. 白术　　E. 僵蚕

三、配伍选择题

A. 缓和燥性，增强健脾燥湿作用

B. 矫其不良气味，长于化痰散结

C. 缓和辛燥和破气作用，增强健胃消食作用

D. 增强补脾止泻作用

E. 增强补脾健胃作用

1. 麸炒僵蚕的炮制作用（　　）

2. 麸炒枳壳的炮制作用（　　）

3. 土炒山药的炮制作用（　　）

4. 麸炒山药的炮制作用（　　）

5. 麸炒苍术的炮制作用（　　）

四、简答题

1. 简述麸炒法的操作方法及注意事项。

2. 如何判断药物麸炒时的锅温是否适中？

任务二 米 炒

任务引入

按照《中国药典》2015年版四部炮制通则规定，根据药材的特性，设计合理的炮制工艺，将党参、斑蝥等药材进行相应炮制，以满足临床用药需求。操作中应注意药材的质地、药性和炮制目的的不同要求，采用适宜的加热火力和加热时间。

任务分析

一、炮制目的

1. 增强健脾止泻作用 如党参，米炒后气味焦香，增强健脾止泻作用。

2. 降低毒性 如斑蝥、红娘子等，生品有大毒，米炒后能降低毒性。

3. 矫臭矫味 昆虫类药物有腥臭味，米炒后能矫其不良气味。

二、炮制方法

净选或切制后的药物与米同炒的方法，称为米炒法。又称米拌炒。

米性味甘，平；具有补中益气，健脾和胃等作用。并且米能吸附某些药物的毒性成分。故米炒法多适用于某些补益脾胃的药物和某些有毒的昆虫类药物。

1. 贴米炒法 将渍湿的米撒入热锅内，使其平贴于锅底，用中火加热，待米冒烟时，投入净药物，轻轻翻动米上的药物，炒至米呈黄棕色，少数焦褐色或焦黑色时，取出，去米，放凉。

2. 拌米炒法 将米撒入温度适宜的热锅内，用中火加热，待米冒烟时，投入净药物，拌炒至米呈黄棕色时，取出，去米，放凉。

米的用量，一般为每100kg净药物，用大米或糯米20kg。

昆虫类药物，米炒品颜色加深，有光泽，腥臭气减弱。植物类药物，米炒品呈老黄色或深黄色，有香气。成品含药屑、杂质不得超过1%。

三、注意事项

1. 药物炒前要“大小分档”，使炒制的时间和程度一致。

2. 米炒药物所用的米，一般以糯米为佳，通常多用大米。

3. 炮制有毒药物时，应加强劳动保护，以防中毒。

4. 米炒昆虫类药物，用贴米炒法或拌米炒法，一般以米的色泽观察炮制火候，炒至米变焦褐色或黄棕色为度。

5. 米炒植物类药物，用拌米炒法，观察米或药物色泽变化，炒至米呈黄棕色或药物呈黄色为度。

相关知识

适用重点药物：党参　红娘子　斑蝥

党　参

【处方用名】党参、炒党参、炙党参。

【来源】本品为桔梗科植物党参 *Codonopsis pilosula*（Franch.）Nannf. 素花党参 *Codonopsis pilosula Nannf. var. modesta*（Nannf.）L. T. Shen 或川党参 *Codonopsis tangshen* Oliv. 的干燥根。

【炮制方法】

1. 党参　取原药材，除去杂质，洗净，润透，切厚片，干燥。

2. 米炒党参　将米撒入温度适宜的热锅内，用中火加热至米冒烟时，投入净党参，拌炒至米呈黄棕色时，取出，去米，放凉。

每 100kg 净党参，用米 20kg。

3. 蜜炙党参　取炼蜜，用适量开水稀释，与净党参拌匀，稍闷润，置热锅内，用文火炒至党参呈黄棕色，基本不粘手时，出锅，放凉。

每 100kg 净党参，用炼蜜 20kg。

扫码“看一看”

【成品性状】

规格	形状	颜色	质地	气味
党参	椭圆形或类圆形的厚片，断面有裂隙或菊花纹	外表皮黄色至黄棕色，切面皮部淡黄色至淡棕色，木部淡黄色	质坚韧	有特殊香气，味微甜
米炒党参	形如党参	表面深黄色，偶有焦斑	质坚韧	有特殊香气，味微甜
蜜炙党参	形如党参	表面黄棕色，显光泽	质坚韧	味甜

【炮制品质量要求】党参饮片水分不得过 16.0%，总灰分不得过 5.0%，醇溶性浸出物（热浸法）不得少于 55.0%。米炒党参水分不得过 10.0%，总灰分不得过 5.0%，醇溶性浸出物（热浸法）不得少于 55.0%。

【炮制作用】

1. 党参　味甘，性平。归脾、肺经。具有补中益气，健脾益肺的功能。生品长于益气生津。用于气阴两伤，气血两亏，肺气亏虚。

2. 米炒党参　气味焦香，增强健脾止泻的作用。用于脾胃虚弱，食少，便溏泄泻，脱肛。

3. 蜜炙党参　增强补中益气，润燥养阴的作用。用于气血两虚之证。

知识拓展

对党参 5 种不同规格饮片的水溶性成分煎出效果研究表明，党参厚片（0.8~1.0cm）、颗粒（粒度 0.1 cm）煎出率最高，其余依次为短段（长度 1.5~2.0 cm）和长段（长度 3~4 cm），薄片煎出率最低（厚度 0.3~0.5 cm）。对厚片的横切与斜切饮片比较发现，党参斜切片的水溶性浸出物含量明显高于横切片，因此认为，党参入药的片型以厚片斜切为宜（厚度 0.8~1.0 cm）。

在提高小鼠巨噬细胞吞噬能力和抗疲劳能力方面，蜜炙党参>生党参>米炒党参。因此，蜜炙党参能增强补益作用。

红娘子

【处方用名】红娘子、米炒红娘子。

【来源】本品为蝉科昆虫黑翅红娘 *Huechys sanguinea* De Geer 的干燥虫体。

【炮制方法】

1. 红娘子　取原药材，去头、足、翅及杂质。

2. 米炒红娘子　将净红娘子用“拌米法”炒至米呈黄棕色，红娘子微挂火色时，或“贴米法”炒至米大部分呈黄棕色，少数焦褐或焦黑色时，取出，去米，放凉。

每 100kg 净红娘子，用米 20kg。

【成品性状】

规格	形状	颜色	质地	气味
红娘子	形似蝉而较小。前胸背板前狭后宽；中胸背板左右两侧有 2 个大形斑块	胸背板黑色，大形斑块呈朱红色	体轻，质脆	有特殊臭气，味辛
米炒红娘子	形如红娘子	表面微挂火色	体轻，质脆	臭味轻微

【炮制作用】

1. 红娘子　味苦、辛，性平；有大毒。归肝经。具有祛瘀通经，攻毒破积的功能。生品有大毒，气味奇臭，多外用，以解毒蚀疮为主。用于瘰疬结核，疥癣恶疮。

2. 米炒红娘子　毒性降低，并矫正其气味，以破瘀通经为主。用于月经闭塞，狂犬咬伤。

知识拓展

红娘子在宋、明时期就有米炒法。近代有米炒、焙制等方法。现行主要用米炒法。《中国药典》未收载该药物。

斑　蝥

【处方用名】斑蝥、米炒斑蝥。

【来源】本品为芫青科昆虫南方大斑蝥 *Mylabris phalerata* Pallas 或黄黑小斑蝥 *Mylabris* *cichorii* Linnaeus 的干燥体。

【炮制方法】

1. 斑蝥 取原药材，去头、足、翅及杂质。

2. 米炒斑蝥 将净斑蝥，用“拌米法”炒至米呈黄棕色，斑蝥微挂火色，显油亮光泽时，或用“贴米法”炒至米大部分呈黄棕色，少数焦褐或焦黑色时，取出，去米，放凉。

每100kg净斑蝥，用米20kg。

斑蝥所含的斑蝥素，对皮肤黏膜有强烈的刺激作用，操作时要注意环境通风和劳动保护。用过的器具和筛下的焦米，要妥善处理，以防中毒。

【成品性状】

规格	形状	颜色	质地	气味
斑蝥	虫体略呈长圆形，背部具革质鞘翅1对，有三条横纹；鞘翅下面有内翅2片，胸部有足3对	鞘翅黑色，横纹黄色或棕黄色，内翅棕褐色薄膜状透明，胸腹部乌黑色	体轻，质脆	特殊的臭气
米炒斑蝥	形如斑蝥	微挂火色，有油亮光泽	体轻，质脆	臭味轻微

【炮制品质量要求】生斑蝥含斑蝥素不得少于0.35%。米炒斑蝥含斑蝥素应为0.25%~0.65%。

【炮制作用】

1. 斑蝥 味辛，性热；有大毒。归肝、胃、肾经。具有破血逐瘀，散结消癥，攻毒蚀疮的功能。生品有大毒，气味奇臭，多外用，以攻毒蚀疮为主。用于瘰疬瘘疮，积年顽癣，赘疣，痈疽不溃，恶疮死肌。

2. 米炒斑蝥 降低其毒性并矫正其气味，可内服。以通经，散结消癥为主。用于癥瘕，经闭，狂犬咬伤，瘰疬，肝癌，胃癌。

扫码“看一看”

知识拓展

斑蝥主含斑蝥素，既是有效成分，又是有毒成分。其对皮肤黏膜有强烈的刺激性，能引起充血、发赤和起泡。口服毒性很大，可引起口咽部灼烧感、恶心、呕吐、腹部绞痛、血尿及中毒性肾炎等症状。往往引起肾功能衰竭或循环衰竭而致死亡。故斑蝥生品不内服，只作外用，口服必须经过加工炮制。

1. 工艺研究 采用低浓度的药用氢氧化钠溶液炮制斑蝥，可以使斑蝥素在虫体内转化成斑蝥酸钠，以达到降低毒性，保留和提高斑蝥抗癌活性的目的，其作用优于米炒法。

2. 化学成分研究 由于斑蝥素在84℃开始升华，其升华点为110℃，米炒时锅温为120℃左右，正适合斑蝥素的升华，又不至于温度太高致使斑蝥焦化。当斑蝥与糯米同炒时，由于斑蝥均匀受热，使斑蝥素部分升华而含量降低，从而使其毒性减弱。其次，斑蝥呈乌黑色，单炒难以判断炮制火候，而米炒既能很好地控制温度，又能准确地指示炮制程度，说明用米炒的方法炮制斑蝥是科学的。

3. 药理研究　斑蝥通过米炒和其他加热处理，可使斑蝥的 LD_{50} 升高。而除去头、足、翅后的斑蝥，不论生品或炮制品中，斑蝥素、甲酸及脂肪油的含量均升高，LD_{50} 降低。测定比较样品的 LD_{50}，得知米炒和烘制的斑蝥其毒性均显著降低，对大鼠的肾脏毒性亦有一定的降低，但对体重与肝脏毒性均无明显影响。

任务实施

米炒党参、斑蝥（传统手工操作）

（一）设备工具和材料

1. 设备工具　台秤、炒锅（圆底）、铲子、炊帚、铁丝筛、液化气、不锈钢盘（搪瓷盘）、毛刷、抹布。

2. 供炮制用药材及辅料　党参、斑蝥、糯米或大米。

（二）操作步骤和方法

工作内容	操作方法和要求	注意事项
准备		
净制	通过净制操作，使饮片净度符合《　　　　》及相关规定	注意净选除杂
预热	调节火力（　　火），控制适宜火力，并预试锅温	一般用（　　）火加热
投药	投药时间恰当，投放饮片操作规范	
翻炒	翻炒动作娴熟；注意炮制程度的判断和把握：（　　）	要勤翻动，使药物受热均匀
出锅	及时出锅，筛去大米及药屑，摊开放凉；炮制品存放得当	及时出锅，以免饮片出现焦糊现象
清场		

（三）炮制程度和质量要求

米炒党参：呈深黄色，偶有焦斑，有特殊香气，味微甜。

米炒斑蝥：微挂火色，有油亮光泽，质脆易碎，有焦香气。

炮制后饮片质量应符合《中国药典》及《中药饮片质量标准通则（试行）》的规定。

目标检测

一、单项选择题

1. 米炒植物类药物，用拌米法，炒至米呈（　　）
   A. 淡黄色　　B. 深黄色　　C. 土黄色　　D. 黄棕色
2. 米炒法的辅料用量，一般是每 100kg 药物用米（　　）
   A. 10kg　　B. 20kg　　C. 30kg　　D. 40kg
3. 生品具补中益气，健脾益肺作用；米炒后，增强健脾止泻作用的药物是（　　）
   A. 山药　　B. 党参　　C. 薏苡仁　　D. 白术

二、多项选择题

1. 下列药物中，米炒以降低毒性的药物是（　　）

A. 斑蝥　　B. 红娘子　　C. 马钱子

D. 党参　　E. 麦冬

2. 米炒斑蝥时为防止中毒，应注意（　　）

A. 操作时须戴手套和口罩　　B. 注意环境通风

C. 用过的器具要洗刷干净　　D. 筛下的焦米要妥善处理

E. 米炒后的斑蝥要按毒剧药管理

三、配伍选择题

A. 增强健脾止泻　　B. 健脾益肺，养血生津

C. 增强补中益气，润燥养阴　　D. 降低毒性

E. 中火

1. 米炒党参的炮制作用（　　）
2. 蜜炙党参的炮制作用（　　）
3. 党参饮片的作用（　　）
4. 米炒斑蝥可以（　　）
5. 米炒时用（　　）加热

四、简答题

1. 如何通过观察米的色泽来判断米炒法的程度是否适中？
2. 简述米炒法的两种操作方法。

任务三　土　炒

任务引入

按照《中国药典》2015年版四部炮制通则规定，根据药材的特性，设计合理的炮制工艺，将山药进行相应炮制，以满足临床用药需求。操作中应注意药材的质地、药性和炮制目的的不同要求，采用适宜的加热火力和加热时间。

任务分析

一、炮制目的

1. 增强补脾止泻作用　如山药、白术等具有补脾作用的药物，经土炒后，土与药物起协同作用，而增强疗效。

2. 缓和燥性　如白术等具辛燥之性的药物，土炒后辛燥之性降低，避免刺激脾胃。

二、炮制方法

净选或切制后的药物与灶心土（伏龙肝）拌炒的方法，称为土炒法。

灶心土味辛，性温，具有温中燥湿、止泻、止呕止血的作用，且传统有“陈壁土制，窃真气骤补中焦”的论述。故土炒法多适用于补脾止泻作用的药物。

取灶心土细粉，置炒制容器内，用中火加热，待土粉色泽较深，呈灵活状态时，立即投入净药物，炒至药物表面均匀挂一层土粉，并有香气逸出时，取出，筛去土粉，放凉。

土的用量，一般为每 100kg 净药物，用灶心土（亦可用黄土、赤石脂）25~30kg。

土炒品表面均匀挂一层土粉，呈土黄色，微带焦斑，有土香气。成品含生片、糊片不得超过 2%。

三、注意事项

1. 土炒药物时一般用中火，防止药物烫焦。

2. 用土炒制同种药物时，土粉可连续使用，若土色变深时，应及时更换新土。

3. 用土炒制药物时，土温要适中，若土温过高，药物易焦糊；过低药物内部水分及汁液渗出较少，粘不住土粉。

相关知识

适用重点药物：山药　白术

山　药

【处方用名】 山药、土炒山药、麸炒山药。

【来源】 本品为薯蓣科植物薯蓣 *Dioscorea opposita* Thunb. 的干燥根茎。

【炮制方法】

1. 山药　取原药材，除去杂质，分开大小个，泡润至透，切厚片，干燥。

2. 土炒山药　将灶心土细粉置锅内，用中火加热至轻松滑利状态时，投入净山药片拌炒，至表面均匀挂土粉时，取出，筛去土粉，放凉。

每 100kg 净山药，用灶心土 30kg。

3. 麸炒山药　将麦麸撒入温度适宜的热锅内，用中火加热，待起烟时，投入净山药片，炒至黄色时，取出，筛去麸皮，放凉。

每 100kg 净山药，用麦麸 10kg。

【成品性状】

规格	形状	颜色	质地	气味
山药	类圆形厚片	表面类白色或淡黄白色	质脆，易折断，富粉性	气微，味淡、微酸，嚼之发黏
土炒山药	类圆形厚片	表面土黄色，粘有土粉	质脆，易折断，富粉性	具土香气
麸炒山药	类圆形厚片	表面黄白色或微黄色，偶见焦斑	质脆，易折断，富粉性	略有焦香气

【炮制品质量要求】 山药饮片总灰分不得过 2.0%，水溶性浸出物（冷浸法）不得少于 4.0%。麸炒山药水分不得过 12.0%，总灰分不得过 4.0%，水溶性浸出物（冷浸法）不得

少于4.0%。

【炮制作用】

1. 山药 味甘，性平。归脾、肺、肾经。具有补脾养胃、生津益肺、补肾涩精的功能。生山药以补肾生精，益脾肺之阴为主。用于脾虚食少，久泻不止，肺虚喘咳，肾虚遗精，带下，尿频，虚热消渴。

2. 土炒山药 以补脾止泻为主。用于脾虚久泻，大便泄泻。

3. 麸炒山药 以补脾健胃为主。用于脾虚食少，泄泻便溏，白带过多。

知识拓展

通过对山药生品、清炒品、土炒品和麸炒品中薯蓣皂苷元含量测定，证明山药土炒、清炒和麸炒后，能促使薯蓣皂苷元的溶出（为生品的2~3倍），有利于药效的发挥和临床疗效的提高。

白术

【处方用名】白术、土炒白术、麸炒白术。

【来源】本品为菊科植物白术 *Atractylodes macrocephala* Koidz. 的干燥根茎。

【炮制方法】

1. 白术 取原药材，除去杂质，用水润透，切厚片，干燥。

2. 土炒白术 将灶心土细粉置锅内，用中火加热至轻松滑利状态时，投入净白术片拌炒，至表面均匀挂土粉时，取出，筛去土粉，放凉。

每100kg净白术片，用灶心土细粉25kg。

3. 麸炒白术 将麦麸撒入热锅内，用中火加热，待起烟时，加入净白术片，炒至表面焦黄色，逸出焦香气时，取出，筛去麸皮，放凉。

每100kg净白术片，用麦麸10kg。

扫码“看一看”

【成品性状】

规格	形状	颜色	质地	气味
白术	不规则厚片，表面粗糙不平，有放射状纹理和点状油室散在	表面黄白色或淡黄棕色，周边灰棕色或灰黄色，点状油室棕黄色	质坚实，嚼之略带黏性	气清香，味甘、微辛
土炒白术	形如白术	表面呈土黄色，粘有土粉	质坚实，嚼之略带黏性	具土香气
麸炒白术	形如白术	表面黄棕色，偶见焦斑	质坚实，嚼之略带黏性	略有焦香气

【炮制品质量要求】白术饮片、麸炒白术水分不得过15.0%，总灰分不得过5.0%，醇溶性浸出物（热浸法）不得少于35.0%。白术饮片色度与黄色9号比色液比较不得更深；麸炒白术色度与黄色10号比色液比较不得更深。

【炮制作用】

1. 白术　味苦、甘，性温。归脾、胃经。具有健脾益气，燥湿利水，止汗，安胎的功能。生白术以健脾燥湿，利水消肿为主。用于水湿内停之痰饮，水气外溢之水肿，风湿痹痛。

2. 土炒白术　可缓和燥性，增强补脾止泻作用。用于脾虚食少，泄泻便溏，胎动不安。

3. 麸炒白术　可缓和燥性，增强健脾和胃作用。用于脾胃不和，运化失常，食少胀满，倦怠乏力，表虚自汗，胎动不安。

知识拓展

白术主要含挥发油，约为 1.5%，其主要成分为苍术酮、苍术醇。另一类活性成分为内酯类化合物，如白术内酯Ⅲ等。

白术炒后，挥发油约损失 15%，对胃肠的刺激性减少，药性缓和。麸炒后内脂类成分含量增加，可提高健脾和胃作用。说明白术生用和炒用是通过化学成分的变化而发挥不同的疗效。生品含挥发油较多可用于燥湿，而炒制品挥发油含量降低可缓其燥性，并且由于其内酯类成分的增加或其他成分而达到和胃或消导等目的。

任务实施

土炒山药（传统手工操作）

（一）设备工具和材料

1. 设备工具　台秤、炒锅（圆底）、铲子、炊帚、铁丝筛、液化气、不锈钢盘（搪瓷盘）、毛刷、抹布。

2. 供炮制用药材及辅料　山药、灶心土。

（二）操作步骤和方法

工作内容	操作方法和要求	注意事项
准备		
净制	通过净制操作，使饮片净度符合（　　）及相关规定	注意大小分档、净选除杂
预热	调节火力（　　火），控制适宜火力，并预试锅温	一般（　　）加热
投药	投药时间恰当，投放饮片操作规范	
翻炒	翻炒动作娴熟，翻炒时要亮锅底；注意炮制程度的判断和把握：（　　　　）	要勤翻动，使药物受热均匀
出锅	及时出锅，筛去土粉及药屑，摊开放凉；炮制品存放得当	及时出锅，以免饮片出现焦糊现象
清场		

（三）炮制程度和质量要求

土炒山药：表面土黄色，粘有土粉，具土香气。

炮制后饮片质量应符合《中国药典》及《中药饮片质量标准通则（试行）》的规定。

扫码“看一看”

扫码"练一练"

目标检测

一、单项选择题

1. 土炒法的辅料用量，一般是每100kg药物用灶心土（　　）
   A. 10kg　　B. 10~15kg　　C. 25~30kg　　D. 40kg
2. 土炒山药的炮制作用，下列叙述正确的是（　　）
   A. 增强健脾和胃作用　　B. 增强补脾止泻作用
   C. 增强健脾燥湿作用　　D. 增强补肾涩精作用
3. 土炒白术的炮制作用，下列叙述正确的是（　　）
   A. 缓和燥性，增强补脾止泻作用
   B. 缓和燥性，增强健脾燥湿，利水消肿作用
   C. 增强健脾燥湿作用
   D. 增强补肾涩精作用

二、多项选择题

1. 土炒的目的是（　　）
   A. 引药入脾　　B. 增强补脾止泻作用
   C. 缓和燥性　　D. 降低毒性　　E. 矫味矫臭
2. 山药常用的炮制品有（　　）
   A. 生山药　　B. 焦山药　　C. 麸山药
   D. 土山药　　E. 山药炭

三、配伍选择题

A. 缓和燥性，增强健脾和胃作用　　B. 缓和燥性，增强健脾止泻作用
C. 增强补脾止泻作用　　D. 增强补脾健胃作用
E. 补脾养胃、生津益肺

1. 土炒山药的炮制作用（　　）
2. 麸炒山药的炮制作用（　　）
3. 土炒白术的炮制作用（　　）
4. 麸炒白术的炮制作用（　　）
5. 山药的主要功效是（　　）

四、简答题

1. 简述土炒法的注意事项。
2. 白术常用的炮制品有哪些？其作用特点各是什么？

（沈　伟）

项目八

烫　法

扫码“学一学”

学习目标

知识要求

掌握烫法的含义和炮制目的；马钱子、穿山甲等药物的炮制原理。

技能要求

1. 能对相关药材进行砂烫、蛤粉烫、滑石粉烫的传统操作，并根据药材质地选择合适的火候。
2. 能使用现代炒药机器进行烫法的生产操作。
3. 能判断砂烫、蛤粉烫、滑石粉烫炮制品的性状标准。

知识准备

一、烫法概念

烫法是以河砂、蛤粉、滑石粉为辅料，与药物共同加热的操作方法。由于砂炒、蛤粉炒、滑石粉炒时，所用辅料多，温度较高且较恒定，辅料主要起中间传热体的作用，能使药物受热均匀，饮片色泽一致，这三种方法又分别称为砂烫、蛤粉烫和滑石粉烫。操作中借助辅料对药物进行闷烫，使药物性质改变，以达到相应的炮制目的。

二、烫法分类

依据所加辅料的不同可分为砂烫、蛤粉烫和滑石粉烫等。

三、烫法的工具和设备

烫法所用工具和设备同清炒法，传统手工炒药的工具主要有炒锅、药铲、笊篱、铁丝筛、簸箕等；现代机械炒药的炒药机主要有平锅式炒药机和滚筒式炒药机，目前生产企业多数采用滚筒式炒药机。

任务一　砂　烫

任务引入

按照《中国药典》2015年版四部炮制通则规定，根据药材的特性，设计合理的炮制工艺，将鳖甲、骨碎补等药材进行相应炮制，以满足临床用药需求。操作中应注意药材的质地、药性和炮制目的的不同要求，采用适宜的加热火力和加热时间。

任务分析

一、炮制目的

1. 增强疗效　如鳖甲、龟甲、穿山甲、狗脊等质地坚硬的药物，砂烫后质变酥脆，易于粉碎和煎出有效成分，而提高疗效。

2. 降低毒性　如马钱子砂烫时，由于砂温较高，其毒性成分结构被改变或破坏，而毒性降低。

3. 矫臭矫味　如龟甲、脐带、鸡内金等动物类药物，经砂烫或醋淬后，能矫其不良气味，利于服用。

4. 便于洁净　如骨碎补、马钱子、狗脊等，密被绒毛或鳞片等非药用部分，砂烫后易于除去。

二、炮制方法

净选或切制后的药物与受热均匀的河砂（或油砂）共同拌炒的方法，称为砂烫法。又称砂炒法。

砂作为中间传热体，其温度高，传热快，并能与药物紧密接触，使药物整体均匀受热。故砂烫法多适用于质地坚硬的动物骨甲类和有绒毛的植物类药物。目前，随着炮制技术的不断发展，可用砂烫的药物不断增多。

将净砂（或油砂）置炒制容器内，用武火加热，待砂呈轻松、较滑利状态时，投入净药物，不断用砂掩埋、翻炒，至质地酥脆或鼓起，外表呈黄色或色泽加深时，取出，筛去砂，放凉；或趁热投入米醋中略浸（淬），取出，干燥。

河砂的处理：将河砂筛去石子，罗去细粉，选取颗粒均匀者，用清水洗净泥土，干燥；或将净砂置锅内加热，并加入1%~2%的食用植物油，拌炒至油尽烟散，砂的色泽均匀变深时，取出，放凉，作“油砂”用。

砂的用量，以能完全掩埋所加药物为宜。

动物类药物，砂烫品呈黄色，质地酥脆，腥气减弱，有的形体鼓起，醋淬品略有醋气；植物类药物，砂烫品颜色加深，形体鼓起，毛微焦。成品含生片、糊片不得超过2%，醋淬品含水分不得超过10%。

三、注意事项

1. 砂烫前将药物大小分档，以保证成品质量。

2. 砂烫时砂温要适中，砂温过低易使药物僵硬不酥，可适当提高火力。砂温过高药物则易焦化，且受热不均，可添加适当冷砂或减小火力进行调节。

3. 砂烫时，砂量过大易产生积热致使砂温过高。砂量过少，药物受热不均匀，也会影响炮制品质量。

4. 砂烫时，一般选用武火加热，故翻动要勤，成品出锅要快，并立即将砂筛去。有需醋淬的药物，砂炒后应趁热浸淬。

5. 用过的河砂可反复使用，但需将残留在其中的杂质、药物碎渣除去。炒制过毒性药物的砂不可再炒制其他药物。

6. 反复使用油砂时，每次用前均需添加适量食用植物油拌炒后再用。

相关知识

适用重点药物：鳖甲　龟甲　穿山甲　鸡内金　骨碎补　马钱子

鳖　甲

【处方用名】 鳖甲、炙鳖甲、酥鳖甲、醋鳖甲。

【来源】 本品为鳖科动物鳖 *Trionyx sinensis* Wiegmann 的干燥背甲。

【炮制方法】

1. 鳖甲　取原药材，置蒸锅内，沸水蒸45分钟，取出，放入热水中，立即用硬刷除去皮肉，洗净，干燥。或用清水浸泡，不换水，至皮肉筋膜与甲骨容易分离时取出，洗净，日晒夜露至无腥臭味，干燥。或用酶解法去皮肉筋膜，取净鳖甲，干燥。

2. 醋鳖甲　将净砂置锅内，用武火加热，待砂呈轻松滑利状态时，投入大小分档的净鳖甲，翻炒至质酥，表面淡黄色时，取出，筛去砂，趁热投入醋液中浸淬，捞出，干燥。用时捣碎。

每100kg净鳖甲，用米醋20kg。

扫码“看一看”

【成品性状】

规格	形状	颜色	质地	气味
鳖甲	不规则的碎片	外表面黑褐色或墨绿色，略有光泽，内表面类白色	质坚硬	气微腥，味淡
醋鳖甲	不规则的碎片	淡黄色至深黄色	质酥脆	略有醋气

【炮制作用】

1. 鳖甲　味咸，性微寒。归肝、肾经。具有滋阴潜阳，退热除蒸，软坚散结的功能。生鳖甲质地坚硬，并有腥臭气，长于养阴清热，潜阳息风。用于阴虚发热，骨蒸劳热，阴虚阳亢，头晕目眩，虚风内动，手足瘈疭。

2. 醋鳖甲　质变酥脆，易于粉碎和煎出有效成分，并能矫臭矫味。醋淬还增强入肝消积，软坚散结的作用。用于癥瘕积集，月经停闭。

知识拓展

鳖甲主要含动物胶、角蛋白、蛋白质、氨基酸、维生素D及微量元素。成分研究表明，鳖甲炮制前后蛋白质含量基本相近，但炮制后煎出率显著增加，另鳖甲炮制前后Zn、Fe、Se及Ca的含量明显增加。

龟 甲

【处方用名】 龟甲、龟板、炙龟甲、制龟甲、酥龟甲、醋龟甲。

【来源】 本品为龟科动物乌龟 *Chinemys reevesii*（Gray）的背甲及腹甲。

【炮制方法】

1. 龟甲 取原药材，置蒸锅内，沸水蒸45分钟，取出，放入热水中，立即用硬刷除净皮肉，洗净，晒干。或用清水浸泡，不换水，浸至皮肉筋膜与骨甲容易分离时，取出，洗净，日晒夜露至无腥臭味，干燥。

2. 醋龟甲 将净砂置锅内，用武火加热，待砂呈轻松滑利状态时，投入大小分档的净龟甲，翻炒至质酥，表面呈淡黄色时，取出，筛去砂，趁热投入醋液中浸淬，捞出，干燥。用时捣碎。

每100kg净龟甲，用米醋20kg。

【成品性状】

规格	形状	颜色	质地	气味
龟甲	不规则的小碎块，边缘呈锯齿状	背甲外表棕褐色或黑褐色；腹甲外表面淡黄棕色或棕黑色，有放射状纹理，内表面黄白色或灰白色	质坚硬	气微腥，味微咸
醋龟甲	形如龟甲	表面黄色或棕褐色，有的可见深棕褐色斑点，内表面棕黄色或棕褐色	质松脆	气微腥，味微咸，略有醋气

【炮制品质量要求】 龟甲饮片水溶性浸出物（热浸法）不得少于4.5%。醋龟甲水溶性浸出物（热浸法）不得少于8.0%。

【炮制作用】

1. 龟甲 味咸、甘，性微寒。归肝、肾、心经。具有滋阴潜阳，益肾强骨，养血补心，固经止崩的功能。生龟甲质地坚硬，并有腥气，长于滋阴潜阳。用于肝风内动，肝阳上亢。

2. 醋龟甲 长于补肾健骨，滋阴止血，固经止崩，且质地酥脆，易于粉碎和煎出有效成分，并能矫其臭气。用于劳热咯血，脚膝痿软，潮热盗汗，痔疮肿痛，崩漏经多。

知识拓展

龟甲主要含骨胶原，多种氨基酸及微量元素等。

1. 工艺研究　有许多工艺改进研究的报道，主要有热解法：蒸法、高压蒸法、水煮法、水煮闷法、砂烫法；酶解法：蛋白酶法、酵母菌法、猪胰脏法。改进后的工艺能缩短加工时间，制法简单，易掌握，不受季节、气候、场地所限，清洁卫生，不污染环境，不影响药物功效。研究表明，用食用菌炮制龟甲，其中游离氨基酸、水解后氨基酸、总含氮量、水浸出物、醇浸出物和灰分含量均高于传统法。

2. 化学成分研究　龟背甲和龟腹甲的化学成分基本相同，仅含量上有些差异。制龟甲较生品的煎出率提高了4倍，说明砂烫醋淬后有利于其成分的溶出。龟腹甲的生品、砂烫品、砂烫醋淬品的煎出量依次是：砂烫品>砂烫醋淬品>生品；总氨基酸含量、总含氮量的顺序都为：醋淬品>砂烫品>生品。

穿山甲

【处方用名】穿山甲、炮山甲、炮甲珠、山甲珠、醋山甲。

【来源】本品为鲮鲤科动物穿山甲 *Manis pentadactyla* Linnaeus 的鳞甲。

【炮制方法】

1. 穿山甲　取原药材，除去杂质，洗净，干燥。

2. 炮山甲　将净砂置锅内，用武火加热，待砂呈轻松滑利状态时，投入大小分档的净穿山甲片，翻炒至发泡鼓起，边缘向内卷曲，表面呈金黄色或棕黄色时，取出，筛去砂，放凉。用时捣碎。

3. 醋山甲　将净砂置锅内，用武火加热，待砂呈轻松滑利状态时，投入大小分档的净穿山甲片，翻炒至发泡鼓起，边缘向内卷曲，表面呈金黄色或棕黄色时，取出，筛去砂，趁热投入醋液中浸淬，捞出，干燥。用时捣碎。

每100kg净穿山甲片，用米醋30kg。

扫码“看一看”

【成品性状】

规格	形状	颜色	质地	气味
穿山甲	扇面形、三角形或盾形，边缘较薄。外表有纵纹多条，底部边缘有数条横纹线。内表面中部有一条弓形的横向棱线	外表面黑褐色或黄褐色，有光泽，角质	坚韧而有弹性，不易折断	气微腥，味淡
炮山甲	鼓起，呈卷曲状	黄色	质酥脆，易碎	腥气极弱
醋山甲	全体膨胀呈卷曲状	金黄色	质松脆，易碎	略有醋气

【炮制品质量要求】穿山甲、炮山甲、醋山甲杂质不得过4%，总灰分不得过3.0%。

【炮制作用】

1. 穿山甲　味咸，性微寒。归肝、胃经。具有通经下乳，消肿排脓，疏风通络的功能。

生穿山甲质地坚韧，并有腥臭气，不易粉碎和煎煮，一般炮炙后用。

2. 炮山甲　质地酥脆，易于粉碎和煎出有效成分，并矫其腥气。长于消肿排脓，搜风通络。用于痈疡肿毒，风湿痹痛。

3. 醋山甲　质地酥脆，易于粉碎和煎出有效成分，并矫其腥气。通经下乳力强。用于经闭不通，乳汁不下。

知识拓展

穿山甲主要含蛋白质和钙，尚含人体必需的氨基酸及微量元素。

1. 工艺研究　穿山甲炮制时的砂温以 230～250℃为好，在此温度范围内炮制的穿山甲外观性状较好，水煎出率及蛋白质含量较高。

2. 化学成分研究　穿山甲炮制前后的化学成分基本相同，但炮制后 L-丝-L-酪环二肽和 D-丝-L-酪环二肽的含量显著增高，分别为生品的 7.14 倍和 44 倍。以蛋白质为指标，测定穿山甲各炮制品煎煮液中的蛋白质含量，结果均明显高于生品。对其生品与不同炮制品的煎液中总浸出物、总蛋白质和钙的含量分析，结果是：醋淬品>砂烫品>生品。

鸡内金

【处方用名】鸡内金、内金、炒鸡内金、醋鸡内金。

【来源】本品为雉科动物家鸡 *Gallus gallus domesticus* Brisson 的干燥沙囊内壁。

【炮制方法】

1. 鸡内金　取原药材，除去杂质，洗净，干燥，捣碎。

2. 炒鸡内金　将净砂置锅内，用中火加热，待砂呈轻松滑利状态时，投入大小一致的净鸡内金，翻炒至发泡卷曲，酥脆时，取出，筛去砂，放凉。或取净鸡内金，置温度适宜的热锅内，用中火炒至鼓起，呈暗黄褐色至焦黄色时，取出，干燥。

3. 醋鸡内金　取净鸡内金，置温度适宜的热锅内，用文火炒至发泡鼓起时，均匀喷淋醋液，取出，干燥。

每 100kg 净鸡内金，用米醋 15kg。

【成品性状】

规格	形状	颜色	质地	气味
鸡内金	不规则的卷状片，具明显的条状皱纹	表面黄色、黄绿色或黄褐色，薄而半透明，断面角质样，有光泽	质脆，易碎	气微腥，味微苦
炒鸡内金	发泡卷曲	暗黄褐色或焦黄色	质酥脆，轻折即断	具焦香气
醋鸡内金	发泡卷曲	褐黄色	质酥脆	略具醋气

【炮制作用】

1. 鸡内金　性味甘，平。归脾、胃、小肠、膀胱经。具有健胃消食，涩精止遗，通淋化石的功能。生鸡内金长于攻积，通淋化石。用于石淋涩痛，泌尿系结石和胆道结石。

2. 炒鸡内金 质地酥脆，便于粉碎，并能增强健脾消积的作用。用于消化不良，食积不化，肝虚泄泻，小儿疳积。

3. 醋鸡内金 质酥易碎，且矫正了不良气味。有疏肝助脾的作用。用于脾胃虚弱，脘腹胀满，胆胀胁痛。

知识拓展

鸡内金主要含胃激素、角蛋白、氨基酸、微量元素及微量胃蛋白酶、淀粉酶等成分。

1. 工艺研究 砂烫鸡内金：砂温可在 130℃～240℃，200℃最佳。此法加工的鸡内金色泽均一，无焦斑，发泡均匀，不粘砂粒。

电热干燥箱烘制鸡内金：将净鸡内金摊于药盘内，厚约 2cm，置于已升温至 240℃的电热干燥箱内，烘制 7 分钟，取出。该法炮制的鸡内金，其外观、浸出率与砂烫法基本一致，收得率较砂烫法高。

微波烘制鸡内金：温度 260℃～280℃，2～3 分钟烘制效果最佳。其浸出物含量、蛋白质含量、胃蛋白酶活力与砂烫法无明显差异。

2. 化学成分研究 研究表明，清炒和醋制鸡内金中的微量元素含量略有升高，有害元素铅（Pb）含量降低。清炒后水解氨基酸略降低，但 7 种人体必需氨基酸含量基本不变。醋制水解氨基酸略有升高。两种炮制品都显著地增大了微量元素的溶出率，有利于人体的吸收利用。鸡内金炮制后，淀粉酶的活性有所下降，蛋白酶的含量升高，活性增强。其原因在于淀粉酶对温度敏感而蛋白酶对温度不敏感。

鸡内金经清炒、砂烫、醋制、烘制后，水和乙醇浸出物含量均较生品有所增加，三氯甲烷浸出物清炒品和烘制品也高于生品。亚硝酸盐含量清炒、烘制和砂烫均较生品明显降低，可能是加热使有毒的亚硝酸盐转化为硝酸盐之故。

3. 药理研究 鸡内金生品及不同炮制品的混悬液，给小鼠灌胃 30 分钟内，小鼠胃中游离酸、总酸、胃蛋白酶基本无变化，而灌胃 60 分钟后，则各项指标显著增高，其中砂烫、烘制品优于其他炮制品。说明鸡内金的消食作用出现的缓慢，但较持久。

骨碎补

扫码“看一看”

【处方用名】骨碎补、烫骨碎补。

【来源】本品为水龙骨科植物槲蕨 *Drynaria fortunei*（Kunze）J. Sm. 的干燥根茎。

【炮制方法】

1. 骨碎补 取原药材，除去杂质，洗净，润透，切厚片，干燥。

2. 烫骨碎补 将净砂置锅内，用武火加热，待砂呈轻松滑利状态时，投入净骨碎补或片，翻炒至鼓起，取出，筛去砂，放凉，撞去毛。

【成品性状】

规格	形状	颜色	质地	气味
骨碎补	不规则的厚片，周边密被小鳞片，柔软如毛，有小黄点呈圆圈状排列	表面深棕色至黑褐色，切面红棕色	体较轻，质坚脆	气微，味淡微涩
烫骨碎补	扁圆状鼓起，无鳞叶	表面棕褐色或焦黄色，切面棕褐色	质轻，酥松	气微，味淡微涩

【炮制品质量要求】骨碎补饮片水分不得过14.0%，总灰分不得过7.0%，醇溶性浸出物（热浸法）不得少于16.0%。按干燥品计算，含柚皮苷不得少于0.50%。

【炮制作用】

1. 骨碎补 味苦，性温。归肾、肝经。具有疗伤止痛，补肾强骨；外用消风祛斑的功能。生骨碎补密被绒毛，不易除净，且质地坚硬而韧，不利于粉碎和煎煮，临床多用炮制品。

2. 烫骨碎补 易于除净绒毛，且质酥易碎，易于粉碎和煎出有效成分，以补肾强骨，续伤止痛为主。用于跌扑闪挫，筋骨折伤，肾虚腰痛，筋骨萎软，耳鸣耳聋，牙齿松动；外治斑秃，白癜风。

知识拓展

骨碎补主要含柚皮苷、二氢黄酮苷等成分。

1. 工艺研究 将骨碎补的传统砂烫法改为180℃烘箱烘烤10min至全部鼓起，撞去毛或经砂烫后骨碎补放入糖衣锅或滚筒式炒药机中转动，以摩擦撞断绒毛，再取出筛净。新法均可提高饮片质量及工作效率。

2. 化学成分研究 骨碎补的砂烫品及焙制品中的柚皮苷含量均高于生品（高47.45%），清炒品也比生品略高（高34%）。说明经炮制后，确能有利于有效成分的煎出。

马钱子

【处方用名】马钱子、制马钱子。

【来源】本品为马钱科植物马钱 *Strychnos nux-vomica* L. 的干燥成熟种子。

【炮制方法】

1. 马钱子 取原药材，除去杂质。

2. 制马钱子

（1）砂烫马钱子 取净砂置锅内，用武火加热，待砂呈轻松滑利状态时，投入净马钱子，翻炒至鼓起，外表呈棕褐色或深棕色，内部红褐色，并有小泡时，取出，筛去砂，放凉，除去绒毛。

（2）油炸马钱子 取麻油适量，置锅中，加热至230℃左右，投入马钱子，炸至老黄色时，立即取出，沥去油，放凉。

3. 马钱子粉 取制马钱子，粉碎成细粉，测定士的宁含量后，加适量淀粉，使含量符合规定，混匀，即得。

【成品性状】

规格	形状	颜色	质地	气味
马钱子	呈纽扣状圆板形，表面密被绢状茸毛，边缘稍隆起，较厚	表面灰绿色或灰黄色，种仁淡黄白色，角质状	质坚硬	气微，味极苦
砂烫马钱子	两面均膨胀鼓起，边缘较厚	表面棕褐色或深棕色，砸开内面棕褐色或深棕色，有时有小泡	质坚脆	微有香气，味极苦
油炸马钱子	中间略鼓	表面老黄色	质坚脆	有油香气，味苦
马钱子粉	粉末	黄褐色	质松软	气微香，味极苦

【炮制品质量要求】 生马钱子水分不得过 13.0%，总灰分不得过 2.0%，按干燥品计算，含士的宁应为 1.20%~2.20%，马钱子碱不得少于 0.80%。砂烫马钱子水分不得过 12.0%，总灰分不得过 4.0%，按干燥品计算，含士的宁应为 1.20%~2.20%，马钱子碱不得少于 0.80%。马钱子粉水分不得过 14.0%，按干燥品计算，含士的宁应为 0.78%~0.82%，马钱子碱不得少于 0.50%。

【炮制作用】

1. 马钱子 味苦，性温；有大毒。归肝、脾经。具有通络止痛，散结消肿的功能。生马钱子毒性剧烈，仅供外用。用于局部肿痛。

2. 砂烫马钱子 毒性降低，且质变酥脆，易于粉碎，并容易除去绒毛，常供内服。用于跌打损伤，骨折肿痛，风湿顽痹，麻木瘫痪，痈疽疮毒，咽喉肿痛。

知识拓展

马钱子主要含多种生物碱。其中，士的宁和马钱子碱是生物碱中的主要成分，二者既是马钱子的有效成分，又是有毒成分。

1. 工艺研究 砂烫温度在 230~240℃，加热 3~4 分钟为最佳炮制温度和时间。此条件下被转变成的异型结构和氮氧化合物的含量最高。油炸温度为 220℃~250℃为宜。

马钱子的皮毛与种仁含的生物碱成分基本相同，仅在含量上有所不同。毒性实验表明，去毛与不去毛的马钱子之间无显著差异。因此传统认为马钱子皮毛毒性大，刺激咽喉的说法没有充分的科学依据，现已不作去毛的法定要求。

2. 炮制原理研究 马钱子经炮制后，士的宁和马钱子碱的含量显著减少，而转变生成的异士的宁及其氮氧化合物和异马钱子碱及其氮氧化合物的含量显著增加。这是由于士的宁和马钱子碱在加热过程中醚键断裂开环，转变成它们的异型结构和氮氧化合物，被转化的这些生物碱毒性变小，且保留或增强了某些生物活性，从而降低了马钱子的毒性。

任务实施

砂烫鳖甲、骨碎补（传统手工操作）

（一）设备工具和材料

1. 设备工具 台秤、炒锅（圆底）、铲子、炊帚、铁丝筛、笊篱、液化气、不锈钢盆、不锈钢盘（搪瓷盘）、毛刷、抹布。

2. 供炮制用药材及辅料 鳖甲、骨碎补、河砂、米醋。

（二）操作步骤和方法

工作内容	操作方法和要求	注意事项
准备	器具洁净齐全、合理摆放；规范称取饮片及辅料，称量准确	炒锅、铲子和盛药器具洁净后才可以炒制
净制	通过净制操作，使饮片净度符合《中国药典》及相关规定	注意饮片大小分档
预热	调节火力（　　火），控制适宜火力，并预试锅温	一般用武火加热
投药	投药时间恰当，投放饮片操作规范	炒至（　　）时，投入药物，药量不能超过炒锅高度的（　　）
翻炒	翻炒动作娴熟，翻炒时要亮锅底；注意炮制程度的判断和把握	要勤翻动，使药物受热均匀
出锅	及时出锅，筛去辅料及药屑，摊开放凉或趁热投入醋液中淬酥，取出，干燥；炮制品存放得当	及时出锅，以免饮片出现焦糊现象
清场	按规程清洁器具，清理现场；饮片和器具归类放置，关闭水、电、气、门窗等	换品种、操作结束时要对炒制器具、工作台进行清洁

（三）炮制程度和质量要求

炮制后饮片质量应符合《中国药典》及《中药饮片质量标准通则（试行）》的规定。

醋鳖甲：表面淡黄色至深黄色，质酥脆，略有醋气。

烫骨碎补：体膨大鼓起，表面棕褐色或焦黄色，切面棕褐色，质轻、酥松，气微，味淡微涩。

目标检测

一、单项选择题

1. 色黄且鼓起成珠的药物是（　　）

A. 醋鳖甲　B. 醋山甲　C. 醋龟甲　D. 烫骨碎补

2. 砂烫后能降低毒性，可供内服的药物是（　　）

A. 鳖甲　B. 穿山甲　C. 龟甲　D. 马钱子

3. 生品密被绒毛，且质地坚硬而韧，临床多砂烫后入药的药物是（　　）

A. 鳖甲　B. 骨碎补　C. 知母　D. 穿山甲

二、多项选择题

1. 砂烫法的炮制目的是（　　）

A. 增强疗效　　B. 改变药性　　C. 降低毒性

D. 矫味矫臭　　E. 洁净药物

2. 可用砂烫醋淬法炮制的药物是（　　）

A. 鳖甲　　B. 穿山甲　　C. 龟甲

D. 杜仲　　E. 狗脊

三、配伍选择题

A. 易于粉碎和煎出有效成分，矫其不良气味，增强入肝消积，软坚散结的作用

B. 降低毒性

C. 便于去毛，洁净

D. 增强健脾消积作用

E. 增强有疏肝助脾的作用

1. 醋鳖甲的炮制作用（　　）
2. 砂烫马钱子的炮制作用（　　）
3. 砂烫鸡内金的炮制作用（　　）
4. 砂烫骨碎补的炮制作用（　　）
5. 醋鸡内金的炮制作用（　　）

四、简答题

1. 简述砂烫法的操作方法。
2. 马钱子砂烫的降毒原理是什么？

任务二　蛤粉烫

任务引入

按照《中国药典》（2015 年版）四部炮制通则规定，根据药材的特性，设计合理的炮制工艺，将阿胶进行相应炮制，以满足临床用药需求。操作中应注意药材的质地、药性和炮制目的的不同要求，采用适宜的加热火力和加热时间。

任务分析

一、炮制目的

1. 使药物质地酥脆，利于粉碎和煎煮　如阿胶、鹿角胶、黄明胶等胶类药物，炒后鼓起，质酥，易于制剂时的粉碎和汤剂的煎煮。

2. 降低药物的滋腻性，矫正不良气味　动物胶类药物，炒后质酥气香，黏腻性降低，利于服用。

3. 增强药物的疗效　如阿胶经蛤粉烫后，能增强清肺化痰作用。

二、炮制方法

净选或切制后的药物与受热均匀的蛤粉共同拌炒的方法，称为蛤粉烫法。又称蛤粉炒法。

蛤粉性味咸，寒。具有清热利湿，软坚化痰的作用。由于蛤粉颗粒细小，且传热较河砂稍慢，能使药物缓慢均匀受热，故蛤粉烫法多适用于动物胶类药物。

将研细过筛后的蛤粉置炒制容器内，用中火加热至蛤粉滑利易翻动时，投入净药物，不断翻埋烫炒至膨胀鼓起，内部疏松时，取出，筛去蛤粉，放凉。

蛤粉的用量，一般为每 100kg 净药物，用蛤粉 30~50kg。

蛤粉烫炒品表面呈灰白色或黄白色，鼓起成珠，质地酥脆，内无胶茬，有香气。成品含生片、糊片不得超过 2%。

三、注意事项

1. 胶块应烘软切成均匀的立方丁，再炒制。
2. 炒制时火力应适宜，以防药物焦糊或“烫僵”。大批炒制前最好先采用少量试烫的方法，以便掌握火力，保证成品质量。
3. 撒入胶丁要均匀，否则会引起互相粘连，造成不圆整而影响外观。
4. 蛤粉可反复使用，如果色泽变灰暗，需及时更换，以免影响成品色泽。

相关知识

适用重点药物：阿胶　鹿角胶

阿　胶

【处方用名】阿胶、阿胶珠。

【来源】本品为马科动物驴 *Equus asinus* L. 的干燥皮或鲜皮经煎煮、浓缩制成的固体胶。

【炮制方法】

1. 阿胶丁　取阿胶块，烘软后，切成小立方块（以 6mm~1cm 左右为宜）。

2. 阿胶珠

（1）蛤粉烫阿胶　取蛤粉置锅内，用中火加热，待蛤粉呈灵活状态时，均匀撒入阿胶丁，翻炒至鼓起成珠，内无溏心（内部未膨化的胶质部分）时，取出，筛去蛤粉，摊凉。

每 100kg 阿胶丁，用蛤粉 30~50kg。

（2）蒲黄炒阿胶　取净蒲黄，置温度适宜的热锅内，用中火炒至稍微变色时，均匀撒入阿胶丁，翻炒至鼓起成珠，内无溏心时，取出，筛去蒲黄，放凉。

扫码“看一看”

【成品性状】

规格	形状	颜色	质地	气味
阿胶	长方形块、方形块或丁状	棕色至黑褐色，有光泽，断面光亮	质硬而脆	气微，味微甜
蛤粉烫阿胶	类球形	表面棕黄色或灰白色，附有白色粉末。断面淡黄色至棕色	断面中空或多孔状，体轻，质酥，易碎	气微，味微甜
蒲黄炒阿胶	圆球形	外表棕褐色	断面中空或多孔状，质松泡	气微，味微甜

【炮制品质量要求】蛤粉烫阿胶水分不得过 10.0%，总灰分不得过 4.0%。按干燥品计算，含 L-羟脯氨酸不得少于 8.0%，甘氨酸不得少于 18.0%，丙氨酸不得少于 7.0%，脯氨酸不得少于 10.0%。

【炮制作用】

1. 阿胶 味甘，性平。归肺、肝、肾经。具有补血止血，滋阴润燥的功能。生阿胶长于滋阴补血。用于血虚萎黄，眩晕心悸，心烦失眠，虚风内动，温燥伤肺，干咳无痰。

2. 蛤粉烫阿胶 易于粉碎，且降低了滋腻性，矫正了不良气味。善于清肺化痰，滋阴降火。用于阴虚咳嗽，久咳少痰或痰中带血。

3. 蒲黄炒阿胶 易于粉碎，且降低了滋腻性，矫正了不良气味。长于止血安络。用于阴虚咳血，崩漏，便血。

知识拓展

阿胶主要含胶原（骨胶原、明胶原），水解后产生多种氨基酸。尚含钙、硫等无机元素。

1. 工艺研究 研究表明，蛤粉温度在 145℃～160℃之间，烫炒 3～5 分钟，所得炮制品质量最好。

2. 化学成分研究 因烫炒受热时间短，阿胶珠与阿胶丁所含氨基酸种类无变化，但氨基酸的总量阿胶珠（73.13%）较阿胶丁（63.55%）高。

鹿角胶

【处方用名】鹿角胶、鹿角胶珠。

【来源】本品为鹿科动物马鹿 *Cervus elaphus* Linnaeus 或梅花鹿 *Cervus nippon* Temminck 已骨化的角或锯茸后翌年春季脱落的角基（即鹿角盘）经水煎煮，浓缩制成的固体胶块。

【炮制方法】

1. 鹿角胶 取鹿角胶块，置火上烘软后，切成小方块（丁）。

2. 鹿角胶珠 取蛤粉置锅内，用中火加热，待蛤粉呈灵活状态时，均匀撒入鹿角胶块，翻炒至鼓起成珠，内无溏心时，取出，筛去蛤粉，放凉。

每 100kg 鹿角胶块，用蛤粉 30～50kg。

【成品性状】

规格	形状	颜色	质地	气味
鹿角胶	扁方形块	黄棕色或红棕色，半透明，有的块上有黄白色泡沫层，断面光亮	质脆易碎	气微，味微甜
鹿角胶珠	类圆形	表面黄白色或淡黄色	质松泡而易碎	气微，味微甜

【炮制作用】

1. 鹿角胶 味甘、咸，性温。归肾、肝经。具有温补肝肾，益精养血的功能。生鹿角胶长于补肾阳，益精血。用于阳痿滑精，腰膝酸软，虚劳羸瘦，崩漏下血，便血尿血，阴疽肿痛。

2. 鹿角胶珠 降低了其黏腻性，矫其不良气味，使之质地酥脆，便于粉碎。

任务实施

蛤粉烫阿胶（传统手工操作）

（一）设备工具和材料

1. 设备工具 台秤、炒锅（圆底）、铲子、炊帚、铁丝筛、笊篱、液化气、不锈钢盘（搪瓷盘）、毛刷、抹布。

2. 供炮制用药材及辅料 阿胶、蛤粉。

（二）操作步骤和方法

工作内容	操作方法和要求	注意事项
准备		
净制	通过净制操作，使饮片净度符合《　　　　》及相关规定	注意净选除杂
预热	调节火力（　　火），控制适宜火力	一般用中火加热
投药	投药时间恰当，投放饮片操作规范	蛤粉（　　）时，投入药物，药量不能超过炒锅高度的（　　）
翻炒	翻炒动作娴熟；注意炮制程度的判断和把握：（　　）	要勤翻动，使药物受热均匀
出锅	及时出锅，筛去蛤粉及药屑，摊开放凉；炮制品存放得当	及时出锅，以免饮片出现焦糊现象
清场		

（三）炮制程度和质量要求

阿胶珠：呈类球形，有的具棱角，表面棕黄色或灰白色，附有白色粉末，体轻，质酥易碎，断面中空或多孔状，淡黄色至棕色，气微，味微甜。

炮制后饮片质量应符合《中国药典》及《中药饮片质量标准通则（试行）》的规定。

目标检测

一、单项选择题

1. 蛤粉烫法的辅料用量，一般是每100kg药物用蛤粉（ ）
   A. 10kg B. 20kg C. 30~50kg D. 70kg
2. 下列蛤粉烫阿胶的目的，叙述不正确的是（ ）
   A. 减少滋腻性 B. 矫正不良气味
   C. 易于粉碎 D. 长于补肾阳，益精血
3. 为了增强阿胶的止血作用，需用（ ）
   A. 蛤粉烫 B. 炒炭 C. 砂烫 D. 蒲黄炒

二、多项选择题

1. 蛤粉烫阿胶的程度为（ ）
   A. 表面灰白色或灰褐色 B. 表面黑褐色
   C. 鼓起成圆球形 D. 内部无溏心（胶茬）
   E. 内部可有少量胶茬
2. 关于蛤粉烫的操作，叙述正确的是（ ）
   A. 烫炒前应将胶块切成小方块
   B. 烫炒时用中火加热
   C. 撒入胶丁要均匀，以防粘连
   D. 烫炒至灰白或黄白色、鼓起成珠，内无溏心时为程度适中
   E. 蛤粉可连续使用

三、配伍选择题

A. 鹿角胶 B. 黄明胶 C. 阿胶
D. 蛤粉烫阿胶 E. 蒲黄炒阿胶

1. 善于滋阴润燥的药物是（ ）
2. 善于滋阴补血的药物是（ ）
3. 善于补肾阳、益精血的药物是（ ）
4. 长于止血安络的是（ ）
5. 善于清肺化痰，滋阴降火的是（ ）

四、简答题

1. 简述蛤粉烫的成品质量要求。
2. 简述蛤粉烫的注意事项。

任务三 滑石粉烫

任务引入

按照《中国药典》（2015年版）四部炮制通则规定，根据药材的特性，设计合理的炮

制工艺，将水蛭进行相应炮制，以满足临床用药需求。操作中应注意药材的质地、药性和炮制目的的不同要求，采用适宜的加热火力和加热时间。

任务分析

一、炮制目的

1. 使药物质地酥脆，便于粉碎和煎煮　如鱼鳔胶、黄狗肾等韧性大的药物，滑石粉烫后，质地松泡酥脆，易于制剂时的粉碎和汤剂的煎煮。

2. 降低毒性　如水蛭等，炒后能降低毒性。

3. 矫臭矫味　动物类药物有腥臭气味，滑石粉烫后能矫其不良气味。

二、炮制方法

净选或切制后的药物与受热均匀的滑石粉共同拌炒的方法，称为滑石粉烫法。又称滑石粉炒法。

滑石粉味甘，性寒。具有清热利尿的作用。滑石粉质地细腻，与药物接触面积大，且传热较缓慢，使药物受热均匀，又很少被药物粘附。故滑石粉烫法多适用于韧性较大，受热后易出油而容易粘附辅料的动物类药物。

将滑石粉置锅内，用中火加热至翻动呈灵活状态时，投入净药物，翻炒至鼓起，酥脆，色泽加深时，取出，筛去滑石粉，放凉。

滑石粉的用量，一般为每 100kg 净药物，用滑石粉 40～50kg。或以炒时能完全掩埋药物为宜。

滑石粉烫炒品表面呈黄色或色泽加深，鼓起，质地酥脆，有香气。成品含生片、糊片不得超过 2%。

三、注意事项

1. 药物炒前，须进行净选和切制后分档。

2. 烫炒时用中火加热，以防药物焦糊或生熟不匀。一般以少量药物试烫，以便掌握火力，保证成品质量。

3. 滑石粉可反复使用，待色泽变灰暗色时，应及时更换，以免影响成品色泽。

相关知识

适用重点药物：鱼鳔胶　黄狗肾　刺猬皮　水蛭

鱼鳔胶

【处方用名】鱼鳔、鱼胶、鱼鳔胶、炒鱼鳔胶、鱼鳔珠。

【来源】本品为石首鱼科动物大黄鱼 *Pseudosciaena crocea*（Richardson）、小黄鱼 *Pseudosciaena polyactis* Bleeker 或鲟科动物中华鲟 *Acipenser sinensis* Gray、鳇鱼 *Huso dauricus*

(Georgi) 等的干燥鱼鳔。

【炮制方法】

1. 鱼鳔胶 取鱼鳔胶，微火烘软，切成小方块或丝。

2. 炒鱼鳔胶 将滑石粉置锅内，用中火加热，至滑石粉呈灵活状态时，投入净鱼鳔块(丝)，翻炒至发泡鼓起，表面呈黄色时，取出，筛去滑石粉，放凉。

每100kg净鱼鳔胶，用滑石粉40kg。

【成品性状】

规格	形状	颜色	质地	气味
鱼鳔胶	小方块或不规则条状	黄白色或淡黄色，半透明	质坚韧	气微腥，味淡
炒鱼鳔胶	发泡鼓起	表面黄色	质地酥脆	略有腥香气

【炮制作用】

1. 鱼鳔胶 味甘、咸，性平。归肾经。具有补肾益精，止血的功能。生鱼鳔胶气腥质韧，很少生用。临床多用其制品。

2. 炒鱼鳔胶 降低了滋腻性，矫其腥气，利于粉碎。用于肾虚滑精，吐血，血崩。

知识拓展

鱼鳔胶古代有蛤粉烫、螺粉炒、牡蛎粉炒、麸炒、慢火炒、制炭、火炮、微焙、炙令焦黄、香油炸黄等方法。近代有滑石粉烫、土炒、蛤粉烫法。现行主要用滑石粉烫。《中国药典》未收载该药物。

黄狗肾

【处方用名】 黄狗肾、狗鞭、制狗鞭、制狗肾。

【来源】 本品为犬科动物雄性犬 *Canis familiaris* Linnaeus 的干燥带睾丸的阴茎。

【炮制方法】

1. 黄狗肾 取原药材，用碱水洗净，再用清水洗涤，润软，切成小段或片，干燥。

2. 滑石粉烫狗肾 将滑石粉置锅内，用中火加热，至翻动呈灵活状态时，投入净狗肾段或片，翻炒至松泡，呈黄褐色时，取出，筛去滑石粉，放凉。

每100kg净黄狗肾，用滑石粉40kg。

【成品性状】

规格	形状	颜色	质地	气味
黄狗肾	圆柱状小段或圆形片状，有少许毛附着	黄棕色	质地坚韧	有腥臭味
滑石粉烫狗肾	圆柱状小段或圆形片状，有少许毛附着	黄褐色	质地松泡	腥臭味减弱

【炮制作用】

1. 黄狗肾 味咸，性温。归肾经。具有温肾壮阳，补益精髓的功能。黄狗肾因气腥，质地坚韧，一般不生用。

2. 滑石粉烫狗肾 质地松泡，酥脆，易于粉碎和煎煮，且能矫其腥臭味，便于服用。用于肾虚阳衰所致的阳痿，阴冷，以及畏寒肢冷，腰酸尿频。

知识拓展

黄狗肾古代有炙黄、酒煮焙干、酒煮烂、酥拌炒、酥炙等方法。近代有滑石粉烫、酒炒等方法。现行主要用滑石粉烫。《中国药典》未收载该药物。

刺猬皮

【处方用名】刺猬皮、烫刺猬皮。

【来源】本品为刺猬科动物刺猬 *Erinaceus europaeus* L. 或短刺猬 *Hemiechinus dauricus* Sundevall 的干燥外皮。

【炮制方法】

1. 刺猬皮 取原药材，用碱水浸泡，刷去污垢，再用清水洗净，润透，切成小方块，干燥。

2. 滑石粉烫刺猬皮 将滑石粉置锅内，用中火加热至翻动呈灵活状态时，投入净刺猬皮块，翻炒至棘刺鼓起，焦黄，质地发泡时，取出，筛去滑石粉，放凉。

每100kg净刺猬皮，用滑石粉40kg。

3. 砂烫刺猬皮 将净砂置锅内，用中火加热，待砂呈轻松滑利状态时，投入净刺猬皮块，翻炒至刺尖卷曲焦黄，质地发泡时，取出，筛去砂，放凉。或趁热投入醋液中浸淬，捞出，干燥。

每100kg净刺猬皮，用米醋10kg。

【成品性状】

规格	形状	颜色	质地	气味
刺猬皮	带针状棘刺的皮块，边缘有毛	表面灰褐色或黑褐色，内面灰白色	质坚韧	有特殊腥臭气
滑石粉烫刺猬皮	棘刺鼓起，边缘皮毛脱掉	黄色或焦黄色	质地发泡，刺尖秃，易折断	微有腥气
砂烫刺猬皮	棘刺鼓起，边缘皮毛脱掉	黄色或焦黄色	质地发泡，刺尖秃，易折断	微有腥气或略有醋气（醋淬）

【炮制作用】

1. 刺猬皮 味苦，性平。归胃、大肠经。具有止血行瘀，止痛，固精缩尿的功能。生刺猬皮腥臭味较浓，很少生用。

2. 滑石粉烫刺猬皮 质地酥脆，易于粉碎和煎煮，且能矫其臭味。用于胃痛吐酸，痔瘘下血，遗精，遗尿。

3. 砂烫刺猬皮　质地酥脆，易于粉碎和煎煮，且能矫其臭味；醋淬后更能矫臭矫味。用于胃痛吐酸，痔瘘下血，遗精，遗尿。

知识拓展

刺猬皮主要含蛋白质、钙盐等。

据研究，刺猬皮经炒后，由于高温的作用，能使所含的钙盐生成氧化钙，收涩之性大增。内服后在胃酸的作用下形成可溶性钙盐，易于吸收，从而增加了人体内钙的含量，促进血凝，增强收敛止血的作用。

水　蛭

【处方用名】水蛭、制水蛭、烫水蛭。

【来源】本品为水蛭科动物蚂蟥 *Whitmania pigra* Whitman、水蛭 *Hirudo nipponica* Whitman 或柳叶蚂蟥 *Whitmania acranulata* Whitman 的干燥体。

【炮制方法】

1. 水蛭　取原药材，洗净，润软，切段，干燥。

2. 烫水蛭　将滑石粉置锅内，用中火加热，至翻动呈灵活状态时，投入净水蛭段，翻炒至微鼓起时，取出，筛去滑石粉，放凉。

每 100kg 净水蛭，用滑石粉 40kg。

【成品性状】

规格	形状	颜色	质地	气味
水蛭	不规则小段，扁平，有环纹	背部呈褐色，腹部黄棕色	质脆，易折断，断面胶质状	气微腥
烫水蛭	不规则小段，扁平，有环纹	表面棕黄色至黑褐色，附有少量白色滑石粉。断面松泡，灰白色至焦黄色	质酥脆，易碎	气微腥

扫码“看一看”

【炮制品质量要求】烫水蛭水分不得过 14.0%，总灰分不得过 12.0%，酸不溶性灰分不得过 3.0%，醇溶性浸出物（热浸法）不得少于 15.0%。

【炮制作用】

1. 水蛭　味咸、苦，性平；有小毒。归肝经。具有破血，逐瘀，通经的功能。生水蛭有毒，多入煎剂，以破血逐瘀为主。用于瘀滞癥瘕，经闭及跌打损伤，瘀滞疼痛。

2. 烫水蛭　降低毒性，质地酥脆，利于粉碎，还能矫其腥气。用于跌打损伤，内损瘀血，心腹疼痛，大便不通。

知识拓展

新鲜水蛭唾液腺中含水蛭素，遇热及稀酸易破坏。尚含肝素、抗栓素、蛋白质等。

1. 化学成分研究 水蛭清炒品与砂烫品氨基酸总量、人体必需氨基酸总量均较生品大为降低，而滑石粉烫后其氨基酸总量和人体必需氨基酸总量都有所增加。

2. 药理研究 水蛭素能阻止凝血酶对纤维蛋白原的作用，阻碍血液凝固。20mg 水蛭素可阻止 100g 人血凝固。对细菌内毒素引起的大鼠血栓形成有预防作用，并能减少大鼠的死亡率。所含肝素也有抗凝血作用。

任务实施

滑石粉烫水蛭（传统手工操作）

（一）设备工具和材料

1. 设备工具 台秤、炒锅（圆底）、铲子、炊帚、铁丝筛、笊篱、液化气、不锈钢盘（搪瓷盘）、毛刷、抹布。

2. 供炮制用药材及辅料 水蛭、滑石粉。

（二）操作步骤和方法

工作内容	操作方法和要求	注意事项
准备		
净制	通过净制操作，使饮片净度符合《　　　　》及相关规定	注意净选除杂
预热	调节火力（　　火），控制适宜火力	用中火加热
投药	投药时间恰当，投放饮片操作规范	滑石粉（　　）时，投入药物
翻炒	翻炒动作娴熟；注意炮制程度的判断和把握：（　　）	要勤翻动，使药物受热均匀
出锅		
清场		

（三）炮制程度和质量要求

滑石粉烫水蛭：呈不规则扁块状或扁圆柱形，略鼓起，表面棕黄色至黑褐色，附有少量白色滑石粉。断面松泡，灰白色至焦黄色，质酥脆，易碎。气微腥。

炮制后饮片质量应符合《中国药典》及《中药饮片质量标准通则（试行）》的规定。

扫码“练一练”

目标检测

一、单项选择题

1. 滑石粉烫后用于补肾益精，止血的药物是（　　）

A. 鱼鳔胶　B. 刺猬皮　C. 水蛭　D. 黄狗肾

2. 滑石粉烫后能降低毒性，用于破血，逐瘀，通经的药物是（　　）

A. 鱼鳔胶　B. 刺猬皮　C. 水蛭　D. 黄狗肾

3. 滑石粉烫后质地酥脆，用于温肾壮阳，补益精髓的药物是（　　）

A. 鱼鳔胶　　B. 刺猬皮　　C. 水蛭　　D. 黄狗肾

二、多项选择题

1. 滑石粉烫的目的是（　　）

A. 使药物质地酥脆，利于粉碎和煎煮　　B. 降低药物的滋腻性

C. 矫正不良气味　　D. 增强某些药物清热化痰作用

E. 降低毒性

2. 生品有大毒，炮制后能降低毒性的药物是（　　）

A. 斑蝥　　B. 马钱子　　C. 水蛭

D. 白果　　E. 苍耳子

三、配伍选择题

A. 米炒斑蝥　　B. 砂烫马钱子　　C. 滑石粉烫水蛭

D. 黄狗肾　　E. 炒鱼鳔胶

1. 毒性成分升华而降低毒性（　　）
2. 毒性成分转化而降低毒性（　　）
3. 毒性成分遇热被破坏而降低毒性（　　）
4. 降低了滋腻性，矫其腥气的药物（　　）
5. 具有温肾壮阳，补益精髓功能的药物（　　）

四、简答题

1. 滑石粉烫的药物有什么特点？为什么？
2. 滑石粉烫的注意事项是什么？

（沈　伟）

项目九

灸　法

学习目标

知识要求

掌握灸法的炮制目的、注意事项。

技能要求

1. 能对相关药材进行酒灸、醋灸、蜜灸、盐灸、姜灸、油灸的传统操作，并根据药材质地选择合适的火候、辅料及用量。
2. 能使用现代炒药机器进行酒灸、醋灸、蜜灸、盐灸、姜灸、油灸的生产操作。
3. 能判断酒灸、醋灸、蜜灸、盐灸、姜灸、油灸炮制品的性状标准。

知识准备

一、炙法概念

净选或切制后的药物，加入一定量的液体辅料拌炒，或经其他方式处理，使液体辅料逐渐渗入到药物组织内部的炮制方法称为炙法。

二、炙法分类

炙法根据所用辅料不同分为酒炙法、醋炙法、盐炙法、蜜炙法、姜炙法、油炙法等。在操作上可分为先拌液体辅料后炒药和先炒药后加液体辅料两种。

炙法与加辅料炒法在操作方法上基本相似，但二者又有区别。加辅料炒法用固体辅料，辅料作为中间传热体，使药物受热均匀，与药物产生协同作用，辅料用量限制不严；而炙法则用液体辅料，辅料渗入到药物组织内，对药物产生辅助作用，辅料用量限制严格。加辅料炒的温度较高，一般用中火或武火，翻炒时间较短，药物炒至表面颜色变黄或加深，炒后辅料全部筛去；而炙法温度较低，一般用文火，翻炒时间较长，药物炒至近干，辅料被药物吸收。

扫码“学一学”

任务一 酒炙法

任务引入

按照《中国药典》2015年版四部炮制通则规定，根据药材的特性，设计合理的炮制工艺，将黄连、大黄、川芎、乌梢蛇等药材进行相应炮制，以满足临床用药要求。操作中应注意药材的质地、药性和炮制目的的不同要求，采用不同加热火力、加热时间和辅料用量。

任务分析

一、炮制目的

1. 改变药性，引药上行 大黄、黄柏等一些苦寒药，生品多清中、下焦湿热，酒炙后不但能缓和寒性，免伤脾胃阳气，并可借酒升提之力引药上行，清上焦邪热。

2. 增强活血通络作用 当归、川芎等活血祛瘀、通络药经酒炙后，一方面酒对药物起协同作用，另一方面酒能增加有效成分的溶出率，增强疗效。

3. 矫臭去腥 乌梢蛇、五灵脂等具有腥气的动物类药，经酒炙后可除去或减弱腥臭气味，便于服用。

二、炮制方法

1. 先拌酒后炒药 将净选或切制后的药物与一定量的酒拌匀，稍闷润，待酒被吸尽后，置预热适度的炒制容器内，用文火炒至规定的程度时，取出晾凉。此法适用于质地坚实的根及根茎类药物，如大黄、白芍、牛膝等。

2. 先炒药后拌酒 将净选或切制后的药物，置预热适度的炒制容器内，用文火炒制一定程度，再边炒边喷洒一定量的酒，炒干，取出晾凉。此法适用于质地疏松的药物，如五灵脂。

酒炙时，除另有规定外，一般用黄酒为主。每100kg净药物，用黄酒10~20kg。

现在有些地方也使用白酒，用量以减半为宜。

三、注意事项

1. 药物加入一定量酒闷润时，容器上面应加盖，以免酒挥发散失。
2. 若酒的用量较少，不易与药物拌匀时，可先将酒加适量水稀释后，再与药物拌润。
3. 酒炙时一般选用文火加热，勤翻动，炒至近干、颜色加深时，即可出锅。
4. 质地疏松的药物酒炙时，采用先炒药后加酒的方法炮制。

四、适用范围

酒味甘、辛，性大热，气味芳香，能升能散，宣行药势，具有活血通络、祛风散寒、矫臭去腥的作用。酒又是良好的溶剂，生物碱及其盐类、苷类、鞣质类、有机酸类等成分均可溶于酒中。故酒常作为炮制活血散瘀、祛风通络药物和动物类药物的辅料。

相关知识

酒炙法重点药物：黄连　大黄　乌梢蛇　蕲蛇　蛇蜕　桑枝　蟾酥　龙胆　丹参　川芎　白芍　续断　当归　牛膝　威灵仙

黄　连

【处方用名】 黄连、酒黄连、姜黄连。

【来源】 本品为毛茛科植物黄连 *Coptis Chinensis* Franch.、三角叶黄连 *Coptis deltoidea* C. Y. Cheng et Hsiao 或云连 *Coptis teeta* Wall. 的干燥根茎。以上三种分别习称“味连”“雅连”“云连”。

【炮制方法】

1. 黄连　取原药材，除去杂质，润透后切薄片，晾干，或用时捣碎。

2. 酒黄连　取净黄连片，用定量黄酒拌匀，闷润至酒被吸尽后，置于温度适宜的热锅内，用文火炒干，取出，晾凉。

每 100kg 净黄连，用黄酒 12.5kg。

3. 姜黄连　取净黄连片，用定量姜汁拌匀，闷润至姜汁被吸尽后，置于温度适宜的热锅内，用文火炒干，取出，晾凉。

每 100kg 净黄连，用生姜 12.5kg。

4. 萸黄连　取净吴茱萸加适量水煎煮，煎煮半小时，取吴茱萸汁拌入黄连片中，闷润至吴茱萸汁被吸尽后，置于温度适宜的热锅内，用文火炒干，取出，晾凉。

每 100kg 净黄连，用吴茱萸 10kg。

【成品性状】

规格	形状	颜色	质地	气味
黄连	不规则薄片，粗糙	外表灰黄色或黄褐色，切面鲜黄色或红黄色	质坚硬	气微，味极苦
酒黄连	不规则薄片	色泽加深	质坚硬	略有酒香气，味极苦
姜黄连	不规则薄片	表面棕黄色	质坚硬	有姜的辛辣味
萸黄连	不规则薄片	表面棕黄色	质坚硬	有吴茱萸的辛辣香气，味极苦

【炮制品质量要求】 黄连水分不得过 12.0%，总灰分不得过 3.50%。按干燥品计算，含小檗碱不得少于 5.0%。

【炮制作用】

1. 黄连　苦寒之性较强，善清心火，清热解毒。多用于心火亢盛，心烦不寐，心悸不宁，以及湿热诸症，痢疾，热毒疮疡。

2. 酒黄连　借酒力引药上行，缓其寒性，善清上焦头目之火。用于目赤肿痛及口疮。

3. 姜黄连　可缓和其寒性，并能增强止呕作用，善于疏肝和胃止呕。用于寒热互结，湿热中阻，痞满呕吐。

4. 萸黄连 可缓和苦寒之性，使黄连寒而不滞，善于疏肝和胃止呕。用于肝胃不和，呕吐吞酸。

知识拓展

随着炮制温度升高，黄连中小檗碱含量有所降低，黄连炭中小檗碱含量下降最显著。黄连经辅料炮制后，可增加生物碱的溶出率，黄连中小檗碱溶出率为 58.17%，酒、姜汁、吴茱萸炮制后溶出率为 85%。主要化学成分小檗碱、巴马汀、药根碱总量次序为酒黄连>醋黄连>姜黄连>萸黄连>盐制黄连>胆汁黄连>生黄连，但不同炮制品中生物碱含量变化不大。但也有研究表明萸黄连水煎液中总生物碱、小檗碱、巴马汀含量均降低，认为与吴茱萸制后降低黄连寒性的传统认识相一致。

大 黄

【处方用名】大黄、川军、酒军、酒大黄、醋大黄、熟大黄、大黄炭。

【来源】本品为蓼科植物掌叶大黄 *Rheum palmatum* L.、唐古特大黄 *Rheum tanguticum* Maxim. ex Balf. 或药用大黄 *Rheum officinale* Baill. 的干燥根及根茎。

【炮制方法】

1. 大黄 取原药材，除去杂质，大小分开，洗净，捞出，润透，切厚片或小方块，晾干或低温干燥，筛去碎屑。

2. 酒大黄 取净大黄片，用黄酒拌匀，在密闭的容器中闷润，待酒被吸尽后，置炒制器具内，文火炒至近干、色泽加深，并逸出大黄的特异气味时，取出晾凉。筛去碎屑。

每 100kg 净大黄片，用黄酒 10kg。

扫码“看一看”

3. 熟大黄

（1）取净大黄块，置木甑、笼屉或其他器具内，隔水蒸至大黄内外均呈黑色为度，取出干燥。

（2）取净大黄块，用黄酒拌匀，闷约 1~2 小时至酒被吸尽，装入炖药罐或适宜的蒸制容器内，隔水加热约 24~32 小时至大黄内外均呈黑色时，取出干燥。

每 100kg 净大黄块，用黄酒 30kg。

4. 大黄炭 取净大黄片，置炒制器具内，武火加热，炒至外表呈焦黑色、内部焦褐色，取出晾凉。筛去碎屑。

5. 醋大黄 取净大黄片，用醋拌匀闷润，待醋被吸尽后，置炒制器具内，文火加热，炒干，取出晾凉。筛去碎屑。

每 100kg 净大黄片，用醋 15kg。

6. 清宁片 取净大黄片或块，置煮制器具内，加水超过药面，武火加热，煮烂，加入规定量的黄酒（100：30）搅拌，再煮成泥状，取出晒干，粉碎后过 6 号筛。取其细粉，再与黄酒、炼蜜混合均匀制成块状，置笼屉内蒸透，取出揉匀，搓成直径约 14mm 的圆条，于 50~55℃下进行低温干燥，烘至七成干时，装入容器内，闷约 10 天至内外湿度一致，手摸有挺劲，取出，切厚片，晾干。筛去碎屑。

每 100kg 净大黄片或块，用黄酒 75kg，炼蜜 40kg。

【成品性状】

规格	形状	颜色	质地	气味
大黄	不规则厚片或块	切面淡红棕色或黄棕色，周边黄棕色至红棕色	质坚实，有的中心稍松软	气清香，味苦而微涩
酒大黄	形状同大黄	表面深棕色或棕褐色，略有焦斑。断面呈浅棕色	质坚实	有特异的芳香气，味微苦
熟大黄	形状同大黄	表面黑褐色	质坚实	有特异的芳香气，味微苦
大黄炭	形状同大黄	表面焦黑色，断面焦褐色	质轻而脆	有焦香气，味苦涩
醋大黄	形状同大黄	表面深棕色或棕褐色，断面浅棕色	质坚实	略有醋香气
清宁片	圆形厚片	表面乌黑色	质脆	有香气，味微苦甘

【炮制品质量要求】大黄水分不得过 15.0%，总灰分不得过 10.0%，水溶性浸出物不得少于 25.0%。按干燥品计算，含大黄素、大黄酸、芦荟大黄素、大黄酚和大黄素甲醚的总量不得少于 1.5%。

【炮制作用】

1. 大黄　大黄味苦，性寒。归脾、胃、大肠、肝、心包经。具有泻热通便、凉血解毒、逐瘀通经的作用。生品苦寒沉降，气味重浊，走而不守，直达下焦，泻下作用峻烈，用于实热便秘，积滞腹痛，泻痢不爽，湿热黄疸，痈肿疔疮，瘀血经闭，跌扑损伤。外治水火烫伤。

2. 酒大黄　酒炒后苦寒泻下作用稍缓，并借酒的升提之性，引药上行，善清上焦血分热毒。用于火邪上炎之目赤咽肿，齿龈肿痛。

3. 熟大黄　酒蒸后泻下缓和，有泻火解毒的作用，并能减轻腹痛的不良反应，增强活血祛瘀之功。用于火毒疮疡，瘀血内停。

4. 大黄炭　炒炭后泻下作用极微，并有凉血化瘀止血作用。用于血热有瘀出血症。

5. 醋大黄　泻下作用减弱，以消积化瘀为主，多用于食积痞满，产后瘀滞、癥瘕癖积。

6. 清宁片　泻下作用缓和，具缓泻而不伤气，逐瘀而不败正之功。用于饮食停滞，口干舌燥，大便秘结的年老、体弱、久病患者，可单用。

知识拓展

炮制能降低大黄的毒性和不良反应，在临床上，生大黄的主要不良反应是引起恶心、呕吐、腹痛等胃肠道反应，而熟大黄在应用中，则无上述消化道的不良反应，说明生大黄经炮制后可消除这一不良反应。结合型蒽醌为大黄的主要泻下成分，酒炙大黄泻下效力比生品降低 30%；熟大黄（酒炖）、清宁片泻下效力比生品降低 95%；大黄炒炭几乎无泻下作用。

乌梢蛇

【处方用名】乌梢蛇、乌蛇、乌梢蛇肉、制乌梢蛇。

【来源】 本品为游蛇科动物乌梢蛇 *Zaocys dhumnades*（Cantor）的干燥体。

【炮制方法】

1. 乌梢蛇 取原药材，除去头、鳞片及灰屑，切寸段，筛去碎屑。

2. 乌梢蛇肉 取净乌梢蛇，用定量黄酒浸润，闷透，趁湿除去皮骨，切段，干燥，筛去碎屑。

每 100kg 净乌梢蛇，用黄酒 20kg。

3. 酒乌梢蛇 取净乌梢蛇段，加入定量黄酒拌匀，在密闭的容器中闷润，待酒被吸尽后，置炒制器具内，文火加热，炒至微黄色，取出晾凉。筛去碎屑。

每 100kg 净乌梢蛇段，用黄酒 20kg。

【成品性状】

规格	形状	颜色	质地	气味
乌梢蛇	段状	表面乌黑色或黑褐色，无光泽，切面黄白色或灰棕色	质坚硬	气腥，味淡
乌梢蛇肉	段片状	黄白色或灰黑色	质韧	气微腥，略有酒气
酒乌梢蛇	段状	棕褐色或黑色	色泽加深	略有酒气

【炮制品质量要求】 醇溶性浸出物不得少于 12.0%。

【炮制作用】

1. 乌梢蛇 味甘，性平。归肝经。具有祛风、通络、止痉的作用。生品以祛风止痒、解痉为主。用于瘾疹瘙痒，小儿惊痫，破伤风等。

2. 酒乌梢蛇 酒制后增强祛风通络作用，并能矫臭、防腐，利于服用和贮存。用于风湿顽痹，麻木拘挛，中风口眼㖞斜，半身不遂，抽搐痉挛，破伤风，麻风等。

知识拓展

酒炙乌梢蛇可提高其脂类成分的溶出率，并提高其抗惊厥作用。同时，酒可防止乌梢蛇霉烂、虫蛀和变质。

蕲 蛇

【处方用名】 蕲蛇、酒蕲蛇。

【来源】 本品为蝰科动物五步蛇 *Agkistrodon acutus*（Guenther）的干燥体。

【炮制方法】

1. 蕲蛇 取原药材，除去头、鳞片，切成寸段。

2. 蕲蛇肉 取蕲蛇，去头，用黄酒润透后，除去鳞、骨，干燥。

3. 酒蕲蛇 取净蕲蛇段，用定量黄酒拌匀，闷润至酒被吸尽，置于温度适宜的热锅内，用文火炒干，取出，晾凉。

每 100kg 蕲蛇段，用黄酒 20kg。

【成品性状】

规格	形状	颜色	质地	气味
蕲蛇	小段状	背部表面黑褐色或浅棕色，近腹部灰白色，内面腹部黄白色	质软	气腥，味微咸
蕲蛇肉	小段片状	断面黄白色	质柔软	略有酒气
酒蕲蛇	小段状	棕褐色或黑色	质软	略有酒气

【炮制品质量要求】醇溶性浸出物不得少于 10.0%。

【炮制作用】

1. 蕲蛇　味甘、咸，性温；有毒，归肝经。具有祛风，通络，止痉的功能。

2. 蕲蛇肉　与生蕲蛇的功效相同，唯作用较强。

3. 酒蕲蛇　酒炙后能增强祛风除湿，通络止痛的作用，并减少腥气。用于风湿顽痹，麻木拘挛，中风口眼㖞斜，半身不遂，破伤风，疥癣，麻风等。

知识拓展

蕲蛇为有毒蛇类，又名五步蛇，主含蛇肉碱、精胺、蛋白质等化学成分，其毒性成分为凝血酶样酶，制成蕲蛇酶注射液，用于心脑血管疾病，如脑梗死、脑缺血、心绞痛、心肌梗死、高脂血症等。

蛇　蜕

【处方用名】蛇蜕、蛇退、酒蛇蜕。

【来源】本品为游蛇科动物黑眉锦蛇 *Elaphe taeniura* Cope、锦蛇 *Elape carinata*（Guenther）或乌梢蛇 *Zaocys dhumndes*（Cantor）等蜕下的干燥表皮膜。

【炮制方法】

1. 蛇蜕　取原药材，除去杂质，洗净，干燥，切段。

2. 酒蛇蜕　取净蛇蜕段，用定量黄酒拌匀，置于温度适宜的热锅内，用文火炒至微干，表面微显黄色，取出，晾凉。

每 100kg 蛇蜕，用黄酒 15kg。

【成品性状】

规格	形状	颜色	质地	气味
蛇蜕	圆筒形小段，多皱缩	背部银灰色或淡灰棕色，腹部乳白色或略显黄色	体轻，质微韧	气微腥，味淡或微咸
酒蛇蜕	形同蛇蜕	微显黄色	体轻，质微韧	略有酒气

【炮制品质量要求】酸不溶性灰分不得过 3.0%。

【炮制作用】

1. 蛇蜕　具有祛风，定惊，退翳，解毒的功能。

2. 酒蛇蜕 增强祛风作用，减少腥气。多用于小儿惊风，抽搐痉挛，翳障，疔肿，皮肤瘙痒。

蟾 酥

【处方用名】 蟾酥、酒蟾酥。

【来源】 本品为蟾蜍科动物中华大蟾蜍 *Bufo bufo gargarizans* Cantor 或黑眶蟾蜍 *Bufo melanostictus* Schneider 的干燥分泌物。

【炮制方法】

1. 蟾酥粉 取蟾酥，加入定量白酒浸渍，时常搅动至呈稠膏状，干燥，粉碎。每 10kg 净蟾酥，用白酒 20kg。

2. 乳蟾酥 取蟾酥块捣碎，加入定量鲜牛奶浸渍，时常搅动至呈稠膏状，干燥，粉碎。每 10kg 净蟾酥，用鲜牛奶 20kg。

【成品性状】

规格	形状	颜色	质地	气味
蟾酥粉	粉末	棕褐色	松散	气微腥，具强烈刺激性味初甜而后有持久的麻辣感
乳蟾酥	粉末	灰棕色	松散	气味及刺激性较蟾酥粉弱

【炮制品质量要求】 水分不得过 13.0%，总灰分不得过 5.0%，酸不溶性灰分不得过 2.0%。按干燥品计算，含华蟾酥毒基和脂蟾毒配基的总量不得少于 6.0%。

【炮制作用】

1. 蟾酥粉 味辛，性温；有毒。归心经。具有解毒、止痛、开窍醒神的作用。蟾酥有毒，作用峻烈，多制成丸散剂内服或外用。酒制后能降低毒性，便于粉碎，减少粉尘刺激，增强辛散开窍、消肿止痛作用。用于痈疽疔疮，咽喉肿痛等。

2. 乳蟾酥 用鲜牛奶制后，能降低毒性，便于粉碎，减少粉尘刺激。

知识拓展

蟾酥粉末对人体裸露部分和黏膜有很强的刺激性，在使用、粉碎蟾酥粉时，要采取适当的防护措施，防止粉末飞扬和吸入体内而中毒。

龙 胆

【处方用名】 龙胆、龙胆草、酒龙胆。

【来源】 本品为龙胆科植物条叶龙胆 *Gentiana manshurica* Kitag.、龙胆 *Gentiana scabra* Bge.、三花龙胆 *Gentiana triflora* Pall. 或滇龙胆 *Gentiana rigescens* Franch. 的干燥根及根茎。前三种习称“龙胆”，后一种习称“坚龙胆”。

【炮制方法】

1. 龙胆 取原药材，除去杂质及残茎，洗净，闷润至透，切段或片，干燥。

2. 酒龙胆 取净龙胆段或片，用定量黄酒拌匀，闷润至酒被吸尽后，置于温度适宜的热锅内，用文火炒干，取出，晾凉。

每100kg龙胆段或片，用黄酒10kg。

【成品性状】

规格	形状	颜色	质地	气味
龙胆	不规则的段，根茎不规则的片	表面暗灰棕色或深棕色，切面皮部黄白色至棕黄色	质脆，易折断	气微，味甚苦
坚龙胆	不规则的段	表面黄棕色至深棕色。切面皮部黄棕色，木部色较浅	质脆	气微，味甚苦
酒龙胆	不规则的段	色泽加深	质脆	略有酒气

【炮制品质量要求】水分不得过9.0%，总灰分不得过7.0%，酸不溶性灰分不得过3.0%。水溶性浸出物不得少于36.0%。按干燥品计算，龙胆含龙胆苦苷不得少于2.0%；坚龙胆含龙胆苦苷不得少于1.5%。

【炮制作用】

1. 龙胆 味苦，性寒。具有清热燥湿，泻肝胆火的功能，用于湿热黄疸，阴部瘙痒，带下，湿疹瘙痒，肝火目赤，耳鸣耳聋，胁痛口苦，惊风抽搐。

2. 酒龙胆 苦寒之性缓和，可引药上行。用于肝火目赤，耳鸣耳聋，胁痛口苦，惊风抽搐。

知识拓展

龙胆软化切制时，应采用润软的方法，切制后应尽快干燥，以避免酶解引起的成分损失。酒炙龙胆炒制最佳工艺为：加入药材10倍量的黄酒，电炉功率900W，炒制7分钟。以龙胆苦苷为指标筛选酒龙胆烘制工艺为100℃烘制10分钟为佳。

丹　参

【处方用名】丹参、酒丹参。

【来源】本品为唇形科植物丹参 *Salvia miltiorrhiza* Bge. 的干燥根及根茎。

【炮制方法】

1. 丹参 除去杂质和残茎，洗净，润透，切厚片，干燥。

2. 酒丹参 取丹参片，用定量黄酒拌匀，闷润至酒被吸尽，置于温度适宜的热锅内，用文火炒干，取出，晾凉。

每100kg丹参片，用黄酒10kg。

【成品性状】

规格	形状	颜色	质地	气味
丹参	类圆形或椭圆形厚片	外表皮棕红色或暗棕红	角质样，质硬而脆	气微，味微苦涩
酒丹参	同丹参	表面红褐色	质硬而脆	略有酒香气

【炮制品质量要求】水分不得过 13.0%，总灰分不得过 10.0%，酸不溶性灰分不得过 2.0%，醇溶性浸出物不得少于 11.0%。酒丹参水分不得过 10.0%，总灰分不得过 10.0%，醇溶性浸出物不得少于 11.0%，水溶性浸出物不得少于 35.0%。

【炮制作用】

1. 丹参 味苦，性寒凉，多生用，长于祛瘀活血，清心除烦，凉血消痈。用于胸痹心痛，脘腹胁痛，心烦不寐，月经不调，经闭痛经等。

2. 酒丹参 炮制缓和生丹参的寒凉之性，增强活血祛瘀、调经的作用。多用于月经不调，经闭痛经，恶露不下等。

知识拓展

丹参生品、酒炙品对谷丙转氨酶升高有显著的降低作用，以生品为优，醋炒丹参作用不显著。黄酒与白酒炙丹参及丹参均可显著降低血小板粘附与聚集，延长凝血酶原时间、凝血酶时间、凝血活酶时间，白酒制较黄酒制好。丹参不同炮制品对小鼠耳廓微循环作用强弱顺序是：生丹参醇提>白酒炙丹参>黄酒炙丹参>生丹参。

川 芎

【处方用名】川芎、酒川芎。

【来源】本品为伞形科植物川芎 *Ligusticum chuanxiong* Hort. 的干燥根茎。

【炮制方法】

1. 川芎 取原药材，除去杂质，分档，略泡，洗净，润透，切厚片，干燥。

2. 酒川芎 取净川芎片，用定量黄酒拌匀，闷润至酒被吸尽，置于温度适宜的热锅内，用文火炒干，呈棕黄色时，取出，晾凉。

每 100kg 净川芎片，用黄酒 10kg。

【成品性状】

规格	形状	颜色	质地	气味
川芎	不规则厚片	外表皮黄褐色，切面黄白色或灰黄色	质坚实	气浓香味苦辛微甜
酒川芎	形同川芎	色泽加深，偶有焦斑	质坚脆	略有酒香气

【炮制品质量要求】水分不得过 12.0%，总灰分不得过 6.0%，酸不溶性灰分不得过 2.0%，醇溶性浸出物不得少于 12.0%。本品按干燥品计算，含阿魏酸不得少于 0.10%。

【炮制作用】

1. 川芎 味辛，性温。生川芎长于活血行气，祛风止痛。用于胸痹心痛，胸胁刺痛，跌扑肿痛，月经不调，经闭痛经，头痛，风湿痹痛。

2. 酒川芎 借酒力引药上行，增强活血，行气，止痛的作用。用于血瘀头痛，胸胁疼痛，风寒湿痹，跌打损伤，疮痈肿痛。

威灵仙

【处方用名】威灵仙、酒威灵仙。

【来源】本品为毛茛科植物威灵仙 *Clematis chinensis* Osbeck、棉团铁线莲 *Clematis hexapetala* Pall. 或东北铁线莲 *Clematis manshurica* Rupr. 的干燥根及根茎。

【炮制方法】

1. 威灵仙 取药材，除去杂质，洗净，润透，切段，干燥。

2. 酒威灵仙 取净威灵仙段，用定量黄酒拌匀，闷润至酒被吸尽，置于温度适宜的热锅内，用文火炒干，取出，晾凉。

每 100kg 净威灵仙段，用黄酒 10kg。

【成品性状】

规格	形状	颜色	质地	气味
威灵仙	不规则的段	表面黑褐色或棕黑色	质硬脆，易折断	气微，味淡
酒威灵仙	形同威灵仙	色泽加深	质硬脆	略有酒香气

【炮制品质量要求】醇溶性浸出物不得少于 15.0%。本品按干燥品计算，含齐墩果酸和常春藤皂苷元不得少于 0.30%。

【炮制作用】

1. 威灵仙 味辛、咸，性温。具有祛风湿，通经络的功能。生品长于利湿祛痰，消诸骨鲠咽。用于痰饮积聚，骨鲠咽喉。

2. 酒威灵仙 酒炙后祛风除痹，通络止痛的作用增强。用于风湿痹痛，肢体麻木，筋脉拘挛，屈伸不利。

白芍

【处方用名】白芍、炒白芍、酒白芍、醋白芍、土炒白芍。

【来源】本品为毛茛科植物芍药 *Paeonia lactiflora* Pall. 的干燥根。夏、秋二季采挖，洗净，除去头尾及细根，置沸水中煮后除去外皮或去皮后再煮，晒干。

【炮制方法】

1. 白芍 取原药材，除去杂质，大小条分开，洗净，润透，切薄片，干燥。筛去碎屑。

2. 炒白芍 取净白芍片，置炒制器具内，用文火加热，炒至表面微黄色，取出晾凉。筛去碎屑。

扫码"看一看"

3. 酒白芍　取净白芍片，加入定量黄酒拌匀，在密闭的容器中闷润，待酒被吸尽后，置炒制器具内，文火加热，炒干，取出晾凉。筛去碎屑。

每 100kg 净白芍片，用黄酒 10kg。

4. 醋白芍　取净白芍片，加入定量醋拌匀闷润，待醋被吸尽后，置炒制器具内，文火加热，炒干，取出晾凉。筛去碎屑。

每 100kg 净白芍片，用醋 15kg。

5. 土炒白芍　取定量土粉，置炒制器具内，用中火加热，炒至土呈灵活状态时，投入白芍片，炒至表面挂土色，微显焦黄色时，取出，筛去土粉，摊开晾凉。每 100kg 净白芍片，用灶心土粉 20kg。

【成品性状】

规格	形状	颜色	质地	气味
白芍	近圆形或椭圆形的薄片	切面类白色或微带棕红色	质坚脆，角质样	味微苦、酸
酒白芍	形同白芍	表面微黄色，或淡棕黄色，偶见焦斑	质坚脆	微有酒香气
醋白芍	形同白芍	表面微黄色	质坚脆	微有醋气
土炒白芍	形同白芍	表面微黄色或淡棕红色	质坚脆	气微香

【炮制品质量要求】白芍水分不得过 14.0%，总灰分不得过 4.0%，水溶性浸出物不得少于 22.0%，按干燥品计算，含芍药苷不得少于 1.20%。土炒白芍水分含量不得过 10.0%，芍药苷含量同药材。酒白芍水分、总灰分含量同药材，水溶性浸出物不得少于 20.5%，芍药苷含量同药材。

【炮制作用】

1. 白芍　味苦、酸，性微寒。归肝、脾经。具有平肝止痛、养血调经、敛阴止汗的作用。生品长于养血敛阴、平抑肝阳。用于头痛眩晕，月经不调，烦躁易怒，自汗，盗汗等。

2. 炒白芍　白芍炒后药性缓和，以养血敛阴为主。用于肝旺脾虚的肠鸣腹痛、泄泻或泻痢日久。

3. 酒白芍　白芍酒炙后能降低酸寒之性，善于和中缓急。多用于胁肋疼痛，腹痛，尤其是产后腹痛。

4. 醋白芍　白芍醋炙后入肝收敛，有敛血、止血、疏肝解郁的作用。用于肝郁乳汁不通，尿血等。

5. 土白芍　借土气入脾，增强柔肝和脾、止泻的作用。适用于肝旺脾虚泄泻，腹痛腹泻。

知识拓展

白芍切片时，水洗后闷润至软切片，芍药苷含量最高，与生品无明显差异，水浸泡软化或水蒸气软化及水煮处理后的白芍，芍药苷含量最低。故白芍加工以水洗闷润切片或直接刮去外皮，而不用煮烫刮皮为佳。

当　归

【处方用名】当归、秦归、全当归、酒当归、土炒当归、当归炭。

【来源】本品为伞形科植物当归 *Angelica sinensis*（Oliv.）Diels 的干燥根。

【炮制方法】

1. 当归（全当归）　取原药材，除去杂质，洗净，稍润，切薄片，晒干或低温干燥。筛去碎屑。

2. 酒当归　取净当归片，加入定量黄酒拌匀，在密闭的容器中闷润，待酒被吸尽后，置炒制器具内，文火加热，炒至深黄色，取出晾凉。筛去碎屑。

每 100kg 净当归片，用黄酒 10kg。

3. 土炒当归　将土粉置炒制器具内，炒至灵活状态，投入净当归片，炒至当归片表面均匀挂上土粉时，取出。筛去土粉，摊开晾凉。

每 100kg 净当归片，用灶心土粉 30kg。

4. 当归炭　取净当归片，置炒制器具内，用中火加热，炒至微黑色，取出，晾凉。筛去碎屑。

【成品性状】

规格	形状	颜色	质地	气味
当归	圆形或类圆形薄片	表面黄白色或淡黄棕色，形成层环黄棕色，周边黄棕色至棕褐色	质柔韧	香气浓郁
酒当归	形如当归片	切面深黄色或浅棕黄色，略有焦斑	质柔韧	香气浓郁，略有酒香气
土当归	形如当归片	土黄色，挂土粉	质脆	有土香气

【炮制品质量要求】当归水分不得过 15.0%，总灰分不得过 7.0%，酸不溶性灰分不得过 2.0%，醇溶性浸出物不得少于 45.0%。酒当归水分不得过 10.0%，醇溶性浸出物不得少于 50.0%。

【炮制作用】

1. 当归　味甘、辛，性温。归肝、心、脾经。具有补血活血、调经止痛、润肠通便的作用。用于血虚萎黄，眩晕心悸，月经不调，肠燥便秘，痈疽疮疡等。

2. 酒当归　当归酒炙后，能增强活血通经的作用。用于经闭痛经，风湿痹痛，跌扑损伤等。

3. 土炒当归　当归土炒后，既能补血，又不滑肠。多用于血虚便溏，腹中时痛。

4. 当归炭　当归炒炭后，以止血和血为主。用于崩漏，月经过多及血虚出血等。

知识拓展

实验表明：当归酒炙后铜、镍含量增加，铅降至原含量的 1/5；土炒后铁、镍、铜、锰、锌含量显著增加，铅降至原含量的 1/6；炒炭后钙、镍含量增高，铅降至原含量的 1/4。当归头、身、尾中的挥发油、糖、灰分等均无明显差异，而三者的微量元素含量及阿魏酸含量有差别。其中归头中的钙、铜、锌最高，为归身、归尾的 1.5~6.8 倍；归尾中的钾、铁含量高，为归头、归身的 1.5~2.0；阿魏酸含量以归尾最高，归身次之，归头最低。

牛 膝

【处方用名】牛膝、怀牛膝、酒牛膝、盐牛膝。

【来源】本品为苋科植物牛膝 *Achyranthes bidentata* Bl. 的干燥根。

【炮制方法】

1. 牛膝 取原药材，除去杂质，洗净，润透，除去残留的芦头，切段，晒干燥，筛去碎屑。

2. 酒牛膝 取净牛膝段，加入定量黄酒拌匀，在密闭的容器中闷润，待酒被吸尽后，置炒制器具内，文火加热，炒干，取出晾凉。筛去碎屑。

每 100kg 净牛膝段，用黄酒 10kg。

3. 盐牛膝 取净牛膝段，加入定量食盐水拌匀，闷润，待盐水被吸尽后，置炒制器具内，用文火加热，炒干，取出晾凉。筛去碎屑。

每 100kg 净牛膝段，用食盐 2kg。

【成品性状】

规格	形状	颜色	质地	气味
牛膝	圆柱形短段	切面淡棕色，略呈角质样而油润	质硬脆，易折断	味微甜而稍苦涩
酒牛膝	形如牛膝段	表面色略深，略有焦斑	质硬脆	微有酒气
盐牛膝	形如牛膝段	表面淡黄色，多有焦斑	质硬脆	微有咸味

【炮制品质量要求】牛膝水分不得过 15.0%，总灰分不得过 9.0%，醇溶性浸出物不得少于 5.0%。酒牛膝醇溶性浸出物不得少于 4.0%。

【炮制作用】

1. 牛膝 味苦、酸，性平。归肝、肾经。具有补肝肾、强筋骨、逐瘀通经、引血下行的作用。生品长于活血祛瘀、引血下行。用于瘀血阻滞的月经不调、痛经、闭经、癥瘕，产后瘀阻腹痛等。

2. 酒牛膝 酒炙后，增强活血祛瘀、通经止痛作用。多用于风湿痹痛，肢体活动不利。

3. 盐牛膝 盐炙后，能引药入肾，增强补肝肾、强筋骨、利尿通淋的作用。用于肾虚腰痛，小便不利，湿热痹痛等。

续 断

【处方用名】续断、川断、酒续断、盐续断。

【来源】本品为川续断科植物川续断 *Dipsacus asperoides* C. Y. Cheng et T. M. Ai 的干燥根。秋季采挖，除去根头及须根，用微火烘至半干，堆置“发汗”至内部变绿色时，再烘干。

【炮制方法】

1. 续断 取原药材，除去杂质、洗净，润透，切薄片，干燥，筛去碎屑。

2. 酒续断 取净续断片，加入定量黄酒拌匀，在密闭的容器中闷润，待酒被吸尽后，置炒制器具内，文火加热，炒至微带黑色时，取出晾凉。筛去碎屑。

每100kg净续断片，用黄酒10kg。

3. 盐续断 取净续断片，加入定量食盐水拌匀，闷润，待盐水被吸尽后，置炒制器具内，用文火加热，炒干，取出晾凉。筛去碎屑。

每100kg净续断片，用食盐2kg。

【成品性状】

规格	形状	颜色	质地	气味
续断片	为类圆形或椭圆形薄片	切面皮部墨绿色或棕褐色，木部灰黄色或黄褐色	质软，久置后变硬	气微香，味苦，微甜而后涩
酒续断	形如续断片	表面浅黑色或灰褐色，略有焦斑	质软	略有酒气
盐续断	形如续断片	表面黑褐色，有焦斑	质软	味微咸

【炮制品质量要求】续断片水分不得过10.0%，总灰分不得过12.0%，酸不溶性灰分不得过3.0%，水溶性浸出物不得少于45.0%，含川续断皂苷不得少于1.5%。

【炮制作用】

1. 续断片 味苦、辛，性微温。归肝、肾经。具有补肝肾、强筋骨、续折伤、止崩漏的作用。用于腰膝酸软，风湿痹痛，崩漏，胎漏，跌扑损伤等。

2. 酒续断 酒炙后能增强通血脉、续筋骨、止崩漏的作用。多用于风湿痹痛，虚寒腹痛，跌扑损伤等。

3. 盐续断 盐炙后能引药下行，增强补肝肾、强腰膝作用。多用于肝肾不足，腰膝酸软等。

任务实施

一、酒炙当归、白芍（传统手工操作）

（一）设备工具和材料

1. 设备工具 台秤、炒锅（圆底）、铲子、液化气、液化气灶、不锈钢盘（搪瓷盘）、毛刷、竹筛、量筒、抹布。

2. 供炮制用药材 当归、白芍。

（二）操作步骤和方法

工作内容	操作方法和要求	注意事项
准备	器具洁净齐全、合理摆放；规范称取生药、称量准确	
净制	通过净制操作，使饮片净度符合《中国药典》及相关规定	注意药物大小分档
闷润	称取规定量的药材和黄酒，将酒与药材拌匀后闷润	待酒被药物吸尽后方可炒
预热	调节火力，控制适宜火力	一般用文火
投药	投药迅速，投放生药操作规范	
翻炒	翻炒动作娴熟，翻炒时要亮锅底；注意炮制程度的判断和把握	

续表

工作内容	操作方法和要求	注意事项
出锅	及时出锅，筛去药屑，放凉；炮制品存放得当	
清场	按规程清洁器具，清理现场；饮片和器具归类放置，关闭水、电、气、门窗等	

（三）炮制程度和质量要求

炮制后饮片质量应符合《中国药典》及《中药饮片质量标准通则（试行）》的规定。

酒炙当归：炒至表面深黄色或浅棕色，略有焦斑，香气浓郁，并略有酒香气。

酒炙白芍：炒至表面微黄色或淡黄棕色，偶见焦斑，微有酒香气。

目标检测

一、单项选择题

1. 酒炙法的辅料用量，一般每100kg药材用黄酒（　　）

A. 5～8kg　　B. 10～20kg　　C. 25～30kg　　D. 30～40kg

2. 酒白芍的色泽是（　　）

A. 微黄色　　B. 焦黄色　　C. 黄棕色　　D. 焦褐色

3. 酒炙能增强活血祛瘀，调经作用的药物是（　　）

A. 丹参　　B. 蕲蛇　　C. 白芍　　D. 乌梢蛇

二、多项选择题

1. 酒炙药物的目的是（　　）

A. 引药上行　　B. 缓和药性　　C. 矫味矫臭

D. 利于粉碎　　E. 增强活血通络的作用

2. 酒炙能增强祛风除湿，通络止痛作用是（　　）

A. 乌梢蛇　　B. 白芍　　C. 当归

D. 桑枝　　E. 蕲蛇

三、配伍选择题

A. 增强活血补血调经作用　　B. 既能补血，又不致滑肠

C. 止血和血，治崩中漏下　　D. 补血调经，润肠通便

E. 润肠通便，治血虚便秘

1. 全当归的炮制作用是（　　）
2. 酒当归的炮制作用是（　　）
3. 油炙当归的炮制作用是（　　）
4. 土当归的炮制作用是（　　）
5. 当归炭的炮制作用是（　　）

四、简答题

1. 简述酒炙法的注意事项。
2. 简述酒大黄、大黄炭、熟大黄的炮制作用。

扫码“学一学”

任务二 醋炙法

任务引入

按照《中国药典》(2015年版)四部炮制通则规定，根据药材的特性，设计合理的炮制工艺，将香附、乳香、柴胡、芫花等药材进行相应炮制，以满足临床用药需求。操作中应注意药材的质地、药性和炮制目的的不同要求，采用不同加热火力和加热时间。

任务分析

一、炮制目的

1. 引药入肝，增强活血止痛的作用 乳香、没药、三棱、莪术等药物醋炙后，可增强活血散瘀的作用；柴胡、香附等醋炙后可增强疏肝止痛的作用。

2. 降低毒性，缓和药性 芫花、甘遂等峻下逐水药，醋炙后能降低毒性，缓和峻下作用。

3. 矫臭矫味 五灵脂、乳香、没药等具有特殊气味的药物，经醋炙后不但增强活血散瘀作用，而且能矫正不良气味，便于服用。

二、炮制方法

1. 先拌醋后炒药 将净选或切制后的药物，加入定量的米醋拌匀，闷润，待醋被吸尽后，置预热适度的炒制容器内，用文火炒至微干，取出晾凉，筛去碎屑。一般药材采用此法炮制，如甘遂、芫花、柴胡、三棱等。

2. 先炒药后加醋 将净选或切制后的药物，置预热适度的炒制容器内，文火炒至表面熔化发亮（乳香、没药）或炒至表面颜色改变，有腥气溢出（五灵脂）时，喷洒定量米醋，炒至微干，取出，摊开晾凉。此法适用于树脂类和动物粪便类药材，如乳香、没药、五灵脂等。

除另有规定外，每100kg待炮制品，一般用米醋20kg，最多不超过50kg。

三、注意事项

1. 若醋的用量较少，不易与药物拌匀时，可加适量水稀释后，再与药物拌润。

2. 树脂类和动物粪便类药物，宜采用先炒药后加醋的方法，否则易粘结成块，或呈松散碎块，致使炒制时受热不均匀，炒不透或出现炒焦现象。

3. 采用先炒药后加醋的方法操作时，一般炒至药物表面熔化发亮（树脂类），或炒至表面颜色改变，有腥气逸出（动物粪便类）时，喷洒一定量的醋。喷醋时，宜边喷边翻，以便喷洒均匀。

4. 药物醋炙时，火力不宜过大，一般用文火，勤加翻动，取出后要摊开晾干。

四、适用范围

醋味酸、苦，性温。主入肝经血分，有收敛、解毒、散瘀止痛、矫味的作用。醋又是良好的有机溶剂，能与游离的生物碱结合成盐，增大其溶解度而易于煎出有效成分；能和具腥膻气味的三甲胺类成分结合成盐而无臭气，以除去药物的腥臭气味，此外还有杀菌防腐的作用。故常作为炮制疏肝解郁、散瘀止痛、攻下逐水药物的辅料。常用醋炙的药物有延胡索、甘遂、乳香、五灵脂等。

相关知识

适用重点药物：甘遂　商陆　芫花　京大戟　狼毒　莪术　柴胡　延胡索　香附　三棱　青皮　艾叶　乳香　没药　郁金

延胡索

【处方用名】延胡索、醋延胡索、酒延胡索。

【来源】本品为罂粟科植物延胡索 *Corydalis yanhusuo* W. T. Wang 的干燥块茎。

【炮制方法】

1. 延胡索　取原药材，除去杂质，大小分开，洗净，稍浸，润透，切厚片，干燥，筛去碎屑；或洗净，干燥，用时捣碎。

2. 醋延胡索

（1）取净延胡索或延胡索片，加入定量醋拌匀，闷润至醋被吸尽后，置炒制器具内，文火加热，炒干，取出晾凉。筛去碎屑。

（2）取净延胡索，加入定量醋和适量饮用水（以与药面平为宜），置煮制器具内，用文火加热，煮至透心、醋液被吸尽时，取出，晾至6成干，切厚片，晒干后筛去碎屑；或干燥后捣碎。

每100kg净延胡索，用米醋20kg。

3. 酒延胡索　取延胡索片，加入定量的黄酒拌匀，密闭闷润至酒被吸尽后，置炒制器具内，用文火加热，炒干，取出晾凉。筛去碎屑。

每100kg净延胡索片，用黄酒15kg。

【成品性状】

规格	形状	颜色	质地	气味
延胡索	圆形厚片或不规则的碎颗粒	断面黄色，角质样，具蜡样光泽	质硬而脆	气微，味苦
醋延胡索	形如延胡索	片面深黄色或黄褐色	质硬而脆	味苦，略有醋气
酒延胡索	形如延胡索	深黄色或黄褐色	质硬而脆	略具酒气

【炮制品质量要求】延胡索、醋延胡索含延胡索乙素不得少于0.040%。

【炮制作用】

1. 延胡索 味辛、苦，性温。归肝、脾经。具有活血、利气、止痛的作用。生品中所含的止痛成分难于煎出，效果欠佳，故临床多用醋制品。

2. 醋延胡索 醋制后能提高有效成分的煎出率，增强行气止痛作用。广泛用于身体各部位的多种疼痛证候，如胸胁、脘腹疼痛，经闭痛经，产后瘀阻腹痛，跌扑肿痛等。

3. 酒延胡索 以活血、祛瘀、止痛为主。用于心血瘀滞所致的胸痛、胸闷、心悸，跌扑肿痛，瘀血疼痛。

知识拓展

延胡索镇痛的有效成分为难溶于水的游离生物碱，醋制可使游离生物碱与醋酸结合生成易溶于水的醋酸盐，提高煎出率，增强行气止痛作用。

香　附

【处方用名】香附、炙香附、醋香附、四制香附、酒香附、香附炭。

【来源】本品为莎草科植物莎草 *Cyperus rotundus* L. 的干燥根茎。

【炮制方法】

1. 香附 取原药材，除去毛须及杂质，碾成绿豆大颗粒；或润透后切薄片，干燥，筛去碎屑。

2. 醋香附

（1）取净香附颗粒或片，加入定量醋拌匀，闷润至醋被吸尽后，置炒制器具内，文火加热，炒干，取出晾凉。筛去碎屑。

（2）取净香附，加入定量的醋，再加与醋等量的水，共煮至醋液被基本吸尽，再蒸 5 小时，闷润片刻，取出微晾，切薄片，干燥后筛去碎屑；或取出干燥后，碾成绿豆大颗粒。

每 100kg 净香附，用米醋 20kg。

3. 四制香附 取净香附颗粒或片，加入定量的生姜汁、醋、黄酒、食盐水拌匀，闷润，待汁液被吸尽后，用文火炒干，取出晾凉。筛去碎屑。每 100kg 净香附颗粒或片，用生姜 5kg（取汁），米醋、黄酒各 10kg，食盐 2kg（饮用水溶化）。

4. 酒香附 取净香附颗粒或片，加入定量的黄酒拌匀，密闭闷润，待酒被吸尽后，置炒制器具内，用文火炒干，取出晾凉。筛去碎屑。

每 100kg 净香附颗粒或片，用黄酒 20kg。

5. 香附炭 取净香附，大小分档，置炒制器具内，用中火加热，炒至表面焦黑色、内部焦褐色。有火星时及时喷淋适量饮用水，熄灭火星，取出晾凉。筛去碎屑。

【成品性状】

规格	形状	颜色	质地	气味
香附	不规则颗粒或薄片	蒸煮者断面黄棕色或红棕色，角质样	质硬	气香，味微苦
醋香附	形如香附	表面棕褐色或红棕色，微有焦斑	角质样	略有醋气
四制香附	形如香附	表面深棕褐色，内部呈黄褐色	质硬	清香气
酒香附	形如香附	表面红紫色	质硬	略具酒气
香附炭	形如香附	表面焦黑色，内部焦褐色	质脆，易碎	气焦香，味苦涩

【炮制品质量要求】香附含醇溶性浸出物不得少于11.5%；含挥发油不得少于1.0%（ml/g）；醋香附含醇溶性浸出物不得少于13.0%；含挥发油不得少于0.8%（ml/g）。

【炮制作用】

1. 香附 味辛、微苦、微甘，性平。归肝、脾、三焦经。具有行气解郁、调经止痛的作用。生品以理气解郁为主。用于胁肋疼痛，胸膈痞闷等。

2. 醋香附 醋制后专入肝经，增强疏肝止痛作用，并能消积化滞。用于寒凝气滞之胃脘疼痛，伤食腹痛等。

3. 酒香附 酒炙后能通经脉、散结滞。多用于寒疝腹痛和瘰疬流注肿块等。

4. 四制香附 以行气解郁、调经散结为主。多用于治疗胁痛，痛经，月经不调等。

5. 香附炭 味苦、涩，性温。多用于治妇女崩漏不止等。

芫 花

【处方用名】芫花、炙芫花、醋芫花。

【来源】本品为瑞香科植物芫花 *Daphne genkwa* Sieb. et Zucc. 的干燥花蕾。

【炮制方法】

1. 芫花 取原药材，除去杂质及梗、叶，筛去灰屑。

2. 醋芫花 取净芫花，加入定量醋拌匀，闷润至醋被吸尽后，置炒制器具内，文火加热，炒至微干，取出干燥，筛去碎屑。

每100kg净芫花，用米醋30kg。

【成品性状】

规格	形状	颜色	质地	气味
芫花	呈棒槌状，多弯曲	花被筒表面淡紫色或灰绿色	质软	味甘、微辛
醋芫花	形同芫花	花被筒表面灰褐色	质软	微有醋气，味微酸而微麻辣

【炮制品质量要求】芫花含醇溶性浸出物不得少于20%；含芫花素不得少于0.20%。

【炮制作用】

1. 芫花　味苦、辛，性温；有毒。归肺、脾、肾经。具有泻水逐饮、解毒杀虫的作用。生芫花有毒，峻泻逐水力较猛，较少内服，多外敷于头癣，秃疮等。

2. 醋芫花　醋炙后降低毒性，缓和泻下作用和腹痛症状。多用于水肿胀满，胸腹积水，痰饮积聚，气逆喘咳，二便不利等。

知识拓展

芫花挥发油对兔眼结膜有一定的刺激作用，醋炙后可降低刺激性。LD_{50}醋炙品比生品提高一倍，说明芫花醋炙起到了降低毒性的作用。芫花古代有醋炙、醋煮、醋煨、醋泡焙、酒炒、捣汁浸线、熬制、炒制、炒黑等方法。近代有醋炙、醋煮法。现行主要用醋炙、醋煮。《中国药典》收载有醋炙法。

甘　遂

【处方用名】甘遂、炙甘遂、醋甘遂。

【来源】本品为大戟科植物甘遂 *Euphorbia kansui* T. N. Liou ex T. P. Wang 的干燥块根。

【炮制方法】

1. 生甘遂　取原药材，除去杂质、洗净，晒干，大小分档。

2. 醋甘遂　取净甘遂，加入定量醋拌匀，闷润至醋被吸尽后，置炒制器具内，文火加热，炒至微干，取出晾凉。用时捣碎。

每 100kg 净甘遂，用米醋 30kg。

【成品性状】

规格	形状	颜色	质地	气味
生甘遂	呈椭圆形、长圆柱形或连珠形	表面类白色或黄白色	质脆，易折断，断面粉性	味微甘而辣
醋甘遂	形如甘遂	表面棕黄色，略有焦斑	质脆，易折断	略有醋气

【炮制品质量要求】生甘遂、醋甘遂含醇溶性浸出物不得少于 15.0%；含大戟二烯醇不得少于 0.12%。

【炮制作用】

1. 生甘遂　味苦，性寒；有毒。归肺、肾、大肠经。具有泻水逐饮的作用。生甘遂药力峻烈，临床多入丸、散剂用，主要用于痈疽疮毒，胸腹积水，二便不通。

2. 醋甘遂　醋炙后降低毒性，缓和泻下作用。用于腹水胀满，痰饮积聚，气逆喘咳，风痰癫痫等。

商　陆

【处方用名】生商陆、醋商陆。

【来源】本品为商陆科植物商陆 *Phytolacca acinosa* Roxb. 或垂序商陆 *Phytolacca americana* L. 的干燥根。

【炮制方法】

1. 生商陆 取原药材，除去杂质、洗净，润透，切厚片或块，干燥。筛去碎屑。

2. 醋商陆 取净商陆片，加入定量醋拌匀，闷润至醋被吸尽，置炒制器具内，文火加热，炒干，取出晾凉。筛去碎屑。

每 100kg 净商陆片，用米醋 30kg。

【成品性状】

规格	形状	颜色	质地	气味
生商陆	横切或纵切的不规则块片	切面浅黄棕色或黄白色	质硬	味稍甜，久嚼麻舌
醋商陆	不规则块片	切面黄棕色	质硬	略有醋气

【炮制品质量要求】商陆含水溶性浸出物不得少于 15.0%；含商陆皂苷甲不得少于 0.20%。

【炮制作用】

1. 生商陆 味苦，性寒；有毒。归肺、脾、肾、大肠经。具有逐水消肿、通利二便、解毒散结的作用。生品有毒，长于消肿解毒，外治痈疽肿毒。

2. 醋商陆 醋制后降低毒性，缓和峻泻作用，以逐水消肿为主。多用于水肿胀满。

柴 胡

【处方用名】柴胡、炙柴胡、醋柴胡。

【来源】本品为伞形科植物柴胡 *Bupleurum chinense* D.C. 或狭叶柴胡 *Bupleurum scorzonerifolium* Willd. 的干燥根。按性状不同，分别习称“北柴胡”及“南柴胡”。

【炮制方法】

1. 柴胡 取原药材，除去杂质及残茎、洗净，润透，切厚片，干燥，筛去碎屑。

2. 醋柴胡 取柴胡片，加入定量醋拌匀，闷润至醋被吸尽后，置炒制器具内，文火加热，炒干，取出晾凉。筛去碎屑。

每 100kg 净柴胡片，用米醋 20kg。

【成品性状】

规格	形状	颜色	质地	气味
柴胡	不规则厚片	北柴胡切面皮部浅棕色，木部黄白色。南柴胡周边红棕色或黑棕色	质硬而韧，南柴胡质稍软	气微香，味微苦
醋柴胡	不规则厚片	色泽加深	质同柴胡	具醋气

【炮制品质量要求】柴胡、醋柴胡含醇溶性浸出物分别不得少于 11.0% 和 12.0%；含柴胡皂苷 a 和柴胡皂苷 d 的总量不得少于 0.30%。

【炮制作用】

1. 柴胡 味苦，性微寒。归肝、胆经。具有和解表里、疏肝、升阳的作用。生品升散作用较强。多用于解表退热。

2. 醋柴胡 醋制后能缓和其升散之性，增强疏肝止痛的作用。多用于肝郁气滞的胁肋胀痛、腹痛和月经不调等。

知识拓展

柴胡生品、醋制品的化学成分及药理实验表明，生品挥发油含量高，解表退热作用强；醋制后挥发油含量下降，不具解热作用，但柴胡皂苷含量高，疏肝止痛的作用强。所以临床上解表退热多用生柴胡，疏肝止痛多用醋柴胡。对北柴胡根与茎叶进行化学和药理实验，结果显示，根和茎叶所含成分不完全相同，根对家兔的解热作用明显，而茎没有明显的解热作用，认为柴胡的地上部分不能替代根入药。

莪 术

【处方用名】莪术、醋莪术。

【来源】本品为姜科植物蓬莪术 *Curcuma phaeocaulis* Val.、广西莪术 *Curcuma kwangsiensis* S. G. Lee. et C. F. Liang 或温郁金 *Curcuma wenyujin* Y. H. Chen et C. Ling 的干燥根茎。后者习称“温莪术”。

【炮制方法】

1. 莪术 取原药材，除去杂质，大小分档，略泡，洗净，蒸软，切薄片，干燥，筛去碎屑。

2. 醋莪术

（1）取净莪术，置适宜的器具内，加醋及适量水浸没药面，文火煮至醋汁被吸尽，内无白心时，取出，稍晾，切厚片，干燥，筛去碎屑。

（2）取净莪术片，加入定量醋拌匀，闷润至醋被吸尽后，置炒制器具内，文火炒干，取出晾凉。筛去碎屑。

每 100kg 净莪术，用米醋 20kg。

【成品性状】

规格	形状	颜色	质地	气味
莪术	类圆形或椭圆形薄片	外表皮灰黄色或灰棕色，切面黄绿色、黄棕色或棕褐色	体重，质坚实	气微香，味微苦而辛
醋莪术	形如莪术	色泽较黯，淡黄色略有焦斑	角质样，有蜡样光泽，质坚脆	略有醋气

【炮制品质量要求】莪术、醋莪术含挥发油不得少于 1. 50%（ml/g）。

【炮制作用】

1. 莪术 味辛、苦，性温。归肝、脾经。具行气破血、消积止痛的作用。生品行气消积、破血祛瘀力强，为气中血药。多用于食积胃痛，瘀积腹痛。

2. 醋莪术　入肝经血分，增强破血消癥作用。多用于瘀滞经闭，胁下癥块等。

三　棱

【处方用名】三棱、炙三棱、醋三棱。

【来源】本品为黑三棱科植物黑三棱 *Sparganium stoloniferum* Buch. Ham. 的干燥块茎。

【炮制方法】

1. 三棱　取原药材，除去杂质，大小分档，浸泡，润透，切薄片，干燥。

2. 醋三棱　取净三棱片，加入定量醋拌匀，闷润至醋被吸尽，置炒制器具内，文火加热，炒干，取出晾凉。筛去碎屑。

每 100kg 净三棱片，用米醋 15kg。

扫码“看一看”

【成品性状】

规格	形状	颜色	质地	气味
三棱	类圆形或类三角形薄片	切面灰白色或黄白色，周边灰黄色或黄白色	质坚实	味淡，嚼之微有麻辣感
醋三棱	形如三棱片	表面灰黄色或淡棕黄色，略见焦斑	质坚实	微有醋气

【炮制品质量要求】醋三棱含总灰分不得过 5.0%。

【炮制作用】

1. 三棱　味辛、苦，性平。归肝、脾经。具有破血行气、消积止痛的作用。生品为血中气药，破血行气、消积作用较强。用于血瘀经闭，产后瘀滞腹痛，癥瘕结聚，食积痰滞，脘腹胀痛等。

2. 醋三棱　醋炙后主入血分，增强其破瘀散结、止痛的作用。用于瘀滞经闭腹痛，癥瘕结聚，心腹疼痛，胁下胀痛等。

知识拓展

药理实验表明，三棱醋炙品、醋煮品、醋蒸品的提取物相对于生品镇痛作用明显增强，其中醋炙三棱镇痛作用强而持久，这与传统中医理论认为醋制后增强散瘀止血作用相吻合。以挥发油、热浸出物及黄酮类含量为测定指标，对三棱润切工艺研究结果表明，减压冷浸法优于传统浸泡法、加压温浸法、加压冷浸法及减压温浸法。其中浸出物含量比传统浸泡法高 40%～49%，而且该法浸泡时间缩短一半，还可以防止霉变。

乳　香

【处方用名】乳香、炒乳香、炙乳香、醋乳香。

【来源】本品为橄榄科植物卡氏乳香树 *Boswellia carterii* Birdw. 及同属植物 *Boswellia* *bhaw-dajiana* Birdw. 皮部渗出的干燥油胶树脂。

【炮制方法】

1. 乳香 取原药材，除去杂质，将大块者砸碎。

2. 醋乳香 取大小一致的净乳香，置炒制器具内，文火加热，炒至冒烟，表面微熔，喷淋定量的醋，边喷边炒至表面呈油亮光泽时，取出，摊开晾凉。

每100kg净乳香，用米醋5kg。

3. 炒乳香 取大小一致的净乳香，置炒制器具内，用文火加热，炒至冒烟，表面熔化显油亮光泽时，取出，摊开晾凉。

【成品性状】

规格	形状	颜色	质地	气味
乳香	不规则乳头状小颗粒或小团块状	表面黄白色，半透明，久存则颜色加深	质坚脆，有黏性	具特异香气，味苦辛
醋乳香	形如乳香，表面显油亮光泽	表面深黄色	质坚脆	略有醋气
炒乳香	形如乳香，表面显油亮光泽	表面油黄色	质坚脆	具特异香气

【炮制作用】

1. 乳香 生品味辛、苦，性温。归心、肝、脾经。具有活血止痛、消肿生肌的作用。生品气味辛烈，对胃有较强的刺激性，容易引起呕吐，但生品活血消肿、止痛力强。多用于瘀血肿痛或外用。

2. 醋乳香 醋制后能增强其活血止痛，收敛生肌的作用，且除去部分挥发油，缓和刺激性，矫正其不良气味，利于服用，便于粉碎。用于心腹疼痛，痈疽肿痛。

3. 炒乳香 炒乳香的作用与醋乳香基本相同，但偏于活血。用于治疗产后瘀滞不净，心腹作痛等。

知识拓展

目前对乳香镇痛作用的主要成分是乳香树脂还是乳香挥发油以及乳香是否炮制后入药，尚无统一认识。但有实验表明，乳香挥发油既是活血止痛的有效成分，又是毒性成分，容易引起恶心、呕吐等刺激性反应，因此控制乳香饮片中挥发油含量十分重要。以120℃烘乳香代替炒乳香，既可达到除去大部分挥发油的炮制目的，符合用药要求，又减少了有效成分树脂的损失。

没药

【处方用名】没药、炒没药、炙没药、醋没药。

【来源】本品为橄榄科植物没药树 *Commiphora myrrha* Engl. 或哈丁树 *Commiphora molmol* Engl. 的干燥油胶树脂。

【炮制方法】

1. 没药 取原药材，除去杂质，捣碎或剁碎。

2. 醋没药　取净没药，大小分档，置炒制器具内，文火加热，炒至冒烟、表面微熔，喷淋定量的醋，再炒至表面显油亮光泽时，取出，摊开晾凉。

每100kg净没药，用米醋5kg。

3. 炒没药　取净没药，大小分档，置炒制器具内，文火加热，炒至冒烟，表面呈油亮光泽时，取出，摊开晾凉。

【成品性状】

规格	形状	颜色	质地	气味
没药	呈颗粒状或不规则碎块状	红棕色或黄棕色	质坚脆	气特殊，味苦而微辛
醋没药	呈不规则小块状或类圆形颗粒状	表面黑褐色或棕褐色，有光泽	质坚脆	略有醋气
炒没药	为小碎块或圆颗粒状	表面黑褐色或棕黑色，有光泽	质坚脆	气微香

【炮制品质量要求】按干燥品计算，醋没药含挥发油不得少于2.0%（ml/g）。

【炮制作用】

1. 没药　味苦，性平。归心、肝、脾经。具有活血止痛、消肿生肌的功能。生品气味浓烈，对胃有一定的刺激性，容易引起恶心，呕吐，多外用。

2. 醋没药　醋制后能矫正不良气味，缓和刺激性，便于服用，易于粉碎。增强活血止痛、收敛生肌的作用。用于经闭，痛经，脘腹疼痛，跌打伤痛，痈疽肿痛。

3. 炒没药　炒后缓和其刺激性，便于粉碎，矫正不良气味。

知识拓展

没药含有的挥发油、树脂均为有效成分，同时挥发油又为刺激性成分，通过炒制、醋制等炮制方法可降低挥发油的含量，减少刺激性，易于粉碎，增强活血止痛、消肿生肌的作用。

五灵脂

【处方用名】五灵脂、醋五灵脂、酒五灵脂。

【来源】本品为鼯鼠科动物复齿鼯鼠 *Trogopterus xanthipes* Milne-Edwards 的干燥粪便。

【炮制方法】

1. 五灵脂　取原药材，除去杂质及灰屑；灵脂块，捣碎。

2. 醋五灵脂　将大小一致的净五灵脂置炒制器具内，文火加热，炒至有腥臭气逸出，表面颜色加深时，趁热均匀喷淋定量醋，炒至微干、有光泽时，取出晾凉。

每100kg净五灵脂，用米醋10kg。

3. 酒五灵脂　按醋五灵脂炮制方法炒至有腥臭气逸出，色泽加深时，趁热均匀喷淋定量黄酒，炒至近干。或趁热均匀喷淋定量黄酒，取出晾凉。

每100kg净五灵脂，用黄酒15kg。

【成品性状】

规格	形状	颜色	质地	气味
五灵脂	长椭圆形颗粒或不规则块状	表面黑棕色或灰棕色，断面黄棕色	易折断，质疏松或有黏性	气腥臭
醋五灵脂	形如五灵脂	外表黑褐色	质较松	质干硬，略有焦斑
酒五灵脂	形如五灵脂	外表黄黑色	质较松	微具酒气

【炮制作用】

1. 五灵脂　味咸、甘，性温。归肝经。具活血止痛、化瘀止血的作用，生品因具有腥臭味，不利于内服。多外用于虫蛇咬伤。

2. 醋五灵脂　醋炙后能引药入肝，增强散瘀止痛的作用，并可矫臭矫味，便于内服。用于胃脘疼痛，产后恶露不快，吐血，妇女月经过多。

3. 酒五灵脂　酒炙后能增强活血止痛的作用，并可矫臭矫味。用于经闭腹痛和产后瘀阻腹痛。

知识拓展

采用电感耦合等离子体发射光谱法研究五灵脂生品及其炮制品中15种微量元素的含量，结果表明，五灵脂生品及炮制品中钙、镁、铁含量丰富，钙和镁的含量以五灵脂生品为高，铁的含量以炮制品为高。五灵脂生品有害成分铝和尿素的含量比炮制品高，并且铝和尿素在其炮制品水煎液中的含量显著减少，说明五灵脂经炮制后可降低铝和尿素的含量而减少毒性。

京大戟

【处方用名】生京大戟、醋京大戟。

【来源】本品为大戟科植物大戟 *Euphorbia pekinensis* Rupr. 的干燥根。

【炮制方法】

1. 京大戟　取药材，除去杂质，洗净，润透，切厚片，晒干。

2. 醋京大戟

（1）醋炙　取京大戟片，用定量米醋拌匀，闷润至米醋被吸尽后，置于温度适宜的热锅内，用文火炒干，取出，晾凉。

（2）醋煮　取净京大戟，置于煮制容器内，加入定量米醋和适量水，浸润1~2小时，用文火煮至醋液被吸尽后，取出，晒至六七成干时，切厚片，干燥。

每100kg京大戟，用米醋30kg。

【成品性状】

规格	形状	颜色	质地	气味
京大戟	不规则长圆形或圆形厚片	外表皮灰棕色或棕褐色，片面类白色或淡黄色	质坚硬	味微苦涩
醋京大戟	形如大戟片	色泽加深	质坚硬	微有醋气

【炮制作用】

1. 京大戟 味苦，性温；有毒。具有泻水逐饮，消肿散结的功能。生品泻水逐饮之力强，较少内服，多外用虫蛇咬伤，热毒疮痈，瘰疬痰核。

2. 醋京大戟 醋炙能降低毒性，缓和峻泻作用。用于水肿胀满，胸腹积水，气逆咳喘，二便不利。

狼 毒

【处方用名】生狼毒、醋狼毒。

【来源】为大戟科植物月腺大戟 *Euphorbia ebracteolate* Hayata 或狼毒大戟 *Euphorbia fischreiana* Steud. 的干燥根。

【炮制方法】

1. 狼毒 取原药材，去除杂质，洗净，润透，切厚片，干燥。

2. 醋狼毒 取净狼毒片，用定量米醋拌匀，闷润至米醋被吸尽后，至温度适宜的热锅内，用文火炒干，取出，晾凉。每 100kg 狼毒片，用米醋 30~50kg。

【成品性状】

规格	形状	颜色	质地	气味
狼毒	类圆形块片	外皮黄棕色或灰棕色，切面黄白色，有黄色不规则大理石样纹理	体轻，质坚韧	气微，味微辛
醋狼毒	形同狼毒	表面黄白色	质坚韧	略有醋气

【炮制作用】

1. 狼毒 味辛，性平；有毒。具有散结，杀虫的功能。生品毒性剧烈，少内服，多外用。治疗年久疥癣及一切顽疮。

2. 醋狼毒 毒性降低，可内服。用于心腹胀满，痰饮积聚，二便不利，淋巴结核；皮癣。

郁 金

【处方用名】郁金、醋郁金。

【来源】本品为姜科植物温郁金 *Curcuma wenyujin* Y. H. Chen et C. Ling、或姜黄 *Curcuma longa* L. 、广西莪术 *Curcuma kwangsiensis* S. G. Lee et C. F. Liang 或蓬莪术 *Curcuma phaeocaulis* Val. 的干燥块根。前两者分别习称“温郁金”和“黄丝郁金”，其余按性状不同习称“桂郁金”或“绿色郁金”。

【炮制方法】

1. 郁金 取原药材，去除杂质，洗净，润透，切薄片，干燥。

2. 醋郁金 取净郁金片，用定量米醋拌匀，闷润至米醋被吸尽后，至温度适宜的热锅内，用文火炒干，取出，晾凉。

每 100kg 郁金片，用米醋 10kg。

【成品性状】

规格	形状	颜色	质地	气味
郁金	椭圆形或长条形薄片	外表皮灰黄色、灰褐色至灰棕色，切面灰棕色、橙黄色	角质样	气微香，味微苦
醋郁金	形同郁金	色泽加深	角质样	略有醋气

【炮制品质量要求】水分不得过15.0%，总灰分不得过9.0%。

【炮制作用】

1. 郁金　味辛、苦，性寒。具有活血止痛，行气解郁，清心凉血，利胆退黄的功能。多生用，长于疏肝行气解郁，活血行气止痛。多用于气血凝滞引起的胸胁刺痛，胸痹心痛，热病神昏，癫痫发狂，血热吐衄，黄疸尿赤。

2. 醋郁金　醋炙增强舒肝止痛的作用，能引药入血分。用于肝郁气滞经闭痛经，乳房胀痛，经前腹痛，厥心痛。

青　皮

【处方用名】青皮、醋青皮。

【来源】本品为芸香科植物橘 *Cirtus reticulata* Blanco 及其变种栽培的干燥幼果或未成熟果实的果皮。

【炮制方法】

1. 青皮　取原药材，去除杂质，洗净，润透，切丝或厚片，晒干。

2. 醋青皮　取净青皮丝或片，用定量米醋拌匀，闷润至米醋被吸尽后，至温度适宜的热锅内，用文火微黄色，取出，晾凉。

每100kg青皮丝或片，用米醋15kg。

3. 麸炒青皮　将麦麸均匀撒入温度适宜的热锅内，用中火加热，待起烟时，投入净青皮片或丝，炒至黄色时，取出，晒去麸皮，放凉。

每100kg净青皮，用麦麸10kg。

【成品性状】

规格	形状	颜色	质地	气味
青皮	类圆形厚片或不规则丝状	表面灰绿色或黑绿色，切面黄白色或淡黄棕色	质硬	气香，味苦辛
醋青皮	形如青皮片或丝	色泽加深	质硬	略有粗香气，味苦、辛
麸炒青皮	形如青皮片或丝	色泽加深，切面黄色	质硬	有焦香气

【炮制品质量要求】按干燥品计算，青皮含橙皮苷不得少于4.0%，醋青皮含橙皮苷不得少于3.0%。

【炮制作用】

1. 青皮　味辛、苦，性温。具有疏肝破气，消积化滞的功效。生品性烈，辛散力强，长于破气消积。用于饮食积滞，胃脘痞满胀痛等。

2. 醋青皮 醋炙可缓和辛烈之性，消除发汗作用，以免克伐正气；并引药入肝，增强疏肝止痛，消积化滞的作用。用于胁肋胀痛，疝气疼痛，乳痞，乳痈，食积气滞，脘腹胀痛。

3. 麸炒青皮 缓和辛散燥烈之性，有化积和中的作用。用于食积停滞。

艾 叶

【处方用名】艾叶、醋艾叶、艾叶炭、醋艾叶炭。

【来源】本品为菊科植物艾叶 *Artemisia argyi* Levl. et Vant. 的干燥叶。

【炮制方法】

1. 艾叶 取原药材，去除杂质及梗，晒去灰屑。

2. 醋艾叶 取净艾叶，用定量米醋拌匀，闷润至米醋被吸尽后，置温度适宜的热锅内，用文火炒干，取出，晾凉。

每 100kg 艾叶，用米醋 15kg。

3. 艾叶炭 取净艾叶，置温度适宜的热锅内，用中火炒至表面焦黑色，喷淋清水少许，灭尽火星，炒至微干，取出，摊开晾干。

4. 醋艾叶炭 取净艾叶，置温度适宜的热锅内，用中火炒至表面焦黑色，喷定量米醋，灭尽火星，炒干，取出，及时摊晾，凉透。

每 100kg 艾叶，用米醋 15kg。

【成品性状】

规格	形状	颜色	质地	气味
艾叶	多皱缩、破碎	上表皮灰绿色或深黄绿色，下表皮密生灰白色绒毛	质柔软	气清香，味苦
醋艾叶	形如艾叶	微黑色	质柔软	清香气淡，略有醋气
艾叶炭	多卷曲，破碎	焦黑色	质柔软	气微
醋艾叶炭	形如艾叶炭	焦黑色	质柔软	略有醋气

【炮制作用】

1. 艾叶 味辛、苦，性温；有消毒。具有温经止血，散寒止痛；外用去湿止痒的功能。生品性燥，对胃有刺激性，长于理气血，燥湿祛寒。用于吐血、崩漏，月经过多，胎漏下血，少腹冷痛，经寒不调，宫冷不孕；外治皮肤瘙痒。捣绒作艾条，用以艾灸，具有温煦气血，通达经络的作用。用于各种寒证痛证。

2. 醋艾叶 醋炙后温而不燥，可缓和对胃的刺激性，增强逐寒止痛的作用。用于寒客胞宫，宫寒不孕，妇人血虚火旺，血崩不止等虚寒证。

3. 艾叶炭和醋艾叶炭 辛散之性大减，增强逐寒止痛的作用。用于虚寒性出血证。

任务实施

醋炙延胡索、香附、三棱、乳香、没药（传统手工操作）

（一）设备工具和材料

1. 设备工具 台秤、炒锅（圆底）、铲子、液化气、液化气灶、不锈钢盘（搪瓷盘）、毛刷、竹筛、量筒、抹布。

2. 供炮制用材料 延胡索、香附、三棱、乳香、没药、米醋。

（二）操作步骤和方法

1. 醋炙延胡索、香附、三棱

工作内容	操作方法和要求	注意事项
准备		
净制		注意药物大小分档
闷润	称取规定量的药材和醋，将醋与药材拌匀后闷润	待醋被药物吸尽后方可炒
预热	调节火力，控制适宜火力	一般用文火
投药	投药迅速，投放生药操作规范	
翻炒	翻炒动作娴熟，翻炒时要亮锅底；注意炮制程度的判断和把握	要勤翻动，使药物受热均匀
出锅		
清场		

2. 醋炙乳香、没药

工作内容	操作方法和要求	注意事项
准备		
净制	通过净制操作，使饮片净度符合《中国药典》及相关规定	注意药物大小分档
预热	调节火力，控制适宜火力	一般用文火
投药	投药迅速，投放生药操作规范	
翻炒	翻炒动作娴熟，翻炒时要亮锅底；注意炮制程度的判断和把握	要勤翻动，使药物受热均匀
加液体辅料	药炒至规定程度，边炒边喷洒规定量的醋	辅料喷洒均匀、迅速
出锅		
清场		

（三）炮制程度和质量要求

炮制后饮片质量应符合《中国药典》及《中药饮片质量标准通则（试行）》的规定。

醋炙延胡索：表面及切面黄褐色，质地较硬，味苦，微具醋香气。

醋炙香附：外秒黑褐色，切面浅棕色或深棕色，微具焦斑，微有醋香气。

醋炙三棱：表面黄色或灰棕色，偶见焦斑，微有醋香气。

醋炙乳香：表面深黄色，显油亮光泽，略透明，微有醋气。

醋炙没药：表面棕褐色或黑褐色，有光泽，有特异香气，略有醋香气，味苦而味辛。

目标检测

一、单项选择题

1. 为了增强延胡索行气止痛的作用，炮制方法应选（　　）

A. 盐炙法　　B. 酒炙法　　C. 炒焦法　　D. 醋炙法

2. 醋炙能矫味矫臭，并能增强活血行气，通经止痛的药物是（　　）

A. 乳香　　B. 柴胡　　C. 延胡索　　D. 青皮

3. 醋炙法的辅料用量，一般是每 100kg 药物，用米醋（ ）

A. 10～15kg B. 15～20kg C. 20～30kg D. 35～40kg

二、多项选择题

1. 醋炙药物的目的是（ ）

A. 引药上行，增强活血止痛的作用 B. 引药上行，增强滋补肝肾的作用

C. 引药上行，增强疏肝止痛的作用 D. 降低毒性，缓和药性

E. 矫酒炙味矫臭

2. 醋炙后，增强活血散瘀止痛的作用的药物是（ ）

A. 乳香 B. 五灵脂 C. 三棱

D. 莪术 E. 没药

三、配伍选择题

A. 缓和辛烈之性 B. 矫味矫臭 C. 缓和升散之性

D. 降低毒性，缓和峻泻之性 E. 缓和苦寒之性

1. 醋炙五灵脂（ ）
2. 醋炙甘遂（ ）
3. 醋炙青皮（ ）
4. 酒炙大黄（ ）
5. 醋炙柴胡（ ）

四、简答题

1. 简述醋炙法的注意事项。
2. 简述醋炙乳香、柴胡的炮制方法？

扫码“学一学”

任务三 蜜炙法

任务引入

按照《中国药典》2015 年版四部炮制通则规定，根据药材的特性，设计合理的炮制工艺，将甘草、黄芪、紫菀、麻黄等药材进行相应炮制，以满足临床用药需求。操作中应注意药材的质地、药性和炮制目的的不同要求，采用不同加热火力和加热时间。

任务分析

一、炮制目的

1. 增强润肺止咳的作用 如百部、款冬花、枇杷叶等药物蜜炙后能增强润肺止咳的作用。故有“蜜炙甘缓而润肺”之说。

2. 增强补脾益气的作用 如黄芪、甘草、党参等药物能与炼蜜起协同作用，增强其补中益气的功效。

3. 缓和药性 麻黄发汗作用较猛，蜜炙后能缓解其发汗作用，并可增强其止咳平喘的功效。

4. 矫味和消除不良反应 如马兜铃，其味苦劣，对胃有一定刺激性，蜜炙除能增强其止咳作用外，还能矫味，以免引起呕吐。

二、炮制方法

1. 先拌蜜后炒药 先取一定量的炼蜜，加适量开水稀释，与药物拌匀，放置闷润，使蜜逐渐渗入药物组织内部，然后置锅内，用文火炒至颜色加深、不粘手时，取出摊晾，凉后及时收贮。

2. 先炒药后加蜜 先将药物置锅内，用文火炒至颜色加深，再加入一定量的炼蜜，迅速翻动，使蜜与药物拌匀，炒至不粘手时，取出摊晾，凉后及时收贮。

蜜炙药物多采用第一种方法炮制，如甘草、黄芪、紫菀等。但当药物质地致密时，蜜不易被吸收，应采用第二种方法炮制，通过炒加热除去部分水分，使质地略变酥脆，使蜜较易被吸收，如百合等。

除另有规定外，炼蜜的用量一般为每 100kg 药物，用炼蜜 25kg。

三、注意事项

1. 蜜炙药物所用的炼蜜不宜过老，否则黏性太强，不易与药物拌匀。

2. 炼蜜的用量视药物的性质而定。一般质地疏松、纤维多的药物用蜜量宜大；质地坚实，黏性较强，油分较多的药物用蜜量宜小。

3. 炼蜜用凉开水稀释时，要严格控制水量（约为炼蜜量的 1/3~1/2），以蜜汁能与药物拌匀而又无剩余的蜜液为宜。若加水量过多，则药物过湿，不易炒干，成品容易发霉。

4. 药物拌蜜闷润时，要经常搅拌。

5. 炼蜜时，火力不宜过大，以免溢出锅外或焦化。此外，若蜂蜜过于浓稠，可加适量开水稀释。

6. 蜜炙时，火力一定要小，以免焦化。炙的时间可稍长，要尽量将水分除去，避免发霉。

7. 蜜炙药物须凉后密闭贮藏，以免吸潮发黏或发酵变质；贮藏的环境除应通风干燥外，还应置阴凉处，不宜受日光直接照射。

8. 质地致密的药物（如百合）蜜炙时，宜采用先炒药后加蜜的方法操作，先除去部分水分，使其质地略变酥脆，以便蜜被吸收。

相关知识

适用重点药物：甘草 黄芪 紫菀 马兜铃 百部 白前 枇杷叶 款冬花 旋覆花 桑白皮 百合 麻黄

紫 菀

【处方用名】 紫菀、蜜紫菀。

【来源】 本品为菊科植物紫菀 *Aster tatarricus* L. f. 的干燥根及根茎。

【炮制方法】

1. 紫菀 取原药材，除去残茎及杂质，洗净，稍润，切厚片或段，干燥。

2. 蜜紫菀 取炼蜜，加入适量开水稀释，淋入净紫菀片或段中拌匀，闷润至蜜被吸尽后，至温度适宜的热锅内，用文火炒至棕褐色，不粘手时，取出，晾凉。

每 100kg 净紫菀，用炼蜜 25kg。

【成品性状】

规格	形状	颜色	质地	气味
紫菀	不规则的厚片或段	根外皮紫红色或灰红色，切面淡棕色	质较柔韧	气微香，味甜微苦
蜜紫菀	形如紫菀片（段）	表面棕褐色或紫棕色	质较柔韧	蜜香气，味甜

【炮制品质量要求】含紫菀酮不得少于 0.10%。

【炮制作用】

1. 紫菀 味辛、苦，性温。具有润肺下气，消痰止咳的功能。生品善于散寒降气化痰。用于风寒咳嗽，痰饮咳喘，新旧咳嗽。

2. 蜜紫菀 蜜炙增强润肺祛痰作用。用于肺虚久咳，痨咳，痰中带血或肺燥干咳。

马兜铃

【处方用名】马兜铃、蜜马兜铃。

【来源】本品为马兜铃科植物北马兜铃 *Aristolochia contorta* Bge. 或 *Aristolochia debilis* Sieb. et Zucc. 的干燥成熟果实。

【炮制方法】

1. 马兜铃 取原药材，除去杂质，晒去灰屑，搓碎。

2. 蜜马兜铃 取炼蜜，加入适量开水稀释，淋入净马兜铃中拌匀，闷润至蜜被吸尽后，至温度适宜的热锅内，用文火炒至不粘手时，取出，晾凉。

每 100kg 净马兜铃，用炼蜜 25kg。

【成品性状】

规格	形状	颜色	质地	气味
马兜铃	不规则碎片	果皮黄绿色、灰绿色或棕褐色	果皮轻而脆	气特异，味苦
蜜马兜铃	形同马兜铃	表面深黄色	果皮轻而脆	味微苦甜

【炮制作用】

1. 马兜铃 味苦，性微寒。具有润肺降气，止咳平喘，清肠消痔的功能。生品善于清肺降气，止咳平喘，清肠消痔。用于肺热咳嗽，肺热喘逆，痔疮肿痛，肝阳上亢之头晕、头痛。但生品味极苦，易致恶心呕吐，临床多用蜜炙品。

2. 蜜马兜铃 蜜炙后可缓和苦寒之性，矫味，较少恶心呕吐的不良反应，增强润肺止咳的作用。用于肺虚又热的咳嗽。

白前

【处方用名】白前、炙白前、蜜白前。

【来源】本品为萝摩科植物柳叶白前 *Cynanchum stauntonii*（Decne）Schltr. et Levl. 或芫花白前 *Cynanchum glaucescens*（Decne）Hand. -Mazz. 的干燥根茎及根。

【炮制方法】

1. 白前　取原药材，除去杂质，润透，切段，干燥。

2. 蜜白前　取炼蜜，加入适量开水稀释，淋入净白前中拌匀，闷润至蜜被吸尽后，至温度适宜的热锅内，用文火炒至表面深黄色，不粘手时，取出，晾凉。

每 100kg 净白前，用炼蜜 12. 5kg。

【成品性状】

规格	形状	颜色	质地	气味
白前	圆柱形小段	表面黄白色或黄棕色	质脆或较硬	气微，味微甜
蜜白前	形同白前	表面深黄色	质脆，带黏性	味甜

【炮制作用】

1. 白前　味辛、苦，性微温。具有降气、消痰、止咳的功能。生品对胃有较强的刺激性，但性微温而不燥，长于解表理肺，降气化痰。用于风寒咳嗽，痰湿咳喘，也用肺热咳嗽。

2. 蜜白前　蜜炙可缓和对胃的刺激性，增强润肺止咳，化痰、降气的作用。用于肺虚咳嗽，肺燥咳嗽，咳嗽痰多。

旋覆花

【处方用名】旋复花、蜜旋复花、炙旋复花。

【来源】本品为菊科植物旋覆花 *Inula japonica* Thunb. 或欧亚旋覆花 *Inula britannica* L. 的干燥头状花序。

【炮制方法】

1. 旋覆花　取原药材，除去梗、叶及杂质。

2. 蜜旋覆花　取炼蜜，加入适量开水稀释，淋入净旋覆花中拌匀，闷润至蜜被吸尽后，至温度适宜的热锅内，用文火炒至不粘手时，取出，晾凉。

每 100kg 净旋覆花，用炼蜜 25kg。

【成品性状】

规格	形状	颜色	质地	气味
旋覆花	呈扁球形或类球形	灰黄色或黄色	体轻，易散碎	气微，味微苦
蜜旋复花	形同旋复花，多破碎	深黄色	质脆	有蜜香气，味微甜

【炮制作用】

1. 旋覆花 味辛、苦、咸，性微温。具有降气化痰，消痰、行气、止呕的功能。生品苦辛之味较强，降气化痰止呕力胜，而止呕作用较弱。用于痰饮内停的胸膈满闷及胃气上逆的呕吐。

2. 蜜旋覆花 蜜炙后苦辛之味和降逆止呕作用减弱，药性温润，作用偏重于肺，长于润肺止咳，降气平喘。用于咳嗽痰多而兼恶心呕吐。

桑白皮

【处方用名】桑白皮、蜜桑白皮、炙桑白皮。

【来源】本品为菊科植物桑 *Morus alba* L. 的干燥根皮。

【炮制方法】

1. 桑白皮 取原药材，除去杂质，润透，切丝，干燥。

2. 蜜白前 取炼蜜，加入适量开水稀释，淋入净桑白皮中拌匀，闷润至蜜被吸尽后，至温度适宜的热锅内，用文火炒至表面深黄色，不粘手时，取出，晾凉。

每 100kg 净桑白皮，用炼蜜 25kg。

【成品性状】

规格	形状	颜色	质地	气味
桑白皮	呈卷丝条状	表面类白色或淡黄白色	体轻质韧，纤维性	气微，味微甜
蜜桑白皮	形同桑白皮	表面深黄色	体轻质韧，	味甜

【炮制品质量要求】本品含水分不得过 10.0%，总灰分不得过 4.0%，醇溶性浸出物不得少于 3.0%。

【炮制作用】

1. 桑白皮 味苦、甘，性寒。具有泻肺平喘，利水消肿的功能。生品善于泻肺利水。用于水肿，尿少，面目肌肤浮肿，肺热痰多咳嗽。

2. 蜜桑白皮 蜜炙缓和寒泻之性，性寒偏润，能润肺止咳。用于肺虚咳嗽。

甘 草

【处方用名】甘草、炙甘草、蜜甘草。

【来源】本品为豆科植物甘草 *Glycyrrhiza uralensis* Fisch.、胀果甘草 *Glycyrrhiza inflata*

Bat. 或光果甘草 *Glycyrrhiza glabra* L. 的干燥根及根茎。

【炮制方法】

1. 甘草 取原药材，除去杂质，粗细分档，洗净，润透，切厚片，干燥，筛去碎屑。

2. 炙甘草 取净甘草片，将定量炼蜜加适量开水稀释，淋入甘草片中拌匀，闷润，至蜜汁被吸尽，置炒制器具内，文火加热，炒至黄色至深黄色、不粘手时，取出晾凉。筛去碎屑。

每 100kg 净甘草片，用炼蜜 25kg。

【成品性状】

规格	形状	颜色	质地	气味
甘草	类圆形或椭圆形的厚片	切面黄白色，周边红棕色或灰棕色	具粉性	气微，味甜而特殊
炙甘草	形同甘草片	表面黄色至深黄色	质稍黏	具焦香气味，味甜

【炮制品质量要求】炙甘草含水量不得过 10.0%，总灰分不得过 5.0%；含甘草苷不得少于 0.50%，甘草酸不得少于 1.0%。

【炮制作用】

1. 甘草 味甘，性平。归心、肺、脾、胃经。具有补脾益气、清热解毒、祛痰止咳、缓急止痛、调和诸药的作用。生品长于清热解毒、祛痰止咳。用于咽喉肿痛，肺热咳嗽，痈肿疮毒，药物中毒、食物中毒等。

2. 炙甘草 长于补脾和胃、益气复脉。用于脾胃虚弱，倦怠乏力，心动悸，脉结代。

知识拓展

对烘法与炒法炮制的蜜炙甘草进行研究比较，两者甘草酸含量没明显差异。在同等剂量下，两者有相同的促肾上腺皮质激素样作用和拮抗地塞米松对下丘脑—垂体—肾上腺皮质轴的抑制作用，且烘制蜜甘草的急性毒性低于炒制蜜甘草的毒性。故认为现代化大生产可用烘法代替炒法，有利于统一工艺标准。

麻 黄

【处方用名】麻黄、麻黄绒、炙麻黄、蜜麻黄、炙麻黄绒、蜜麻黄绒。

【来源】本品为麻黄科植物草麻黄 *Ephedra sinica* Stapf、中麻黄 *Ephedra intermedia* Schrenk et C. A. Mey. 或木贼麻黄 *Ephedra equisetina* Bge. 的干燥草质茎。

【炮制方法】

1. 麻黄 取原药材，除去木质茎、残根及杂质，切段；或洗净后稍润，切段，干燥。

2. 蜜麻黄 取净麻黄段，将定量炼蜜加适量开水稀释，淋入麻黄段中拌匀，闷润至蜜汁被吸尽，置炒制器具内，文火炒至不粘手时，取出晾凉。筛去碎屑。

每 100kg 净麻黄段，用炼蜜 20kg。

3. 麻黄绒 取麻黄段，碾绒，筛去粉末。

4. 蜜麻黄绒 取炼蜜，加适量开水稀释后，淋入麻黄绒内拌匀，闷润至蜜汁被吸尽，置炒制器具内，用文火加热，炒至深黄色、不粘手时，取出晾凉。筛去碎屑。

每 100kg 净麻黄绒，用炼蜜 25kg。

【成品性状】

规格	形状	颜色	质地	气味
麻黄	呈圆柱形短节段	表面淡绿色至黄绿色，髓部红棕色	体轻，质脆，易折断	气微香，味涩、微苦
蜜麻黄	形如麻黄段	表面深黄色，略有焦斑	质脆	味微甜
麻黄绒	为松散的绒团状	黄绿色	体轻质松	味涩、微苦
蜜麻黄绒	粘结的绒团状	深黄色，有焦斑	体轻质松	有蜜香气，味甜

【炮制品质量要求】蜜麻黄含总灰分不得过 8.0%；含盐酸麻黄碱和盐酸伪麻黄碱的总量不得少于 0.80%。

【炮制作用】

1. 麻黄 味辛、微苦，性温。归肺、膀胱经。具有发汗散寒、宣肺平喘、利水消肿的作用。生品发汗解表和利水消肿力强。用于风寒表实证，风水浮肿。

2. 蜜麻黄 蜜炙后性温偏润，辛散发汗作用缓和，以宣肺平喘力胜。多用于表证较轻，而肺气壅闭，咳嗽气喘较重的患者。

3. 麻黄绒 作用缓和，适于患有风寒感冒的老人、幼儿及体虚者。用法与麻黄相同。

4. 蜜麻黄绒 作用更缓和，适于表证已解而喘咳未愈的老人、幼儿及体虚患者。用法与蜜炙麻黄相似。

知识拓展

麻黄主要有效成分为麻黄碱、伪麻黄碱及挥发油。其中麻黄碱具平喘作用，伪麻黄碱具利尿作用，挥发油具发汗作用。

1. 化学成分研究

（1）不同部位化学成分的差异：草质茎中麻黄碱型生物碱含量最高，且主要在节间，尤其是髓部含量最高，节中麻黄型生物碱含量仅为节间的 1/3，但节的伪麻黄碱含量比节间高。木质茎不含有效成分麻黄碱，因此认为木质茎为非药用部位，应在加工时除去。麻黄根含黄酮和其他类型的生物碱，如大环精胺生物碱，具止汗作用。

（2）不同炮制方法对成分的影响：麻黄炮制后总生物碱有所下降，挥发油含量显著降低。生物碱含量以生麻黄最高，蜜麻黄绒最低。挥发油降低顺序是：蜜炙品>清炒老品>清炒嫩品。麻黄制绒后，挥发油较生品降低了 20.6%，炙麻黄绒较麻黄绒挥发油降低了 51.9%。并且挥发油中所含成分的种类也发生了变化。在炒麻黄挥发油中有 6 种成分未检出，在蜜炙品挥发油中另检出了 4 种生品所没有的化合物，在炒制品挥发油中检出了 9 个新成分。蜜炙品中具有平喘作用的

L-α-萜品烯醇、四甲基吡嗪、石竹烯及具有镇咳祛痰、抗菌、抗病毒作用的柠檬烯、芳樟醇含量增高；在炒麻黄中，以上成分增高更加明显，同时发现了具有祛痰作用的菲兰烯。

2. 炮制原理研究 麻黄蜜炙后，具发汗作用的挥发油显著降低（约减少了一半），具平喘作用及镇咳、祛痰、抗菌、抗病毒作用的成分含量增高，从而说明了麻黄蜜炙后发汗作用降低，而平喘作用增强。

黄　芪

【处方用名】黄芪、炙黄芪、蜜黄芪。

【来源】本品为豆科植物蒙古黄芪 *Astragalus membranaceus*（Fisch.）Bge. var. *mongholicus*（Bge.）Hsiao 或膜荚黄芪 *Astragalus membranaceus*（Fisch.）Bge. 的干燥根。

【炮制方法】

1. 黄芪 取原药材，除去杂质，粗细分档，洗净，润透，切薄片，干燥，筛去碎屑。

2. 炙黄芪 取净黄芪片，将定量炼蜜加适量开水稀释，淋入黄芪中拌匀，闷润至蜜汁被吸尽，置炒制器具内，文火加热，炒至深黄色、不粘手时，取出晾凉。筛去碎屑。

每 100kg 净黄芪片，用炼蜜 25kg。

【成品性状】

规格	形状	颜色	质地	气味
黄芪	类圆形或椭圆形薄片	切面的皮部黄白色，木部淡黄色	质硬而韧，纤维性强	味微甜，嚼之有豆腥气味
炙黄芪	形同黄芪片	切面皮部浅黄色，木部黄色，周边浅棕黄色或棕褐色	质硬而韧	有蜜香气，味甜，嚼之有豆腥气味

【炮制品质量要求】炙黄芪总灰分不得过 4.0%；含黄芪甲苷不得少于 0.030%。

【炮制作用】

1. 黄芪 味甘，性温。归肺、脾经。具有补气固表、利尿托毒、排脓、敛疮生肌的作用。生品长于益卫固表、托毒生肌、利尿退肿。用于表虚自汗，气虚水肿，痈疽难溃，久溃不敛，内热消渴；慢性肾炎蛋白尿，糖尿病等。

2. 炙黄芪 长于益气补中。用于气虚乏力，食少便溏。

知识拓展

药理实验证实，对人体受损伤的红细胞变形能力的保护作用、补气效用、提高机体免疫能力，蜜炙黄芪作用均强于生品。说明古人“蜜炙黄芪用于补中益气”的论述是正确的。对黄芪蜜炙前后皂苷成分变化研究表明，蜜炙（120℃高温处理）过程中，一部分黄芪皂苷发生了糖苷键的断裂和乙酰基的脱落，初步阐明蜜炙黄芪补气作用的增强，可能是由于皂苷成分的脱乙酰化和糖苷的水解所致。有实验表明，以黄芪甲苷的含量为指标，以用蜜量为药量的 30%，在 100℃下烘制 30min，其黄芪甲苷含量可达到 0.1088%。

百 部

【处方用名】 百部、蜜百部、炙百部。

【来源】 本品为百部科植物直立百部 *Stemona sessilifolia*（Miq.）Miq.、蔓生百部 *Stemona japonica*（Bl.）Miq. 或对叶百部 *Stemona tuberosa* Lour. 的干燥块根。

【炮制方法】

1. 百部 取原药材，除去杂质，洗净，润透，切厚片，干燥，筛去碎屑。

2. 蜜百部 取净百部片，将定量炼蜜加适量开水稀释，淋入百部中拌匀，闷润至蜜汁被吸尽，置炒制器具内，文火炒至不粘手时，取出晾凉。筛去碎屑。

每 100kg 净百部片，用炼蜜 12.5kg。

【成品性状】

规格	形状	颜色	质地	气味
百部	呈不规则厚片或不规则条形斜片	切面灰白色、淡黄棕色或黄白色，皮部灰白色或棕黄色	质韧软	味甘、苦
蜜百部	形同百部片	表面棕黄色或褐棕色，略带焦斑	质韧软	味甜

【炮制作用】

1. 百部 味甘、苦，性微温。归肺经。具有润肺下气止咳、杀虫的作用。生品长于止咳化痰、灭虱杀虫。用于新久咳嗽，肺痨咳嗽，百日咳；外用于头虱，体虱，蛲虫病，阴痒。生品有小毒，对胃有一定刺激性，内服用量不宜过大。

2. 蜜百部 蜜炙后可缓和对胃的刺激性，并增强润肺止咳的作用。用于阴虚劳嗽。

款冬花

【处方用名】 款冬花、冬花、炙冬花、炙款冬花、蜜冬花、蜜款冬花。

【来源】 本品为菊科植物款冬 *Tussilago farfara* L. 的干燥花蕾。

【炮制方法】

1. 款冬花 取原药材，除去杂质及残梗，筛去灰屑。

2. 蜜款冬花 取净款冬花，将定量炼蜜加适量开水稀释后，淋入款冬花内拌匀，闷润至蜜汁被吸尽，置炒制器具内，文火炒至微黄色、不粘手时，取出，晾凉。筛去碎屑。

每 100kg 净款冬花，用炼蜜 25kg。

【成品性状】

规格	形状	颜色	质地	气味
款冬花	呈长圆棒状	苞片的外表面紫红色或淡红色，内表面密被白色絮状茸毛	体轻	气香，味微苦而辛
蜜款冬花	形如款冬花	表面棕黄色，略有焦斑	体轻	味微甜

【炮制品质量要求】款冬花含醇溶性浸出物不得少于20.0%；蜜款冬花含醇溶性浸出物不得少于22.0%；款冬花、蜜款冬花含款冬酮不得少于0.070%。

【炮制作用】

1. 款冬花 味辛、微苦，性温。归肺经。具有润肺下气、止咳化痰的作用。生品长于散寒止咳。用于风寒咳嗽，痰饮咳嗽。

2. 蜜款冬花 蜜炙后药性温润，能增强润肺止咳的作用。多用于肺虚久咳或阴虚燥咳。

枇杷叶

【处方用名】枇杷叶、炙枇杷叶、蜜枇杷叶

【来源】本品为蔷薇科植物枇杷 *Eriobotrya japonica*（Thunb.）Lindl. 的干燥叶。

【炮制方法】

1. 枇杷叶 取原药材，除去绒毛，用水喷润，切丝，干燥。

2. 蜜枇杷叶 取净枇杷叶丝，将定量炼蜜加适量开水稀释，淋入枇杷叶丝内拌匀，闷润至蜜汁被吸尽，置炒制器具内，文火炒至不粘手为度，取出晾凉。筛去碎屑。

每100kg净枇杷叶丝，用炼蜜20kg。

【成品性状】

规格	形状	颜色	质地	气味
枇杷叶	呈丝条状	上表面灰绿色、黄棕色或红棕色	革质而脆	味微苦
蜜枇杷叶	形如枇杷叶丝	表面棕黄色，微显光泽	革质而脆	具蜜香气，味甜

【炮制品质量要求】枇杷叶、蜜枇杷叶含水分不得过10.0%，总灰分不得过7.0%。

【炮制作用】

1. 枇杷叶 味苦，性微寒。归肺、胃经。具有清肺止咳、降逆止呕的作用。生品长于清肺止咳、降逆止呕。多用于肺热咳嗽，气逆喘急，胃热呕逆等。

2. 蜜枇杷叶 蜜炙后能增强润肺止咳的作用，多用于肺燥咳嗽。

百合

【处方用名】百合、炙百合、蜜百合。

【来源】本品为百合科植物卷丹 *Lilium lancifolium* Thunb.、百合 *Lilium brownii* F. E. Brown var. *viridulum* Baker 或细叶百合 *Lilium pumilum* DC. 的干燥肉质鳞叶。

【炮制方法】

1. 百合 取原药材，除去杂质，筛净灰屑。

2. 蜜百合 取净百合，置炒制器具内，文火加热，炒至颜色加深时，加入适量开水稀释过的炼蜜，迅速翻炒均匀，并继续用文火炒至微黄色、不粘手时，取出，晾凉。筛去碎屑。

每100kg净百合，用炼蜜5kg。

【成品性状】

规格	形状	颜色	质地	气味
百合	长椭圆形鳞片	表面类白色、淡棕黄色或微带紫色	角质样，质硬而脆	味微苦
蜜百合	形同百合	表面黄色，有焦斑	质硬而脆	味甜

【炮制作用】

1. 百合 味甘，性寒。归心、肺经。具有养阴润肺、清心安神的作用。生品以清心安神力胜。用于热病后余热未清，虚烦惊悸，失眠多梦，精神恍惚等。

2. 蜜百合 蜜炙后增强其润肺止咳作用。多用于肺虚久咳，肺痨咯血，肺阴亏损，虚火上炎等。

任务实施

蜜炙黄芪、麻黄、百合（传统手工操作）

（一）设备工具和材料

1. 设备工具 台秤、炒锅（圆底）、铲子、液化气、液化气灶、不锈钢盘（搪瓷盘）、毛刷、竹筛、量筒、抹布。

2. 供炮制用材料 黄芪、麻黄、百合、蜂蜜。

（二）操作步骤和方法

1. 蜜炙黄芪、麻黄

工作内容	操作方法和要求	注意事项
准备		
净制		注意药物大小分档
闷润	称取规定量的药材和炼蜜，将炼蜜适量加水稀释后与药材拌匀后闷润	待蜜水被药物吸尽后方可炒
预热	调节火力，控制适宜火力	一般用文火
投药	投药迅速，投放生药操作规范	
翻炒	翻炒动作娴熟，翻炒时要亮锅底；注意炮制程度的判断和把握	要勤翻动，使药物受热均匀
出锅	及时出锅，筛去药屑，放凉；炮制品存放得当	
清场		

2. 蜜炙百合

工作内容	操作方法和要求	注意事项
准备		
净制		注意药物大小分档

续表

工作内容	操作方法和要求	注意事项
预热	调节火力，控制适宜火力	一般用文火
投药	投药迅速，投放生药操作规范	
翻炒	翻炒动作娴熟，翻炒时要亮锅底；注意炮制程度的判断和把握	要勤翻动，使药物受热均匀
加液体辅料	药炒至规定程度，边炒边喷洒规定量的蜜水	辅料喷洒均匀、迅速
出锅	及时出锅，筛去药屑，放凉；炮制品存放得当	
清场		

（三）炮制程度和质量要求

炮制后饮片质量应符合《中国药典》（2015 年版）及《中药饮片质量标准通则（试行）》的规定。

蜜炙黄芪：外表皮浅棕黄或棕褐色，略有光泽，切面皮部黄白色，木部淡黄色，具蜜香气，味甜，略带黏性，嚼之微有豆腥气。

蜜炙麻黄：表面深黄色，微有光泽，略具黏性，有蜜香气，味微甜。

蜜炙百合：表面黄色或深黄色，偶有焦斑，略带黏性，微甜。

目标检测

一、单项选择题

1. 药材蜜炙时，一般每 100kg 药物用炼蜜（　　）

A. 15kg　　B. 5kg　　C. 25kg　　D. 20kg

2. 欲增强黄芪补中益气，应采用的炮制方法是（　　）

A. 蜜炙法　　B. 盐炙法　　C. 醋炙法　　D. 炒焦法

3. 蜜炙后能缓和苦寒之性，减少呕吐不良反应，增强润肺止咳作用的药物是（　　）

A. 马兜铃　　B. 百合　　C. 白前　　D. 桑白皮

二、多项选择题

1. 蜜炙药物的目的是（　　）

A. 增强补脾益肝　　B. 缓和药性　　C. 增强润肺止咳

D. 增强补脾益气　　E. 增强疏肝止痛

2. 关于蜜炙药物叙述正确的是（　　）

A. 蜜要炼制　　B. 稀释时用开水　　C. 炒制时用中火

D. 炒至色泽加深，不黏手　　E. 出锅，摊凉

三、配伍选择题

A. 增强补中益气作用　　B. 增强润肺止咳作用

C. 缓和发汗之力，增强润肺止咳　　D. 增强补脾益气作用

E. 矫味，消除呕吐不良反应，增强润肺止咳不良反应

1. 蜜麻黄（　　）

2. 蜜马兜铃（　　）
3. 蜜百合（　　）
4. 蜜黄芪（　　）
5. 蜜甘草（　　）

四、简答题

1. 简述蜜炙法的注意事项。
2. 简述蜜百部、蜜麻黄、蜜甘草、蜜百合的炮制作用？

任务四 盐炙法

扫码“学一学”

任务引入

食盐味咸性寒，无毒，入肾，主沉降，属阴，有清热、凉血、软坚散结、滋阴润燥等功效。盐炙在炮制过程多使用食盐水，多用于滋补肝肾、疗疝、固精缩尿及泻相火的药物。

任务分析

一、盐炙的主要目的

1. 引药下行，增强疗效 盐咸寒入肾，主沉降，可以增强药物入肾治下之功。一般的补肾药盐炙后能增强补肝肾的作用，如杜仲、巴戟天、韭菜子等。有的药物盐炙后能增强疗疝止痛的功效，如小茴香、橘核、荔枝核等。部分药物盐炙后可增强固精缩尿的功效，如益智仁。

2. 增强滋阴降火作用 盐属阴，盐炙可增强药物清热滋阴的功效，如知母、黄柏等。

3. 缓和药物辛燥之性 如补骨脂、益智仁等药物性燥，易伤阴，盐炙后可缓和药物辛燥之性，并能增强补肾固精的功效。

二、盐炙的操作方法

1. 先拌盐水后炒 将净药材用食盐水拌匀，闷润至盐水被吸尽，置于炒制容器内，用文火炒至规定程度，取出，放凉。

2. 先炒药后加盐水 先将净药材置炒制容器内，用文火炒至一定程度，喷洒适量盐水，再用文火炒干，取出，放凉。含黏液汁的药材一般采用此法，如车前子。

辅料用量：除另有规定外，每100kg待炮炙品，用食盐2kg。

食盐水的制备：称取定量食盐，加入适量清水（清水一般为食盐用量的4~5倍），待完全溶解后，过滤备用。

三、注意事项

1. 火力不宜过大，尤其是先炒药后加盐水时更要控制火力。若火力过大，加入盐水后水分蒸发过于迅速，食盐易黏附于锅上，达不到盐炙的目的。

2. 车前子、知母等富含黏液质的药材宜用先炒药后加盐水。因此类药物遇水后发黏，炒时容易粘锅，同时发黏后盐水不易渗入药材内部，所以先加热炒去部分水分，并使药物质地变疏松，在喷洒盐水，以利于盐水渗入。

3. 溶解食盐时用水量要得当，水的用量过多，则盐水不能被药吸尽，或者过湿不易炒干；水量不足，又不利于盐水与药材拌匀。

相关知识

适用重点药物：知母　泽泻　巴戟天　小茴香　益智仁　橘核　杜仲　补骨脂　黄柏　沙苑子　车前子　砂仁　菟丝子

知　母

【处方用名】 知母、盐知母。

【来源】 本品为百合科植物知母 *Anemarrhena asphodeloides* Bge. 的干燥根茎。

【炮制方法】

1. 知母　取原药材，除去杂质，洗净，润透，切厚片，干燥，去毛屑。

2. 盐知母　取知母片，置于炒制容器内，用文火炒至一定程度，喷淋盐水，炒干，取出晾凉。晒去碎屑。

每 100kg 知母片，用食盐 2kg。

【成品性状】

规格	形状	颜色	质地	气味
知母片	呈不规则类圆形的厚片	外表皮黄棕色或棕色，切面黄白色至黄色	质硬	气微，味微甜、略苦
盐知母	形同知母片	色黄，略带焦斑	质硬	味微咸

【炮制品质量要求】 盐知母酸不溶性灰分不得超过 2.0%，含芒果苷（$C_{19}H_{18}O_{11}$）不得少于 0.40%，含知母皂苷 BⅡ（$C_{45}H_{76}O_{19}$）不得少于 2.0%。

【炮制作用】

1. 知母　味苦、甘，性寒。具有清热泻火、滋阴润燥的功能。用于外感热病，高热烦渴，肺热燥咳，骨蒸潮热，内热消渴，肠燥便秘等。

2. 盐知母　功效同知母，盐炙可引药效下行，专于入肾，能增强滋阴降火的功效，善清虚热。常用于肝肾阴亏，虚火上炎所致之骨蒸潮热，盗汗遗精、腰脊酸痛。如大补阴丸。

知识拓展

《本草蒙筌》对知母描述有“引经上颈，酒炒才升；益肾滋阴，盐炒便入”。现有麸炒、盐炙、酒炒等炮制方法。

泽 泻

【处方用名】泽泻、盐泽泻。

【来源】本品为泽泻科植物泽泻 *Alisma orientalis*（Sam.）Juzep. 的干燥块茎。

1. 泽泻 除去杂质，稍浸，润透，切厚片，干燥。

2. 盐泽泻 取泽泻片，加适量盐水拌匀，闷透，置炒锅内，以文火加热，炒至规定程度，取出，放凉。

每 100kg 泽泻，用食盐 2kg。

扫码“看一看”

【成品性状】

规格	形状	颜色	质地	气味
泽泻片	呈圆形或椭圆形厚片，可见细小突起的须根痕	外表皮黄白色或淡黄棕色，切面黄白色	质坚实	气微，味微苦
盐泽泻	同泽泻片	表面淡黄棕色或黄褐色，偶见焦斑	质坚实	味微咸

【炮制品质量要求】水分不得过 13.0%。总灰分不得过 6.0%。含 2，3-乙酰泽泻醇 B（$C_{32}H_{50}O_5$）不得少于 0.040%。

【炮制作用】

1. 泽泻 利水渗湿，泄热，化浊降脂。用于小便不利，水肿胀满，泄泻尿少，痰饮眩晕，热淋涩痛，高脂血症。

2. 盐泽泻 由于盐水可引药下行，盐炙后增强了滋阴、泄热利水的作用。

知识拓展

泽泻生品以利水渗湿为主，盐炙泽泻引药下行，增强滋阴泻热及利尿作用，通过对不同方法炮制品的水溶性浸出物结果比较表明，以盐炙泽泻水溶性溶出物增加最多。

巴戟天

【处方用名】巴戟天、盐巴戟天。

【来源】本品为茜草科植物巴戟天 *Morinda officinalis* How 的干燥根。

【炮制方法】

1. 巴戟肉 取净巴戟天，大小分档，蒸透，趁热除去木心，切段，干燥。

2. 盐巴戟天 取净巴戟天，加适量盐水拌匀，润透，置于适宜的蒸制容器内，用蒸汽加热至规定的程度，取出，趁热除去木心，切段，干燥。

每 100kg 巴戟天，用食盐 2kg。

3. 制巴戟天 取甘草，捣碎，加 5 倍于甘草的水量水煎汤（一般煎煮两次合并水煎液），去渣，加入净巴戟天拌匀，煮透，趁热除去木心，切段，干燥。

每 100kg 巴戟天，用甘草 6kg。

【成品性状】

规格	形状	颜色	质地	气味
巴戟肉	呈扁圆柱形短段或不规则块	表面灰黄色或暗灰色，切面皮部厚，紫色或淡紫色	质韧	气微，味甘而微涩
盐巴戟天	形同巴戟天	同巴戟天	质韧	气微，味甘、咸
制巴戟天	形同巴戟天	同巴戟天	质韧	气微，味甘

【炮制品质量要求】巴戟肉、盐巴戟天、制巴戟天 水分不得过 15.0%，总灰分不得过 6.0%，含耐斯糖（$C_{24}H_{42}O_{2}$）不得少于 2.0%。

【炮制作用】

1. 巴戟肉 补肾阳，强筋骨，祛风湿。用于阳痿遗精，宫冷不孕，月经不调，少腹冷痛，风湿痹痛，筋骨痿软。

2. 盐巴戟天 盐水炙后增强了补肾助阳作用，用于阳痿早泄，宫冷不孕，月经不调。

3. 制巴戟天 较生品甘草制后更长于补肾助阳，益气养血，用于肾气虚损，风湿痹痛，筋骨萎软。

知识拓展

巴戟天主要含蒽醌化合物、环烯醚萜苷。尚含有机酸、低聚糖、氨基酸类及微量元素等成分。

巴戟天传统用药要求“去心”，研究结果表明，巴戟天根皮和木心所含化学成分存在很大差异。根皮中有毒元素铅较木心含量低；铁、锰、锌等 16 种微量元素含量较木心为多，特别是与中医“肾”、心血管和造血功能密切的锌、锰、铁、铬等元素在根皮中含量较高。所以巴戟天去木心是合理的。

小茴香

【处方用名】小茴香、盐小茴香。

【来源】本品为伞形科植物茴香 *Foeniculum vuLgare* Mill. 的干燥成熟果实。

【炮制方法】

1. 小茴香 除去杂质。

2. 盐小茴香 取净小茴香，加盐水拌匀，闷透，置炒制容器内，以文火加热，炒至微黄色，取出，放凉。

每 100kg 小茴香，用食盐 2kg。

【成品性状】

规格	形状	颜色	质地	气味
小茴香	为双悬果，呈圆柱形，有的稍弯曲	表面黄绿色或淡黄色	质硬	有特异香气，味微甜、辛
盐小茴香	形如小茴香，微鼓起	表面黄绿色或微黄色，偶有焦斑	质硬	味微咸

【炮制品质量要求】小茴香、盐小茴香　杂质不得过4%，本品含挥发油不得少于1.5%（ml/g）。小茴香总灰分不得过10.0%，含反式茴香脑（$C_{10}H_{12}O$）不得少于1.4%。盐小茴香总灰分不得过12.0%，含反式茴香脑（$C_{10}H_{12}O$）不得少于1.3%。

【炮制作用】

1. 小茴香　散寒止痛，理气和胃。用于寒疝腹痛，睾丸偏坠，痛经，少腹冷痛，脘腹胀痛，食少吐泻。

2. 盐小茴香　盐炙后缓和了辛散作用，长于暖肾散寒止痛。用于寒疝腹痛，睾丸偏坠，经寒腹痛。

知识拓展

有实验表明，小茴香经过盐炙后挥发油含量显著降低，而小茴香与盐茴香中反式茴香脑含量无明显差异，故盐炙后小茴香的辛散之性减弱，更善于温肾散寒止痛。

益智仁

【处方用名】益智仁、盐益智仁。

【来源】本品为姜科植物益智 *Alpiniae oxyphylla* Miq. 的干燥成熟果实的果仁。

【炮制方法】

1. 益智仁　取原药材，除去杂质及外壳，用时捣碎。

2. 盐益智仁　取益智仁，加盐水拌匀，闷透，置炒制容器内，炒干，用时捣碎。

每100kg益智仁，用食盐2kg。

【成品性状】

规格	形状	颜色	质地	气味
益智仁	呈不规则的扁圆形，略有钝棱	表面灰褐色或灰黄色，外被淡棕色膜质的假种皮	质硬	有特异香气，味辛、微苦
盐益智仁	形同益智仁	表面褐色或棕褐色	质硬	略有咸味

【炮制品质量要求】本品种子含挥发油不得少于1.0%（ml/g）。

【炮制作用】

1. 益智仁　暖肾固精缩尿，温脾止泻摄唾。用于肾虚遗尿，小便频数，遗精白浊，脾寒泄泻，腹中冷痛，口多唾涎。

2. 盐益智仁 盐炙后缓和了益智仁的辛燥之性，增强了补肾固精的功效。

橘 核

【处方用名】橘核、盐橘核。

【来源】本品为芸香科植物橘 *Citrus reticulata* Blanco 及其栽培变种的干燥成熟种子。

【炮制方法】

1. 橘核 除去杂质，洗净，干燥，用时捣碎。

2. 盐橘核 取净橘核，用盐水拌匀，闷透，待盐水被吸尽后，置于炒制容器内，用文火炒干，至微黄色并有香气逸出时，取出，晾凉，用时捣碎。

每 100kg 橘核，用食盐 2kg。

【成品性状】

规格	形状	颜色	质地	气味
橘核	略呈卵形，一端钝圆，另端渐尖成小柄状	表面淡黄白色或淡灰白色	质硬	气微，味苦
盐橘核	略呈卵形	表面微黄色，外皮裂纹	质硬	味咸

【炮制作用】

1. 橘核 理气，散结，止痛。用于疝气疼痛，睾丸肿痛，乳痈乳癖。

2. 盐橘核 盐炙能引药入肾，增强疗疝止痛作用。用于疝气疼痛，睾丸肿痛。

杜 仲

【处方用名】杜仲、盐杜仲。

【来源】本品为杜仲科植物杜仲 *Eucommza ulmoides* Oliv. 的干燥树皮。

【炮制方法】

1. 杜仲 取原药材，刮去残留粗皮，洗净，切块或丝，干燥。

2. 盐杜仲 取杜仲块或丝，与盐水拌匀，稍闷，待盐水被吸尽后，置炒制容器内，用中火加热，炒至断丝、表面焦黑色。

每 100kg 杜仲或块，用食盐 2kg。

【成品性状】

规格	形状	颜色	质地	气味
杜仲	呈板片状或两边稍向内卷，大小不一	外表面淡棕色或灰褐色，内表面暗紫色，光滑	质脆	气微，味稍苦。
盐杜仲	形如杜仲块或丝，折断时胶丝弹性较差	表面黑褐色，内表面褐色	质脆	味微咸

【炮制品质量要求】

1. 杜仲 本品含松脂醇二葡萄糖苷（$C_{32}H_{42}O_{16}$）不得少于 0. 10%。

2. 盐杜仲　水分不得过 13.0%。总灰分不得过 10.0%。含松脂醇二葡萄糖苷（$C_{32}H_{42}O_{16}$）不得少于 0.10%。

【炮制作用】

1. 杜仲　补肝肾，强筋骨，安胎。用于肝肾不足，腰膝酸痛，筋骨无力，头晕目眩，妊娠漏血，胎动不安。

2. 盐杜仲　盐炙后，增强补肝肾，强筋骨，安胎的作用。

知识拓展

杜仲有效成分为松脂醇二葡萄糖苷。尚含多种环烯醚萜类，酚性成分及多种氨基酸。另含有杜仲胶，属于硬性橡胶类。

1. 工艺研究

（1）净制方面　去粗皮杜仲块的煎出率比未去粗皮杜仲块的煎出率高，且粗皮占药材的 20%以上，故应去粗皮后入药。

（2）切制方面　杜仲丝的煎出率比块条的煎出率高，杜仲切制不同规格总成分的煎出率大小依次为：横丝>纵丝>丁>条>带粗皮块。故应切制成 0.5cm 的横丝为好。

2. 化学成分研究　炮制后，杜仲降压有效成分松脂醇二葡萄糖苷的含量明显提高，各炮制品含量无明显差异。所以，治疗原发性高血压应用其炮制品。

3. 药理研究　生杜仲、盐杜仲和砂烫盐杜仲均能使兔、狗血压下降，杜仲炭和砂烫品作用强度基本一致，均比生品强，盐杜仲对猫的降压作用比生品大一倍。

杜仲能使动物离体子宫自主收缩减弱，并能拮抗子宫收缩剂的作用而解痉，盐制品又强于生品，这与中医用杜仲，特别是盐杜仲治疗胎动不安是一致的。

补骨脂

【处方用名】补骨脂、盐补骨脂

【来源】本品为豆科植物补骨脂 *Psoralea corulifolia* L. 的干燥成熟果实。

【炮制方法】

1. 补骨脂　取原药材，除去杂质。

2. 盐补骨脂　取净补骨脂，加盐水拌匀，闷润，待盐水被吸尽后，置于炒制容器内，用文火加热，炒至微鼓起，取出晾凉。

每 100kg 补骨脂，用食盐 2kg。

【成品性状】

规格	形状	颜色	质地	气味
补骨脂	呈肾形，略扁，顶端圆钝，有一小突起，凹侧有果梗痕	表面黑色、黑褐色或灰褐色	质硬	气香，味辛、微苦
盐补骨脂	形如补骨脂，微鼓起	表面黑色或黑褐色	质硬	味微咸

【炮制品质量要求】补骨脂、盐补骨脂　杂质不得过5%，酸不溶性灰分不得过2.0%；含补骨脂素（$C_{11}H_6O_3$）和异补骨脂素（$C_{11}H_6O_3$）的总量不得少于0.70%。补骨脂水分不得过9.0%。总灰分不得过8.0%。盐补骨脂水分不得过7.5%。总灰分不得过8.5%。

【炮制作用】

1. 补骨脂　温肾助阳，纳气平喘，温脾止泻；外用消风祛斑。用于肾阳不足，阳痿遗精，遗尿尿频，腰膝冷痛，肾虚作喘，五更泄泻；外用治白癜风，斑秃。

2. 盐补骨脂　盐炙后可引药入肾，增强温肾、纳气、止泻的作用。

黄　柏

【处方用名】黄柏、盐黄柏、黄柏炭。

【来源】本品为芸香科植物黄皮树 *Phellodendron chinense* Schneid. 的干燥树皮。

【炮制方法】

1. 黄柏　取原药材，除去杂质，喷淋清水，润透，切丝，干燥。

2. 盐黄柏　取黄柏丝，加盐水拌匀，闷透，置于炒制容器内，以文火加热，炒干。每100kg黄柏，用食盐2kg。

3. 黄柏炭　取黄柏丝，置热锅内，用武火炒至表面焦黑色。

【成品性状】

规格	形状	颜色	质地	气味
黄柏	呈丝条状	外表面黄褐色或黄棕色，内表面暗黄色或淡棕色，深黄色	体轻，质脆	味极苦
盐黄柏	形如黄柏丝	表面深黄色，偶有焦斑	体轻，质脆	味极苦，微咸
黄柏炭	形如黄柏丝	表面焦黑色，内部深褐色或棕黑色	质脆，易折断	味苦涩

【炮制品质量要求】黄柏、盐黄柏　水分不得过12.0%。总灰分不得过8.0%。含小檗碱以盐酸小檗碱（$C_{20}H_{17}NO_4 \cdot HCl$）计，不得少于3.0%。含黄柏碱以盐酸黄柏碱（$C_{20}H_{23}NO_4 \cdot HCl$）计，不得少于0.34%。

【炮制作用】

1. 黄柏　清热燥湿，泻火除蒸，解毒疗疮。用于湿热泻痢，黄疸尿赤，带下阴痒，热淋涩痛，脚气痿躄，骨蒸劳热，盗汗，遗精，疮疡肿毒，湿疹湿疮。

2. 盐黄柏　盐炙后可引药入肾，增强滋阴降火的作用。用于阴虚火旺，盗汗骨蒸。

3. 黄柏炭　收涩止血，用于崩漏出血等症。

知识拓展

黄柏含生物碱，其中以小檗碱含量较高。另含挥发油、黄酮类化合物等成分。

通过对黄柏几种炮制品及原料黄柏进行小檗碱的显微化学反应及含量测定，发现原料黄柏经浸泡切丝后，组织中的小檗碱有转移的现象，并且小檗碱已损失一半；酒炒、盐炒、清炒黄柏的小檗碱含量变化不大；黄柏炭经高温处理，小檗碱几乎损失殆尽。而小檗碱是黄柏抗菌的有效成分，因此，中医用黄柏炭治疗崩漏等出血症，而不用于治痢疾。

黄柏经炮制后，小檗碱含量均有下降。其小檗碱含量的高低顺序是黄柏（只除粗皮）>黄柏丝（润透切丝）>盐黄柏>酒黄柏>黄柏炭。黄柏炭小檗碱含量极低。

沙苑子

【处方用名】沙苑子、盐沙苑子。

【来源】本品为豆科植物扁茎黄芪 *Astragalus complanatus* R. Br. 的干燥成熟种子。

【炮制方法】

1. 沙苑子　取原药材，除去杂质，洗净，干燥。

2. 盐沙苑子　取净沙苑子加盐水拌匀，闷透，置于炒制容器内，以文火加热，炒干。每 100kg 沙苑子，用食盐 2kg。

【成品性状】

规格	形状	颜色	质地	气味
沙苑子	略呈肾形而稍扁，边缘一侧微凹处具圆形种脐	表面光滑，褐绿色或灰褐色	质坚硬	气微，味淡
盐沙苑子	本品形如沙苑子，表面鼓起	深褐绿色或深灰褐色	质坚硬	气微，味微咸

【炮制品质量要求】沙苑子、盐沙苑子酸不溶性灰分不得过 2.0%。沙苑子水分不得过 13.0%，总灰分不得过 5.0%，含沙苑子苷（$C_{28}H_{32}O_{16}$）不得少于 0.060%。盐沙苑子 水分不得过 10%，总灰分不得过 6.0%，含沙苑子苷（$C_{28}H_{32}O_{16}$）不得少于 0.050%。

【炮制作用】

1. 沙苑子　补肾助阳，固精缩尿，养肝明目。用于肾虚腰痛，遗精早泄，遗尿尿频，白浊带下，眩晕，目暗昏花。

2. 盐沙苑子　盐炙后可引药入肾，增强补肾固精的作用。多用于肾虚腰痛，梦遗滑精，白浊带下。

车前子

【处方用名】车前子、盐车前子。

【来源】本品为车前科植物车前 *Plantago asiatica* L. 或平车前 *Plantago depressa* Willd. 的干燥成熟种子。

【炮制方法】

1. 车前子　取原药材，除去杂质。

2. 盐车前子　取净车前子，置于炒制容器内，以文火加热，炒至起爆裂声时，喷洒盐水，炒干，取出晾凉。

每 100kg 车前子，用食盐 2kg。

【成品性状】

规格	形状	颜色	质地	气味
车前子	呈椭圆形、不规则长圆形或三角状长圆形。一面有灰白色凹点状种脐	表面黄棕色至黑褐色	质硬	气微，味淡
盐车前子	形如车前子	表面黑褐色	质硬	气微香，味微咸

【炮制品质量要求】车前子水分不得过 12.0%，总灰分不得过 6.0%，酸不溶性灰分不得过 2.0%，膨胀度应不低于 4.0。含京尼平苷酸（$C_{16}H_{20}O_{10}$）不得少于 0.50%，毛蕊花糖苷（$C_{29}H_{36}O_{10}$）不得少于 0.40%。盐车前子水分不得过 10%，总灰分不得过 9.0%，酸不溶性灰分不得过 3.0%，膨胀度应不低于 3.0。含京尼平苷酸（$C_{16}H_{20}O_{10}$）不得少于 0.40%，毛蕊花糖苷（$C_{29}H_{36}O_{10}$）不得少于 0.30%。

【炮制作用】

1. 车前子　清热利尿通淋，渗湿止泻，明目，祛痰。用于热淋涩痛，水肿胀满，暑湿泄泻，目赤肿痛，痰热咳嗽。

2. 盐车前子　盐炙后泻热利尿而不伤阴，并可引药下行，增强药物在肾经的作用。

知识拓展

车前子古代有盐水炒、酒浸、酒炒、酒蒸、酒煮、米泔水浸、焙制、微炒等方法。近代有盐炙、酒炙、炒黄等方法。现行主要用炒黄、盐炙法。《中国药典》收载有盐炙法。

砂　仁

【处方用名】砂仁、盐砂仁。

【来源】本品为姜科植物阳春砂 *Amomum villosum* Lour.、绿壳砂 *Amomum villosum* Lour. *var. xanthioides* T. L. Wu *et* Senjen 或海南砂 *Amomum longiligulare* T. L. Wu 的干燥成熟果实。

【炮制方法】

1. 砂仁　取原药材，除去杂质。用时捣碎。

2. 盐砂仁　取净砂仁，加盐水拌匀，闷透，至炒制容器内，文火加热，炒至颜色加深，略有辛香味，取出，晾凉。

每 100kg 砂仁，用食盐 2kg。

【成品性状】

规格	形状	颜色	质地	气味
砂仁	呈椭圆形或卵圆形，有不明显的三棱，表面密生刺状突起。海南砂呈长椭圆形或卵圆形，有明显的三棱，表面被片状、分枝的软刺	表面棕褐色	质硬	气芳香而浓烈，味辛凉、微苦
盐砂仁	形同砂仁	表面颜色加深	质硬	辛香味弱，味微咸

【炮制品质量要求】**砂仁** 水分不得过15.0%；阳春砂、绿壳砂种子团含挥发油不得少于3.0%（ml/g）；海南砂种子团含挥发油不得少于1.0%（ml/g）。含乙酸龙脑酯（$C_{12}H_{20}O_2$）不得少于0.90%。

【炮制作用】

1. 砂仁 化湿开胃，温脾止泻，理气安胎。用于湿浊中阻，脘痞不饥，脾胃虚寒，呕吐泄泻，妊娠恶阻，胎动不安。

2. 盐砂仁 盐炙后辛温之性略减，温而不燥，降气安胎作用增强，并能引药下行，温肾缩尿。

知识拓展

砂仁其炮制品首见于宋代《太平圣惠方》，历代尚有酒炒、姜汁拌砂仁、熟地汁拌蒸砂仁等。

菟丝子

【处方用名】菟丝子、盐菟丝子。

【来源】本品为旋花科植物南方菟丝子 *Cuscuta australis* R. Br. 或菟丝子 *Cuscuta chinensis* Lam. 的干燥成熟种子。

【炮制方法】

1. 菟丝子 菟丝子除去杂质，洗净，干燥。

2. 盐菟丝子 取净菟丝子，照盐炙法炒至微鼓起。取出，放凉。

每100kg菟丝子，用食盐2kg。

【成品性状】

规格	形状	颜色	质地	气味
菟丝子	呈类球形。粗糙，种脐线形或扁圆形	表面灰棕色至棕褐色	质坚实	气微，味淡
盐菟丝子	形如菟丝子，裂开	表面棕黄色	质坚实	略有香气

【炮制品质量要求】**菟丝子、盐菟丝子** 水分不得过10.0%，总灰分不得过10.0%，酸不溶性灰分不得过4.0%，含金丝桃苷（$C_{21}H_{20}O_{12}$）不得少于0.10%。

【炮制作用】

1. 菟丝子 补益肝肾，固精缩尿，安胎，明目，止泻；外用消风祛斑。用于肝肾不足，腰膝酸软，阳痿遗精，遗尿尿频，肾虚胎漏，胎动不安，目昏耳鸣，脾肾虚泻；外治白癜风。

2. 盐菟丝子 盐炙后能引药下行，并增强补益肝肾，固精缩尿的作用。

知识拓展

菟丝子中含生物碱、蒽醌、香豆素、黄酮、苷类、甾醇、鞣酸、糖类等。黄酮类有：槲皮素、紫云英苷、金丝桃苷。亦含微量元素以及多种氨基酸。

以比色法测定菟丝子及其炮制品中总黄酮含量，发现炮制后总黄酮含量增高，盐炙增加最高。

任务实施

黄柏、泽泻、车前子、杜仲（传统手工操作）

（一）设备工具和材料

1. 设备工具　台秤、炒锅（圆底）、铲子、液化气、液化气灶、不锈钢盘（搪瓷盘）、毛刷、竹筛、量筒、抹布。

2. 供炮制用材料　黄柏、杜仲、车前子、泽泻、食盐。

（二）操作步骤和方法

1. 盐炙黄柏、杜仲、泽泻

工作内容	操作方法和要求	注意事项
准备		
净制		注意药物大小分档
闷润	称取规定量的药材和盐水，将盐水与药材拌匀后焖润	待盐水被药物吸尽后方可炒
预热	调节火力，控制适宜火力	一般用文火，杜仲用中火
投药	投药迅速，投放生药操作规范	
翻炒	翻炒动作娴熟，翻炒时要亮锅底；注意炮制程度的判断和把握	
出锅	及时出锅，筛去药屑，放凉；炮制品存放得当	
清场		

2. 盐炙车前子

工作内容	操作方法和要求	注意事项
准备		
净制		
预热	调节火力，控制适宜火力	一般用文火
投药	投药迅速，投放生药操作规范。	
翻炒	翻炒动作娴熟，翻炒时要亮锅底；注意炮制程度的判断和把握	要勤翻动，使药物受热均匀
加液体辅料	药炒至规定程度，边炒边喷洒规定量的盐水	辅料喷洒均匀、迅速
出锅	及时出锅，筛去药屑，放凉；炮制品存放得当	
清场		

（三）炮制程度和质量要求

炮制后饮片质量应符合《中国药典》及《中药饮片质量标准通则（试行）》的规定。

盐黄柏：表面深黄色，偶有焦斑。

盐杜仲：表面焦黑色，丝易断。

盐泽泻：表面淡黄棕色，或黄褐色，偶见焦斑。

盐车前子：表面黑褐色，气微香，味微咸。

目标检测

一、单项选择题

1. 疏肝解郁，化瘀止痛，峻下逐水的药物多用（　　）

A. 盐炙　　B. 油炙　　C. 醋炙　　D. 酒炙

2. 盐炙缓和苦寒之性，长于滋阴降火的药物是（　　）

A. 黄柏　　B. 黄连　　C. 泽泻　　D. 大黄

3. 盐炙法的辅料用量，一般是每100kg药物，用食盐（　　）

A. 1kg　　B. 5kg　　C. 2kg　　D. 15kg

二、多项选择题

1. 下列药物可用盐炙的是（　　）

A. 草果　　B. 泽泻　　C. 知母

D. 菟丝子　　E. 沙苑子

2. 盐炙后增强疗疝止痛的药物是（　　）

A. 巴戟天　　B. 黄柏　　C. 小茴香

D. 橘核　　E. 车前子

三、配伍选择题

A. 盐小茴香　　B. 盐益智仁　　C. 盐补骨脂

D. 盐黄柏　　E. 盐车前子

1. 辛散之性缓和，长于补肾纳祛寒，疗疝止痛的药物是（　　）
2. 辛燥之性缓和，长于补肾纳气的药物是（　　）
3. 泄热利尿而不伤阴，又能补益肝肾的是（　　）
4. 苦燥之性缓和，长于滋阴降火的药物是（　　）
5. 辛燥之性缓和，长于固精缩尿的药物是（　　）

四、简答题

1. 盐炙的目的及适用的药材是什么？
2. 盐炙的操作方法有哪些？适用范围是什么？

扫码“学一学”

任务五　姜炙法

任务引入

生姜辛温，归肺、脾、胃经。具有解表散寒，温中止呕，化痰止咳，解鱼蟹毒的功效。姜汁作为炮制辅料，多用于祛痰止咳、降逆止呕的药物。

任务分析

一、炮制目的

1. 缓其寒性，增强和胃止呕作用　如竹茹姜炙可增强其降逆止呕的功效。

2. 降低毒性或不良反应，增强疗效　如厚朴姜炙可以缓解其对咽喉的刺激性，并能增强温中化湿作用。

二、炮制方法

方法一　取待炮制品，加姜汁拌匀，闷润，待姜汁逐渐渗入药物内部之后，置炒制容器内，用文火炒至姜汁被吸尽，或至规定的程度时，取出，晾干。

方法二　将鲜姜切片煎汤，加入药物煮2小时，待姜汁基本被吸尽，取出进行切片，干燥。

除另有规定外，每100kg待炮制品，用生姜10kg。若用干姜，则用量为生姜的1/3。

三、姜汁的制备方法

1. 压榨法　先将生姜洗净，捣烂，加水适量，压榨取汁，姜渣再加水适量重复压榨一次，合并汁液，即为“姜汁”。

2. 煎煮法　先将生姜洗净，切薄片，加适量水煎煮10～15分钟，滤过，姜渣再加水煎煮一次。合并滤液，即得。

四、注意事项

1. 制备姜汁时，用水量不宜过多，姜汁与生姜的比例为1∶1为宜。

2. 药物与姜汁拌匀后，需要充分闷透，再用文火炒干，否则，达不到姜炙的目的。

相关知识

适用重点药物：厚朴　竹茹　草果

厚　朴

【处方用名】 厚朴、姜厚朴。

【来源】本品为木兰科植物厚朴 *Magnolia officinalis* Rehd. et Wils. 或凹叶厚朴 *Magnolia officinalis Rehd.* et Wils. *var. biloba* Rehd. et Wils. 的干燥干皮、根皮或枝皮。

【炮制方法】

1. 厚朴 刮去粗皮，洗净，润透，切丝，干燥。

2. 姜厚朴 取厚朴丝，加姜汁拌匀，闷润，待姜汁被吸尽后，至炒至容器内，文火加热，炒干，取出晾凉。

每 100kg 厚朴，用生姜 10kg。

【成品性状】

规格	形状	颜色	质地	气味
厚朴	弯曲的丝条状或卷筒状。外表面有时可见椭圆形皮孔或纵皱纹。内表面较平滑	外表面灰褐色，内表面紫棕色或深紫褐色	质坚硬，不易折断	气香，味辛辣、微苦
姜厚朴	形如厚朴丝	表面色泽加深，偶见焦斑	质同厚朴丝	略有姜辣气

【炮制品质量要求】厚朴、姜厚朴含水分不得过 15.0%，总灰分不得过 7.0%；姜厚朴含厚朴酚（$C_{18}H_{18}O_2$）与和厚朴酚（$C_{18}H_{18}O_2$）的总量不得少于 2.0%。

【炮制作用】

1. 厚朴 味苦、辛，性温。归脾、胃、肺、大肠经。具有燥湿消痰、下气除满的作用。用于湿滞伤中，脘痞吐泻，食积气胀，腹胀便秘，痰饮喘咳。生品辛辣峻烈，对咽喉有刺激性，故一般内服不用生品。

2. 姜厚朴 姜制后能消除对咽喉的刺激性，并可增强宽中和胃的作用。

知识拓展

同株厚朴的树皮，经产地煮、“发汗”和蒸加工后，有效成分厚朴酚及和厚朴酚含量比未经产地加工品稍高；去粗皮的比未去粗皮的稍高。厚朴粗皮中基本不含厚朴酚与和厚朴酚，故净制中要求去除粗皮是合理的。

竹 茹

【处方用名】竹茹、淡竹茹、姜竹茹。

【来源】本品为禾本科植物青秆竹 *Bambusa tuldoides* Munro、大头典竹 *Sinocalamus beecheyanus*（Munro）McClure var. *pubescens* P. F. Li 或淡竹 *Phyllostachys nigra*（Lodd.）Munro var. *henonis*（Mitf.）Stapf ex Rendle 的茎秆的干燥中间层。

【炮制方法】

1. 竹茹 取原药材，除去杂质和硬皮，切段或揉成松紧适度的小团。

2. 姜竹茹 取竹茹段或团，加姜汁拌匀，稍润，待姜汁被吸尽后，置炒制器具内，文火加热，如烙饼法将两面烙至微黄色，取出晾凉。筛去碎屑。

每 100kg 净竹茹，用生姜 10kg。

【成品性状】

规格	形状	颜色	质地	气味
竹茹	为卷曲成团的不规则丝条或呈长条形薄片状	黄绿色或黄白色	体轻松，质柔韧，有弹性	气微，味淡
姜竹茹	形如竹茹	颜色加深，有少许焦斑	体轻松，质柔韧	微有姜香气

【炮制品质量要求】竹茹、姜竹茹的水分不得过 7.0%；含水溶性浸出物不得少于 4.0%。

【炮制作用】

1. 竹茹 味甘，性微寒。归肺、胃经。具有清热化痰、除烦止呕的作用。生品长于清热化痰、除烦。用于痰热咳嗽，痰火内扰，心烦不安。

2. 姜竹茹 姜制后能增强降逆止呕的作用，多用于恶心呕吐。

草 果

【处方用名】草果、草果仁、炒草果、姜草果仁。

【来源】为姜科植物草果 *Amomum tsao - ko* Crevost et Lemaire 的干燥成熟果实。

【炮制方法】

1. 草果仁 取原药材，除去杂质，用中火炒至外壳焦黄色并鼓起时，取出。稍凉，去壳取仁，用时捣碎。

2. 姜草果仁 取净草果仁，用适量的姜汁拌匀，闷润。待姜汁被药物吸尽后，用文火炒干，呈深黄色时，取出，晾凉。用时捣碎。

每 100kg 净草果仁，用生姜 10kg。

【成品性状】

规格	形状	颜色	气味	质地
草果仁	呈圆锥状多面体，种脊为一条纵沟，尖端有凹状的种脐	表面棕色至红棕色，胚乳灰白色至黄白色	有特异香气，味辛、微苦	果皮质坚韧，种子质硬
姜草果仁	形如草果仁	棕褐色，偶见焦斑	有特异香气，味辛辣、微苦	质如草果仁

【炮制作用】

1. 草果仁 辛，温。归脾、胃经。燥湿温中，截疟除痰。用于寒湿内阻，脘腹胀痛，痞满呕吐，疟疾寒热，瘟疫发热。

2. 姜草果仁 可缓和燥烈之性，长于温中止呕。

目标检测

一、单项选择题

1. 姜炙法的辅料用量，每100kg药物用生姜（　　）

A. 10kg　　B. 20kg　　C. 15kg　　D. 12kg

2. 姜炙后，能消除对咽喉的刺激性，增强宽中和胃功效的药物是（　　）

A. 厚朴　　B. 竹茹　　C. 草果　　D. 黄连

3. 生品长于清热化痰，除烦，姜炙后能增强降逆止呕作用的药物是（　　）

A. 竹茹　　B. 厚朴　　C. 栀子　　D. 草果

二、多项选择题

1. 姜炙法适用的药物范围是（　　）

A. 具发散药物　　B. 具降逆止呕药物　　C. 具祛痰止咳药物

D. 具补中益气药物　　E. 有毒药物

2. 下列药物可用姜炙的有（　　）

A. 厚朴　　B. 黄芩　　C. 竹茹

D. 草果　　E. 杜仲

三、配伍选择题

A. 2kg　　B. 10kg　　C. 20kg

D. 25kg　　E. 10~20kg

1. 蜜炙法的辅料用量，一般100kg药物，用炼蜜（　　）
2. 酒炙法的辅料用量，一般100kg药物，用黄酒（　　）
3. 醋炙法的辅料用量，一般100kg药物，用米醋（　　）
4. 姜炙法的辅料用量，一般100kg药物，用生姜（　　）
5. 盐炙法的辅料用量，一般100kg药物，用食盐（　　）

二、简答题

1. 简述姜炙药物的目的。
2. 简述姜炙法的注意事项。

任务六　油炙法

任务引入

按照《中国药典》（2015年版）四部炮制通则规定，根据药材的特性，设计合理的炮制工艺，将蛤蚧、三七、淫羊藿等药材进行相应炮制，以满足临床用药需求。操作中应注意药材的质地、药性和炮制目的的不同要求，采用不同加热火力和加热时间。油炙法所用的辅料，包括植物和动物脂（习称动物油）两类。常用辅料有麻油（芝麻油）、羊脂油。此外，菜油、酥油亦可采用。

扫码“学一学”

任务分析

一、炮制目的

1. 增强疗效 一些具有补肾助阳作用的药物，如淫羊藿，经油炙后能增强其疗效。

2. 利于粉碎，便于制剂和服用 一些质地坚硬的药物，如三七、蛤蚧等经油炸和油脂涂酥烘烤后，能使其质地酥脆。

二、炮制方法

1. 油炒法 先将羊脂油置锅内，加热熔化，加入净药物，用文火炒至油被吸尽，药物表面微黄色，显油亮光泽时取出，摊开晾凉。

2. 油炸法 取植物油置锅内，加热至沸腾时，放入净药物，用文火炸至色黄、酥脆后取出，沥去油，粉碎。

3. 油脂涂酥烘烤法 将需酥炙的药物（多为骨质类药物）置烤炙容器上，放无烟炉火上烘烤，待全体烤热时，用油脂涂布，继续烘烤，烤至油脂渗入骨内后，再涂再烤，反复操作，直至骨质酥脆，取出。其他药物直接涂油烘烤至酥脆。

三、注意事项

1. 油炸时，因温度较高，操作时要控制好温度和时间，以防将药物炸焦。
2. 油炒时，应控制好火力和炮制时间，以免药物炒焦。
3. 油脂涂酥药物时，除防止烤焦药物外，还需要反复操作直至酥脆为度。

相关知识

适用重点药物：淫羊藿　三七　蛤蚧

淫羊藿

【处方用名】 淫羊藿、炙淫羊藿。

【来源】 本品为小檗科植物淫羊藿 *Epimedium brevicornum* Maxim.、箭叶淫羊藿 *Epimedium sagittatum*（Sieb. et Zucc.）Maxim.、柔毛淫羊藿 *Epimedium pubescens* Maxim.、巫山淫羊藿 *Epimedium wushanense* T. S. Ying 或朝鲜淫羊藿 *Epimedium koreanum* Nakai 的干燥地上部分。

【炮制方法】

1. 淫羊藿 取原药材，除去杂质，摘取叶片，喷淋饮用水，稍润，切丝，干燥。

2. 炙淫羊藿 取羊脂油置锅内加热熔化，加入淫羊藿丝，用文火炒至表面微黄色，油脂被吸尽，微显光泽时，取出晾凉。筛去碎屑。每100kg净淫羊藿丝，用羊脂油（炼油）20kg。

【成品性状】

规格	形状	颜色	质地	气味
淫羊藿	呈丝片状，边缘具黄色刺毛状细锯齿	上表面黄绿色，下表面灰绿色	叶片近革质	味微苦
炙淫羊藿	微鼓起，微具焦斑	表面微黄色，光亮	近革质	微有羊脂油气

【炮制品质量要求】淫羊藿含淫羊藿苷（$C_{33}H_{40}O_{15}$）不得少于0.40%。

【炮制作用】

1. 淫羊藿 味辛、甘，性温。归肝、肾经。具有补肾阳、强筋骨、祛风湿的作用。生品长于祛风湿、强筋骨。用于风湿痹痛，麻木拘挛，中风偏瘫，小儿麻痹。

2. 炙淫羊藿 羊脂油炙后能增强其温肾助阳作用。多用于肾阳不足之阳痿、不孕、早泄等。

知识拓展

淫羊藿中的活性成分是淫羊藿苷，属于黄酮类，而羊油炙淫羊藿中总黄酮含量和淫羊藿苷的含量比其他炮制品的含量高。据研究结果表明淫羊藿生品不提高性机能作用，而炮制品作用明显。

蛤 蚧

【处方用名】蛤蚧、酥蛤蚧、酒蛤蚧。

【来源】本品为壁虎科动物蛤蚧 *Gekko gecko Linnaeus* 的干燥体。

【炮制方法】

1. 蛤蚧 取原药材，去除竹片，洗净，除去鳞片及头足，切成小块，干燥。

2. 酒蛤蚧 取蛤蚧块，用黄酒拌匀，闷润至酒被吸尽，烘干；或置炒制器具内，用文火炒干。每100kg净蛤蚧，用黄酒10kg。

3. 油酥蛤蚧 取蛤蚧，涂以麻油，于无烟火上烤至稍黄质脆，除去头足及鳞片，切成小块。

【成品性状】

规格	形状	颜色	质地	气味
蛤蚧	呈不规则片状小块，脊背骨及肋骨突起清晰	表面灰黑色或银灰色，切面黄白色或灰黄色	质坚韧	气腥，味微咸
酒蛤蚧	形如蛤蚧块	色如蛤蚧块	质韧	微有酒气
酥蛤蚧	形如蛤蚧块	色稍黄	质较脆	气香，味微咸

【炮制作用】

1. 蛤蚧、酥蛤蚧 味咸，性平。归肺、肾经。具有补肺益肾、纳气定喘、助阳益精的作用。生品和酥炙品功用相同，以补肺益精、纳气定喘为长。常用于肺虚咳嗽，肾虚作喘等。酥制后腥气减弱，且易粉碎。

2. 酒蛤蚧　酒炙后质酥易碎，腥气减弱，并增强其补肾壮阳的作用。用于肾阳不足，精血亏损的阳痿。

三　七

【处方用名】三七、三七粉、熟三七

【来源】本品为五加科植物三七 *Panax notoginseng*（Burk.）F. H. Chen 的干燥根及根茎。支根习称“筋条”，根茎习称“剪口”。

【炮制方法】

1. 三七　取原药材，洗净，干燥，用时捣碎。

2. 熟三七　取净三七，打碎，分开大小块，用食油炸至表面棕黄色，取出，沥去油，晾凉，碾细粉。或取三七，洗净，蒸透，取出，及时切片，干燥。

【成品性状】

规格	形状	颜色	质地	气味
三七	呈类圆锥形或圆柱形，周围有瘤状突起	表面灰褐色或灰黄色，断面灰绿色、黄绿色或灰白色	体重，质坚实	味苦回甜
熟三七片	类圆形薄片	表面棕黄色，角质样，有光泽	质硬脆	味苦回甜

【炮制作用】

1. 三七　味甘、微苦，性温。归肝、胃经。具有散瘀止血、消肿定痛的作用。有止血而不留瘀，化瘀而不伤正的特点。用于咯血，吐血，衄血，便血，崩漏，外伤出血，胸腹刺痛，跌扑肿痛等。

2. 熟三七　止血化瘀作用较弱，偏于滋补。可用于身体虚弱，气血不足的患者。

扫码“练一练”

目标检测

一、单项选择题

1. 淫羊藿油炙时，每 100kg 药物用羊脂油（炼油）（　　）

A. 5kg　　B. 10kg　　C. 15kg　　D. 20kg

2. 淫羊藿油炙的炮制作用（　　）

A. 增强润肺止咳的作用　　B. 增强温肾助阳的作用

C. 增强补中益气的作用　　D. 增强滋阴降火的作用

3. 生品长于化瘀止血，消肿定通；油炸长于补肺止咳（　　）

A. 三七　　B. 淫羊藿　　C. 蛤蚧　　D. 龟甲

二、多项选择题

1. 油炙法炮制药物的目的有（　　）

A 增强补肾助阳的作用　　B 使药物质地酥松，便于粉碎
C. 纯净药物　　D. 降低药物毒性
E. 矫味矫臭

2. 油炙法的操作方法有（　　）
A. 油炸法　　B. 油炒法　　C. 油脂涂酥烘烤法
D. 油烘烤法　　E. 油煮法

三、配伍选择题

A. 油炙法　　B. 油脂涂酥烘烤法　　C. 油炸法
D. 20kg　　E. 醋炙法

1. 熟三七采用的炮制方法是（　　）
2. 淫羊藿采用的炮制方法是（　　）
3. 蛤蚧采用的炮制方法是（　　）
4. 鳖甲采用的炮制方法是（　　）
5. 油炙淫羊藿时，每 100kg 药物，用羊脂（　　）

四、简答题

1. 什么叫油炙法？操作方法有哪几种？
2. 油炙法炮制药物的目的是什么？

（谢仲德　费　娜）

项目十

煅 法

学习目标

知识要求

掌握明煅法、煅淬法及暗煅法的炮制目的、注意事项。

技能要求

1. 能进行明煅、煅淬及暗煅操作，并根据药材质地选择合适火候。
2. 能使用现代煅药机器进行煅制操作。
3. 能判断明煅、煅淬及暗煅的炮制品性状标准。

知识准备

一、煅法概念

煅法是将净制或切制后的药物直接放于适当耐火容器内或置于无烟炉火中高温煅烧的方法。有些药物煅红后还要趁炽热时投入一定的液体辅料中浸“淬”，故而又称为“煅淬”法。若将净制或切制后的药物置于密封的加热容器中，在高温缺氧的条件下煅烧成炭，又称为密闭煅法、闷煅法、暗煅法。

二、煅法分类

煅法根据煅烧方式不同又可分为“明煅”法和“暗煅”法（闷煅法、扣锅煅法或称密闭煅法）。根据操作方法和要求不同，煅法又可分为明煅法、煅淬法、暗煅法（扣锅煅）。一般明煅法适用于除暗煅以外的药物。

三、分类及煅法适用药物

1. 明煅　适用于普通矿物类、贝壳类药物、化石类药物。

2. 煅淬　适用于质地坚硬的金属矿物类药物（磁石）或临床上特殊需要的药物（炉甘石）。

3. 暗煅（扣锅煅）　适用于需制炭但质地疏松、炒炭易燃烧灰化的药物，如某些植物类（荷叶）和毛发类药（血余炭）。

四、煅法的工具和设备

传统手工煅药的工具主要有煅锅、药铲等；现代机械煅药的煅药机主要有马弗炉和煅药炉，目前生产企业多数采用煅药炉（图 10-1）。

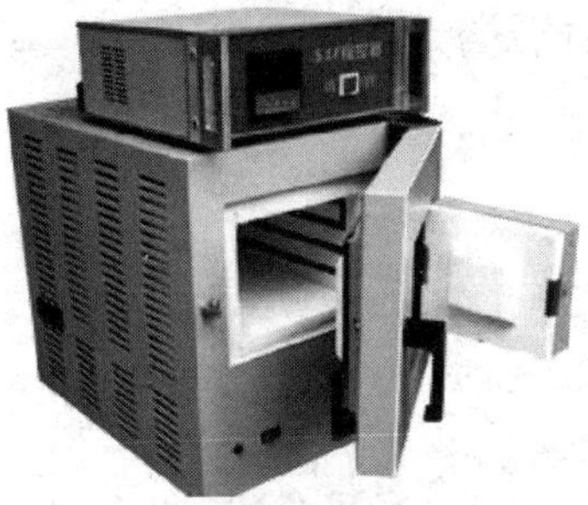

马弗炉

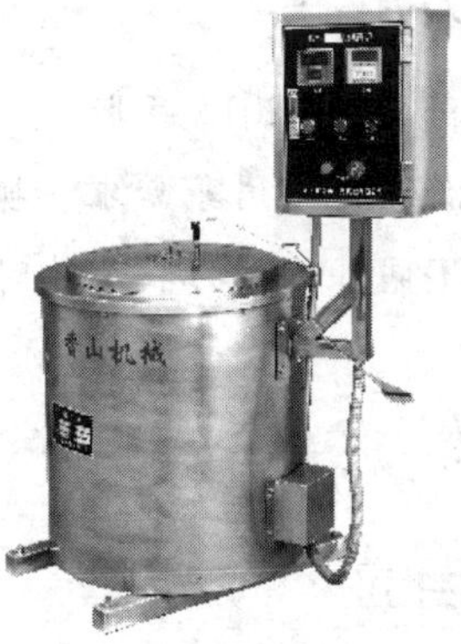

DY-25L煅药炉

图 10-1　煅药炉

1. 煅药炉的基本构造　DY-25L 煅药炉的主要结构包括：炉壳、炉芯、炉衬、料筐、电热元件、炉盖、升降装置、控制箱。

2. 煅药炉的操作方法　首先清洁炉膛，然后接通电源，将温度控制仪上温度设定指针调整至所需工作温度的位置，准备好样品与钳，检查炉膛内清洁状态，如箱内清净，则可将样品放入炉内，即可开始煅药。打开电源，按下煅药炉的开关，绿灯亮，电流表有读数产生，箱内温度也逐渐上升。待炉温到达工作温度，记录灼烧时间，此时红灯亮。达到灼烧时间，先切断电源，待炉温降下，再打开炉门，用钳子取出样品。

3. 煅药炉的维修保养和故障判断

（1）使用时炉温不得超过最高温度，以免烧毁电热元件，并禁止向炉膛内灌注各种液体及溶解的金属。

（2）每次将样品放入和取出，要使用坩埚夹，不能直接用手取，否则烧伤手。

（3）使用过程中要经常检查显示温度是否与要求的温度相符。

（4）使用完毕后要将电源全部切断。

（5）每次使用完毕均进行清洁，并登记《使用记录》。

（6）使用过程中如发现设备运转异常应立即停机，分析原因，得到解决后方可重新开机。

（7）经常检查电炉、控制器各种接线头的接线是否完好，指示仪指针在运动时有无卡住、滞动现象。

（8）烘炉：电炉第一次使用或长期停用后，使用时必须进行烘炉。烘炉程序：室温~200℃，加热 4 小时打开炉门，200~600℃加热 4 小时关闭炉门。

扫码“看一看”

扫码“学一学”

任务一 明煅法

任务引入

按照《中国药典》（2015 年版）四部炮制通则规定，将白矾、石膏、石决明等药材进行明煅炮制，以满足临床用药需求。操作中应注意白矾等药材的质地、药性和炮制目的的不同要求，采用不同加热火力和加热时间。

任务分析

一、炮制目的

1. 使药物质地酥脆，便于煎出有效成分 明煅法能改变药物分子结构，使其质地酥脆，使药物中所含硫、砷等成分挥发，继而产生氧化分解，导致分子结构发生改变而使质地发生变化。煅法还可使药物组分在不同方向胀缩的比例产生差异，致使药粒间出现孔隙，质地变得酥脆，便于调剂，利于粉碎、制剂和煎煮。如白矾、石膏等。

2. 增强收敛作用 为了临床需要，有些药物需除去结晶水增强收敛等作用，如白矾、硼砂等。

二、炮制方法

药物在煅制时，不隔绝空气的方法称为明煅法，又称直火煅法。

1. 敞锅煅 将药物直接放入煅锅，用武火加热的煅制方法。此法适用于含结晶水的易熔矿物类药，如白矾等。

2. 炉膛煅 将药物直接放于炉火上煅至红透，取出放凉。煅后易碎或煅时爆裂的药物需装入耐火容器或适宜容器内煅透，放凉。本法适用于质地坚硬的矿物药。

3. 平炉锻 将药物置炉膛内，武火加热并用鼓风机吹风促使温度迅速均匀升高。在煅制过程中，可根据要求适当翻动，使药材受热均匀，煅至药材发红或红透（通过观察孔可见炉膛发红或红亮）时停止加热，取出放凉或进一步加工。此法煅制效率较高，适用于大量生产。本法适用范围与炉膛煅相同。

4. 反射炉煅 将燃料投入炉内点燃，并用鼓风机吹旺，然后将燃料口密闭。从投料口投入药材，再将投料口密闭，鼓风燃至指定时间，适当翻动，使药材受热均匀，煅红后停止鼓风，继续保温煅烧，稍后取出放凉或进一步加工。此法煅制效率较高，适用于大量生产。其适用范围与炉膛煅相同。

三、注意事项

1. 将药物大小分档，以免煅制时生熟不均。
2. 明煅法在操作时药物应一次煅透，中途不得停火，以免夹生。
3. 含结晶水的矿物药，一般采用敞锅煅法，煅至水汽散尽。有些药物在煅烧时产生爆溅，可在容器上加盖防护网罩（但不密闭）以防爆溅。

4. 根据药材的性质选择合适的煅制温度和时间，如含有结晶水的盐类药材，不要求煅红，但需使结晶水蒸发至尽，或全部形成蜂窝状的块状固体。如主含云母类、石棉类、石英类矿物药较耐热，短时间煅烧即使达到“红透”，其理化性质也很难改变，因此煅制时温度应高，时间应长。而对主含硫化物类和硫酸盐类药物，煅时温度不一定太高，后者需时间稍长，以便结晶水彻底挥发并达到理化性质应有的变化。

相关知识

适用重点药物：白矾　硼砂　寒水石　石膏　钟乳石　龙齿　龙骨　牡蛎　石决明　瓦楞子　蛤壳　珍珠母　阳起石　青礞石

白　矾

【处方用名】 白矾、枯矾。

【来源】 本品为硫酸盐类矿物明矾石经加工提炼制成，主含含水硫酸铝钾［$KAl(SO_4)_2 \cdot 12H_2O$］。

【炮制方法】

1. 白矾　取原药材，除去杂质，用时捣碎或研细。

2. 枯矾　取净白矾，敲成小块，置煅锅内，用武火加热至熔化，继续煅至明矾膨胀松泡呈白色蜂窝状或海绵状固体，完全干燥，停火，放凉后取出，研成细粉。

煅制白矾注意事项：应一次性煅透，中途不得停火，不可搅拌，如搅拌易堵塞水分挥发的通路形成“僵块”；不宜用铁锅煅制，否则接触铁锅处有红褐色物质，产品铁盐含量会超出限度；煅制器具必须洁净。

【成品性状】

规格	形状	颜色	质地	气味
白矾	不规则块状或粒状	无色，或淡黄白色，透明或半透明，有玻璃样光泽	质硬而脆	气微，味酸，微甘而极涩
枯矾	蜂窝状或海绵状固体块状物或细粉	不透明、白色	体轻质松，手捻易碎	味酸、涩

【炮制品质量要求】 白矾含含水硫酸铝钾［$KAl(SO_4)_2 \cdot 12H_2O$］不得少于99.0%。应检查铵盐、铜盐、锌盐、铁盐及重金属（不得过百万分之二十）。煅白矾检查及含量测定同白矾。

【炮制作用】

1. 白矾　味酸、涩，性寒。生品具有解毒杀虫，清热消痰，燥湿止痒的功能。外用解毒杀虫，燥湿止痒；内服止血止泻，祛除风痰。外治用于湿疹，疥癣，脱肛，痔疮，聤耳流脓；内服用于久泻不止，便血，崩漏，癫痫发狂。

2. 枯矾　酸寒之性降低，涌吐作用减弱，增强了收涩敛疮、止血化腐作用。用于湿疹湿疮，脱肛，痔疮，聤耳流脓，阴痒带下，鼻衄齿衄，鼻息肉。

知识拓展

1. 白矾煅制时50℃开始失重，120℃开始大量吸热过程，260℃左右脱水基本完成，300℃以上开始分解，但300~600℃之间分解缓慢，至750℃大量分解，810℃以后持续熔融，成品水溶性差，出现浑浊并有沉淀，故温度应控制在180~260℃之间。

2. 白矾煅制时不仅失去结晶水，晶型结构也发生转变。弱酸性的硫酸铝钾与铁锅在加热时反应生成红色的三氧化二铁，因此枯矾应用惰性容器煅制为宜。

硼 砂

【处方用名】 硼砂、月石、煅硼砂。

【来源】 本品为单斜晶系矿物硼砂经精制而成的结晶，主含含水四硼酸钠（$Na_2B_4O_7 \cdot 10H_2O$）。

【炮制方法】

1. 硼砂 取硼砂，除去杂质，捣碎或研成细粉。

2. 煅硼砂 取净硼砂适当粉碎，置煅锅内武火加热，煅至鼓起小泡成雪白酥松块状，取出放凉，碾碎。

【成品性状】

规格	形状	颜色	质地	气味
硼砂	不规则块状，久置失水成粉状	无色半透明的结晶或白色结晶性粉末	质较重、易破碎	无臭，味甜略带咸
煅硼砂	粉末	白色不透明、无光泽	体轻、疏松细腻	无臭，味甜略带咸

【炮制作用】

1. 硼砂 味甘、咸，性凉。归肺、胃经。本品生用多外用，也可内服，以清热化痰见长，多用于痰热壅滞，咳痰不畅。

2. 煅硼砂 煅制后具有燥湿收敛作用，对局部渗出物容易吸收，同时易研成细粉，避免晶型微粒，因而可消除对敏感部位的刺激性，多制成散剂，治疗咽喉肿痛，口舌生疮及目赤肿痛。

寒水石

【处方用名】 寒水石、煅寒水石。

【来源】 本品为单斜晶系硫酸盐类矿物石膏 *Gypsum* 或三方晶系碳酸盐类矿物方解石 *Calcite* 的矿石。前者称北寒水石（*Gypsum Rubrum*）。后者称南寒水石（*Calcitum*）。

【炮制方法】

1. 寒水石 取寒水石，除去杂质，洗净，打碎成小块或研成细粉用。

2. 煅寒水石 取净寒水石置耐火容器内，用武火煅至红透，取出放凉，研碎或研成细粉用。

【成品性状】

规格	形状	颜色	质地	气味
寒水石	红石膏为不规则块状，纵断面呈纤维状纹理；方解石为不规则块状结晶	红石膏表面粉红色，半透明，光泽明显。方解石无色或黄白色，透明或半透明	红石膏体重质松，易成小块。方解石体重质松	无臭，无味
煅寒水石	煅红石膏呈大小不规则的块状；煅方解石易成粉	煅红石膏纹理破坏，光泽消失，黄白色，不透明。煅方解石白色或黄白色，不透明	煅红石膏质地酥脆，手捻易碎。煅方解石体轻质松	无臭，无味

【炮制作用】

1. 寒水石 味辛、咸，性大寒。归肺、胃、肾经。具有清热泻火的功能。

2. 煅寒水石 煅制后降低了大寒之性，消除了伐脾阳的不良反应，缓和了清热泻火的功效，增加了收敛固涩作用。用于风热火眼，水火烫伤，诸疮肿毒。

石 膏

【处方用名】生石膏、煅石膏。

【来源】本品为硫酸盐类矿物硬石膏族石膏，主含含水硫酸钙（$CaSO_4 \cdot 2H_2O$）。

【炮制方法】

1. 石膏 取石膏打碎，除去杂石，粉碎成粗粉。

2. 煅石膏 取净石膏块，置无烟炉火或耐火容器内，用武火加热，煅至酥松，取出，放凉后碾碎。

【成品性状】

规格	形状	颜色	质地	气味
生石膏	纤维状的集合体，呈长块状、板块状或不规则块状	白色、灰白色或淡黄色，纵断面具绢丝样光泽	体重，质软	气微，味淡
煅石膏	白色的粉末或酥松块状物	表面透出微红色的光泽	体较轻，质软，易碎，捏之成粉	气微，味淡

【炮制品质量要求】生石膏含重金属不得过百万分之十，含砷量不得过百万分之二。含含水硫酸钙（$CaSO_4 \cdot 2H_2O$）不得少于95.0%。煅石膏含重金属不得过百万分之十，含硫酸钙（$CaSO_4$）不得少于92.0%。

【炮制作用】

1. 生石膏 味甘、辛，性大寒。归肺、胃经。具有清热泻火，除烦止渴的作用。用于外感热病，高热烦渴，肺热喘咳，胃火亢盛，头痛，牙痛。

2. 煅石膏 煅后味甘、辛、涩，性寒。归肺、胃经。具有收湿，生肌，敛疮，止血的作用。外治溃疡不敛，湿疹瘙痒，水火烫伤，外伤出血。

知识拓展

石膏的化学名成分硫酸钙微溶于水，但内服进入胃部，在胃酸的作用下，一部分转变成氯化钙，变成可溶性钙盐。在无机化学和有机化学里，唯有氯化钙盐，硝酸钙盐溶于水，溶于水的物质才能随着血液的流动，输到机体的各个部位，参与机体的生理功能。当机体内的钙离子遇到机体代谢或是致病微生物在机体内产生的有机酸类，就会使其变成不溶性钙盐，失去毒性。特别是高烧病人，发生代谢性酸中毒，用其石膏制剂能中和引起中毒的有机酸，而且它跟致病微生物内的氨基酸作用，使其失去营养而被抑制。

钟乳石

【处方用名】钟乳、石钟乳、钟乳石、煅钟乳石。

【来源】本品为碳酸盐类矿物方解石族方解石，主含碳酸钙（$CaCO_3$）。

【炮制方法】

1. 钟乳石 取钟乳石，洗净，砸成小块，干燥。

2. 煅钟乳石 取洗净砸碎的钟乳石，置耐火容器内，放入炉火中，煅至红透，取出放凉，碾碎或研末。

【成品性状】

规格	形状	颜色	质地	气味
钟乳石	钟乳状集合体，略呈圆锥形或圆柱形，表面粗糙，凹凸不平，断面较平整	表面白色、灰白色或棕黄色；断面较白色至浅灰白色，近中心圆孔周围有多数浅橙黄色同心环层	体重，质硬	气微，味微咸
煅钟乳石	不规则块状	灰白色	质地酥脆	气微，味微咸

【炮制品质量要求】钟乳石含碳酸钙（$CaCO_3$）不得少于95.0%。

【炮制作用】

1. 钟乳石 味甘，性温。归肺、肾、胃经。具有温肺，助阳，平喘，制酸，通乳作用。用于寒痰咳喘，阳虚冷喘，腰膝冷痛，胃痛泛酸，乳汁不通。

2. 煅钟乳石 煅后易于粉碎和煎出有效成分，温肾壮阳作用增强。也可用于消肿毒。

知识拓展

钟乳石主含碳酸钙，钙的溶出率在汤剂中生品比煅品高。煅后可除去钟乳石部分或大部分砷。700℃后失重是$CaCO_3$晶格破坏，CO_2逸失所致。

龙齿

【处方用名】龙齿、生龙齿、青龙齿、煅龙齿。

【来源】本品为古代哺乳动物如三趾马、犀类、鹿类、牛类、象类、羚羊类等的牙齿化石。

【炮制方法】

1. 龙齿 取龙齿，除去杂质，打碎。

2. 煅龙齿 取净龙齿小块，置耐火容器内，用武火加热，煅至红透，取出，放凉，碾碎。注意控制时间，以防灰化，并在容器上加盖，防止爆溅。

【成品性状】

规格	形状	颜色	质地	气味
龙齿	齿状或不规则的碎块	表面青灰色、暗棕色（青龙齿）或黄白色（白龙齿），有的可见具光泽的釉质层	质坚硬，断面粗糙，黏舌性强	气微，味淡
煅龙齿	粉末	灰白色或白色	质疏松	气微，味淡

【炮制作用】

1. 龙齿 味甘、涩，性凉。具有镇惊安神、除烦解热功效。用于癫狂、怔忡等证。

2. 煅龙齿 煅后寒性降低，解热镇惊功效缓和，收敛固涩作用增强，并有较强的安神宁志功效，用于失眠多梦。

龙 骨

【处方用名】龙骨、生龙骨、煅龙骨。

【来源】本品为古代哺乳动物如三趾马、犀类、鹿类、牛类、象类等的骨骼化石或象类门齿的化石，前者习称“龙骨”，后者习称“五花龙骨”。

【炮制方法】

1. 龙骨 取龙骨，除去杂质，打碎。

2. 煅龙骨 取净龙骨小块，置耐火容器内，用武火加热，煅至红透，取出放凉，碾碎。

【成品性状】

规格	形状	颜色	质地	气味
龙骨	不规则的碎块	表面类白色、灰白色或浅黄色，有的具蓝灰色或红棕色纹或棕色、黄白色斑点	质硬脆，黏舌性很强	气微
煅龙骨	形如龙骨	灰白色或灰褐色	质轻，酥脆易碎，表面显粉性	气微

【炮制作用】

1. 龙骨 味甘、涩，性平。具有镇静安神、收敛固涩功效。镇惊潜阳作用较强。

2. 煅龙骨 煅后能增强收敛固涩、生肌功效。用于盗汗、自汗、遗精、带下、崩漏、白带、久泻久痢、疮口不敛等。

知识拓展

龙骨的主要成分为：碳酸钙、磷酸钙，亦含铁、钾、钠、氯、硫酸根等。临床实验研究表明，其药理作用具有镇静、催眠、抗惊厥作用，20%龙骨混悬液20ml/kg给小鼠灌服，能显著增加戊巴比妥钠的催眠率；对回苏灵所致惊厥亦有对抗作用。

牡 蛎

【处方用名】牡蛎、生牡蛎、煅牡蛎。

【来源】本品为牡蛎科动物长牡蛎 *Ostrea gigas Thunberg*、大连湾牡蛎 *Ostrea talienivhanensis Crosse* 或近江牡蛎 *Ostrea rivularh Gould* 的贝壳。

【炮制方法】

1. 牡蛎　取牡蛎，洗净，干燥，碾碎。

2. 煅牡蛎　取净牡蛎，置耐火容器内或无烟炉火上，用武火加热，煅至酥脆时取出，放凉，碾碎。

【成品性状】

规格	形状	颜色	质地	气味
牡蛎	不规则的碎块，断面层状	白色	质硬	气微，味微咸
煅牡蛎	不规则的碎块（断面层状）或粗粉	灰白色	质酥脆	气微，味微咸

【炮制品质量要求】牡蛎含碳酸钙（$CaCO_3$）不得少于94.0%。煅牡蛎含量测定同牡蛎。

【炮制作用】

1. 牡蛎　味咸，性微寒。归肝、胆、肾经。具有重镇安神，潜阳补阴，软坚散结的功效。用于惊悸失眠，眩晕耳鸣，瘰疬痰核，癥瘕痞块。

2. 煅牡蛎　煅后能增强收敛固涩，制酸止痛的作用。用于自汗盗汗，遗精滑精，崩漏带下，胃痛吞酸。

石决明

【处方用名】石决明、煅石决明。

【来源】本品为鲍科动物杂色鲍 *Haliotis diversicolor Reeve*、皱纹盘鲍 *Haliotis discus hannai Ino*、羊鲍 *Haliotis ovina GmeLin*、澳洲鲍 *Haliotis ruber*（*Leach*）、耳鲍 *Haliotis asinina Linnaeus* 或白鲍 *Haliotis laevigata*（*Donovan*）的贝壳。

【炮制方法】

1. 石决明　取石决明，去杂质，洗净，干燥，碾碎。

2. 煅石决明 取净石决明，置耐火容器内或置于无烟炉火上，用武火加热，煅至酥脆，易碎时，取出放凉，碾碎。

【成品性状】

规格	形状	颜色	质地	气味
石决明	不规则的碎块	灰白色，有珍珠样彩色光泽	质坚硬	气微，味微咸
煅石决明	不规则的碎块（断面呈层状）或粗粉	灰白色无光泽	质酥脆	气微，味微咸

【炮制品质量要求】石决明含碳酸钙（$CaCO_3$）不得少于93.0%，煅石决明含碳酸钙（$CaCO_3$）不得少于95.0%。

【炮制作用】

1. 石决明 味咸，性寒。归肝经。具有平肝潜阳，清肝明目的功效。用于头痛眩晕，目赤翳障，视物昏花，青盲雀目。

2. 煅石决明 煅后咸寒之性降低，平肝潜阳的功效缓和，增强了固涩收敛、明目作用。且煅后质地疏松，便于粉碎，有利于外用涂敷撒布，并利于煎出有效成分。

知识拓展

石决明主要含碳酸钙，亦含有机质和少量的镁、铁、硅酸盐、硫酸盐、磷酸盐、氯化物和极微量的碘。煅烧后碳酸盐分解，产生氧化钙，有机质则被破坏。

瓦楞子

【处方用名】瓦楞子、煅瓦楞子。

【来源】本品为蚶科动物毛蚶 *Arca subcrenata Lischke*，泥蚶 *Arca granosa Linnaeus* 或魁蚶 *Arca inflata Reeve* 的贝壳。

【炮制方法】

1. 瓦楞子 取瓦楞子，洗净，干燥，碾碎。

2. 煅瓦楞子 取净瓦楞子，置耐火容器内，武火加热，煅至酥脆，取出放凉，碾碎或研粉。

【成品性状】

规格	形状	颜色	质地	气味
瓦楞子	不规则碎片或粒状，较大碎块仍显瓦楞线，研粉后呈白色无定形粉末	白色或灰白色，有光泽	质坚硬	气微，味淡
煅瓦楞子	形如瓦楞子	灰白色，光泽消失	质酥脆	气微，味淡

【炮制作用】

1. 瓦楞子 味咸，性平。归肺、胃、肝经。具有消痰化瘀，软坚散结，制酸止痛的功效。用于顽痰胶结，黏稠难咯，瘿瘤，瘰疬，癥瘕痞块，胃痛泛酸。

2. 煅瓦楞子 煅后制酸止痛力强，用于胃痛泛酸。且煅后质地酥脆，便于粉碎入药。

蛤 壳

【处方用名】蛤壳、海蛤壳、煅蛤壳。

【来源】本品为帘蛤科动物文蛤 *Meretrix meretrix Linnaeus* 或青蛤 *Cyclina sinensis Gmelin* 的贝壳。

【炮制方法】

1. 蛤壳 取蛤壳，洗净，碾碎，干燥。

2. 煅蛤壳 取净蛤壳碎片，置耐火容器内，煅至酥脆，取出放凉，碾碎或研粉。

【成品性状】

规格	形状	颜色	质地	气味
蛤壳	不规则碎片。碎片外面可见同心生长纹，断面有层纹	碎片外面黄褐色或棕红色，内面白色	质坚硬	气微，味淡
煅蛤壳	不规则碎片或粗粉。碎片外面有时可见同心生长纹，断面有层纹	灰白色	质酥脆	气微，味淡

【炮制品质量要求】蛤壳、煅蛤壳含碳酸钙（$CaCO_3$）不得少于95.0%。

【炮制作用】

1. 蛤壳 味苦、咸，性寒。归肺、肾、胃经。具有清热化痰，软坚散结，制酸止痛的作用，外用收湿敛疮。

2. 煅蛤壳 煅后易于粉碎，化痰制酸作用增强。用于痰火咳嗽，胸胁疼痛，痰中带血，胃痛吞酸。

知识拓展

煅制的蛤壳经过碾粉处理后可以作为固体辅料，常用来炮制阿胶珠。

珍珠母

【处方用名】珍珠母、珠母、明珠母、煅珍珠母。

【来源】本品为蚌科动物三角帆蚌 *Hyriopsis cumingii*（Lea）、褶纹冠蚌 *Cristaria licata*（Leach）或珍珠贝科动物马氏珍珠贝 *Pteria martensii*（*Dunker*）的贝壳。

【炮制方法】

1. 珍珠母 取珍珠母，除去杂质，打碎。

2. 煅珍珠母 取净珍珠母碎块，置耐火容器内，用武火加热，煅至酥脆，取出放凉，打碎或碾粉。

【成品性状】

规格	形状	颜色	质地	气味
珍珠母	不规则碎块状	黄玉白色或银灰白色，有光彩，习称"珠光"	质硬而重	气微，味淡
煅珍珠母	不规则碎块或粉状	青灰色，"珠光"少见或消失	质松酥脆，易碎	气微，味淡

【炮制作用】

1. 珍珠母　味咸，性寒。归肝、心经。具有平肝潜阳，安神定惊，明目退翳的功效。用于头痛眩晕，惊悸失眠，目赤翳障，视物昏花。

2. 煅珍珠母　煅后研细吞服，能治胃酸过多。同植物油、凡士林调和成油膏，可外涂治疗烫伤。

知识拓展

各种珍珠母含碳酸钙，含量达 80%～90% 以上；亦含碳酸镁、磷酸钙、角蛋白和多种元素等。马氏珍珠贝角蛋白中含甘氨酸、丙氨酸、苯丙氨酸、亮氨酸、丝氨酸、缬氨酸、胱氨酸、蛋氨酸、精氨酸、组氨酸、酪氨酸等 20 余种氨基酸。珍珠贝所含微量元素与珍珠基本相同。

阳起石

【处方用名】阳起石、煅阳起石、酒阳起石。

【来源】本品为硅酸盐类矿石透闪石 *Tremolite* 或阳起石 *Actinolite* 的矿石。主要成分为碱式硅酸镁钙[$Ca_2Mg_5(Si_4O_{11})_2 \cdot (OH)_2$]，并含少量锰、铝、钛等杂质。

【炮制方法】

1. 阳起石　取阳起石，除去杂质，洗净，干燥，砸成小块。

2. 煅阳起石　取净阳起石小块，置耐火容器内，用武火加热，煅至红透，取出，放冷，研碎。

3. 酒阳起石　取净阳起石小块，置耐火容器内，用武火加热，煅至红透后，放入黄酒中淬，如此反复煅淬至药物酥脆、酒尽为度，取出晾干，研碎。

每 100kg 阳起石，用黄酒 20kg。

【成品性状】

规格	形状	颜色	质地	气味
阳起石	不规则碎块状，具纤维状构造	乳白色，有丝样光泽	体重	味淡
煅阳起石	粉末	青褐色，无光泽	质较酥脆	味淡
酒阳起石	粉末	青褐色，无光泽	质较酥脆	具酒气

【炮制作用】

1. 阳起石　味咸，性温，归肾经。具有温肾壮阳的功能。

2. 煅阳起石 煅后质地酥脆，易于粉碎，便于煎出有效成分。

3. 酒阳起石 酒淬可进一步使其质地酥脆，利于加工成细粉，并可增强壮阳作用。

知识拓展

研究结果表明，阳起石炮制品水煎液中Zn、Mn、Cu的含量比其生品明显增加。矿物药炮制后能除去原矿物药粒间的吸附水，促使原矿物药成份发生氧化、分解等反应，还能使受热后不同矿物组分在不同方向缩胀的比例产生差异，致使原矿物药粒间出现孔隙，晶体结构发生变化或被破坏，质地变得酥脆。微量元素往往存于矿物晶体中或分散在吸附它们的黏土颗粒之间，上述变化有利于微量元素脱离原矿物，溶于溶媒中。

青礞石

【处方用名】 礞石、青礞石、煅青朦石。

【来源】 本品为变质岩类黑云母片岩或绿泥石化云母碳酸盐片岩。

【炮制方法】

1. 青礞石 取青礞石，除去杂石，砸成小块。

2. 煅青礞石 取净青礞石，置耐火容器内，煅至红透，取出放凉，碾碎或研粉。

【成品性状】

规格	形状	颜色	质地	气味
青礞石	不规则扁块状或长斜块状，无明显棱角，断面呈片状	青灰色或灰绿色，微带珍珠样光泽	质软，易碎	气微，味淡
煅青礞石	部分呈团块状	呈金黄色	质地酥脆	气微，味淡，略具火硝味

【炮制作用】

1. 青礞石 味甘，咸，性平。归肺、心、肝经。具有坠痰下气，平肝镇惊的功效。一般不生用。

2. 煅青礞石 煅后质地酥松，便于粉碎加工，易于煎出有效成分，并增强下气坠痰功效，能逐陈积伏匿之疾。用于顽痰胶结，咳逆喘急，癫痫发狂，烦躁胸闷，惊风抽搐。

任务实施

一、白矾、石决明的明煅（传统手工操作）

（一）设备工具和材料

1. 设备工具 电子秤、坩埚（无烟炉火或其他耐火容器）、坩埚钳、石棉网（泥三角）、天然气灶具、不锈钢盘（或搪瓷盘）、毛刷、铜冲钵、抹布。

2. 供炮制用药材 白矾、石决明。

（二）操作步骤和方法

工作内容	操作方法和要求	注意事项
准备	煅制工具无破损、洁净、齐全，合理摆放	坩埚（砂锅）无裂隙才可以煅制
净制	通过净制操作，使饮片破碎粒度符合煅制要求，净度符合《中国药典》及相关规定	注意药物破碎粒度
装锅	将待煅制的药物投放于坩埚（无烟炉火或其他耐火容器）内	药量适宜
煅制	调节并控制适宜火力（白矾用中火，石决明用武火），注意炮制程度的判断和把握	中途不得停火，煅白矾不得搅拌
出锅	待坩埚冷却后，取出煅制的药物	白矾需研成细粉，石决明需碾碎
清场	按规程清洁煅制器具，清理现场；饮片和器具归类放置，关闭水、电、气、门窗等	换品种、操作结束时要对煅制器具、工作台进行清洁

（三）炮制程度和质量要求

炮制后饮片质量应符合《中国药典》2015 年版及《中药饮片质量标准通则（试行）》的规定。

枯矾：膨胀松泡呈白色蜂窝状不透明固体，体轻质松，手捻易碎。

煅石决明：不规则的碎块（断面呈层状）或粗粉，灰白色无光泽，质酥脆。

二、白矾、石决明的明煅（现代机械操作）

（一）准备和生产前检查

1. 设备　DY-25L 型煅药炉、坩埚、坩埚钳、电子秤和状态标志。

2. 材料　准备好样品（白矾、石决明）与坩埚钳。

3. 生产场地的情况和清场合格证。

4. 检查煅药设备是否完好。

5. 生产操作前清洁炉膛。

（二）标准操作

1. 开机前准备

（1）检查炉膛内清洁状态，如箱内清净，则可将样品放入炉内，即可开始工作。

（2）接通电源，将温度控制仪调整至所需工作温度的位置。

2. 开机操作

（1）连通电源，按下开关，绿灯亮，电流表有读数产生，箱内温度也逐渐上升。

（2）待炉温到达工作温度，记录灼烧时间，此时红灯亮。

（3）使用过程中要经常检查显示温度是否与实验要求的温度相符。

（4）达到灼烧时间，先切断电源，待炉温降下，再打开炉门，用钳子取出样品。

（三）生产结束后设备的清洁、保养和使用注意事项

1. 煅药炉的清洁、保养

（1）关闭电源开关，拔下电源插头。

（2）用专用刷清理炉膛。

（3）用湿设备洁净布抹洗煅药炉外表，再用干设备洁净布擦干水。

（4）检查合格后，挂“已清洁”状态标志牌，并注明设备名称、QA 检查员、清洗人员及清洗日期等。

（5）清洁效果评价：煅药机表面光亮，炉膛无污点。

2. 煅药炉的使用注意事项

（1）每次将样品放入和取出，要使用坩埚夹。

（2）使用时炉温不得超过最高温度，以免烧毁电热元件，并禁止向炉膛内灌注各种液体及溶解的金属。

（3）每次使用完毕均进行清洁，并登记《使用记录》。

（4）使用过程中如发现设备运转异常应立即停机，问题得到解决后方可重新开机。

（5）经常检查电炉、控制器各种接线头的接线是否完好，指示仪指针在运动时有无卡住、滞动现象。

（6）烘炉：当电炉第一次使用或长期停用后，使用时必须进行烘炉。

（四）清场

（1）将煅制好的药物置洁净的容器或包装袋内，作好标识后置专门的存放处。

（2）将所用容器具清洗干净存放。

（3）将生产场所地面、墙面等环境打扫干净，无残留生产物料。

（4）QA 检查员检查合格后，发放清场合格证。

（五）填写相关生产记录

填写相关生产记录，见表 10-1 所示。

表 10-1　煅制批生产记录

生产岗位	煅制岗位	生产批号	
品　　名		生产批量	kg
规　　格	kg/袋	生产日期	年　月　日
操作开始时间：　月　日　时　分		操作结束时间：　月　日　时　分	
指　令	工　艺　参　数		操　作　记　录
1 生产前检查	有场地、容器具“已清洁”标识，并在有效期内。 有“设备完好”标识 炉膛是否清洁		有□　无□ 有□　无□ 是□　否□
2 核对物料	核对需要煅制药物名称与物料一致		是□　否□
3 煅制	执行“煅制岗位标准操作规程” 执行“煅药机标准操作规程” 煅制方法： 设定温度：100~1000℃ 检查煅制效果：性状、色泽、均匀度		是□　否□ 是□　否□ 明煅□　煅淬□　暗煅□ ______℃ 煅制时间： 合格□　不合格□
4 收率计算	煅制后重量 收率＝________×100%＝________×100%　＝　______% 煅制前重量		
	收率：　　合格□　　不合格□		

续表

指　令	工　艺　参　数	操　作　记　录
5 清洁	执行“生产区生产场地、设施清洁标准操作规程”对生产场地、设施进行清洁 执行“煅药机清洁标准操作规程”对煅药机进行清洁 执行“生产区容器具、工器具清洁标准操作规程”对容器具、工器具进行清洁 执行“生产区清洁工具清洁标准操作规程”对清洁工具进行清洁	是□　否□ 是□　否□ 是□　否□ 是□　否□
6 清场	执行“煅制岗位清场标准操作规程”清场 生产废弃物清场 地面、门窗、天花板、墙壁清洁 使用后的工具、容器清洁无异物 操作间无杂物 清洁本批次生产记录及更换状态标识 QA 监控员清场检查，合格，签发“清场合格证”	是□　否□ 是□　否□ 是□　否□ 是□　否□ 是□　否□ 是□　否□ 是□　否□

操作人		检查人		QA 签字		车间主任	

目标检测

一、单项选择题

1. 煅后失去结晶水的药物是（　　）

A. 白矾　　B. 棕榈　　C. 石决明　　D. 牡蛎

2. 下列哪一项不是煅白矾的正确方法（　　）

A. 净选去除杂质　　B. 煅时应砸成小块

C. 不断搅拌　　D. 中途不得停火

3. 煅后膨胀松泡呈白色蜂窝状或海绵状固体的药物是（　　）

A. 珍珠母　　B. 禹余粮　　C. 青礞石　　D. 白矾

二、多项选择题

1. 需用明煅法炮制的药物有（　　）

A. 石决明　　B. 石膏　　C. 白矾

D. 自然铜　　E. 血余炭

2. 需煅至完全失去结晶水的药物是（　　）

A. 白矾　　B. 石膏　　C. 钟乳石

D. 石决明　　E. 龙齿

三、配伍选择题

A. $KA1(SO_4)_2 \cdot 12H_2O$　　B. $Na_2B_4O_7 \cdot 10H_2O$

C. $CaSO_4 \cdot 2H_2O$　　D. $CaCO_3$

E. $Ca_2Mg_5(Si_4O_{11}) \cdot (OH)_2$

1. 石膏主要含（　　）
2. 阳起石主要含（　　）
3. 白矾主要含（　　）
4. 硼砂主要含（　　）
5. 钟乳石主要含（　　）

四、简答题

1. 归纳明煅法适用的药物有哪几类？请列表总结。
2. 简述明煅法的炮制目的。

扫码“学一学”

任务二　煅淬法

任务引入

按照《中国药典》（2015年版）四部炮制通则规定，将自然铜、代赭石、磁石等药材进行煅淬炮制，操作中应注意需煅淬药材的质地、药性和炮制目的的不同要求，采用不同加热火力和加热时间，选择适宜的煅淬液、淬液用量及煅淬次数。

任务分析

一、炮制目的

1. 药物质地酥脆，易于粉碎，利于有效成分煎出　经过煅淬炮制矿物药中各种不同成分因胀缩比例不同，产生裂隙，使质地变得酥脆。如赭石、磁石。

2. 清除药物中的杂质，洁净药物　有些矿物药如炉甘石，煅淬后可使药物洁净，从而提高药物质量。

3. 改变药物理化性质，疗效增强，不良反应减少　煅淬后药物的理化性质发生变化，例如：含铁矿物药煅后醋淬有醋酸铁生成，自然铜黄铁矿中的二硫化铁转化为硫化铁。

二、炮制方法

将药物按照明煅法煅烧至红透后，立即投入规定的液体辅料中骤然冷却。煅后的操作程称为淬，所用的液体辅料称为淬液。常用的淬液有醋、酒、药汁等，按临床需要而选用，如磁石、自然铜用醋淬制，阳起石用黄酒淬制等。

三、注意事项

1. 煅淬操作应反复进行多次，以使淬液吸尽、药物全部酥脆为度。
2. 所用的淬液种类和用量由需煅淬药物的性质和煅淬目的要求而定。

相关知识

适用重点药物：自然铜　赭石　磁石　炉甘石　禹余粮

自然铜

【处方用名】自然铜、煅自然铜。

【来源】本品为硫化物类矿物黄铁矿族黄铁矿的矿石，主含二硫化铁（FeS_2）。

【炮制方法】

1. 自然铜 除去杂质，洗净，干燥。用时砸碎。

2. 煅自然铜 取净自然铜，置耐火容器内，用武火加热煅至暗红色，立即取出投入醋液中淬制，待冷后取出，如此反复煅淬数次，醋淬至药物表面呈黑褐色，外表脆裂，光泽消失，质地酥松，取出，摊开放凉，干燥后碾碎。

每100kg自然铜，用醋30kg。

【成品性状】

规格	形状	颜色	质地	气味
自然铜	块状，大小不一	表面亮淡黄色，有金属光泽；有的黄棕色或棕褐色，无金属光泽	体重，质坚硬或稍脆，易砸碎	气微，味淡
煅自然铜	不规则的碎粒或无定形粉末	黑褐色，无金属光泽	质地酥脆	有醋气

【炮制作用】

1. 自然铜 味辛，性平。具有散瘀止痛，续筋接骨的功能。用于跌打损伤，筋骨折伤，瘀肿疼痛。

2. 煅自然铜 经煅淬后，可增强散瘀止痛作用。多用于跌打肿痛，筋骨折伤。并使质地酥脆，便于粉碎加工，利于煎出有效成分。

知识拓展

自然铜主含二硫化铁及铜、镍、砷、锑等成分。自然铜经火煅后二硫化铁分解成硫化铁，经醋淬后表面部分生成醋酸铁，且能使药物质地酥脆易碎，并使药物中铁离子溶出增加，易于在体内吸收，促进体内造血系统功能增强。

赭 石

【处方用名】代赭石、赭石、生赭石、煅赭石。

【来源】本品为氧化物类矿物刚玉族赤铁矿，主含三氧化二铁（Fe_2O_3）。

【炮制方法】

1. 赭石 除去杂质，砸碎。

2. 煅赭石 净赭石，砸成碎块，置耐火容器内用武火加热，煅至红透，立即倒入醋液淬制，如此反复煅淬至质地酥脆，淬液用尽为度，碾成粗粉。

每100kg赭石，用醋30kg。

【成品性状】

规格	形状	颜色	质地	气味
赭石	呈不规则的扁平块状。一面多有圆形的突起，另一面有同样大小的凹窝	暗棕红色或灰黑色，条痕樱红色或红棕色，有的有金属光泽	体重，质硬	气微，味淡
煅赭石	无定形粉末或成团粉末	暗褐色或紫褐色，光泽消失	质地酥脆	略带醋气

【炮制品质量要求】赭石含铁（Fe）不得少于 45.0%。

【炮制作用】

1. 赭石 味苦，性寒。归肝、心、肺、胃经。具有平肝潜阳，重镇降逆，凉血止血的作用。用于眩晕耳鸣，呕吐，噫气，呃逆，喘息，吐血，衄血，崩漏下血。

2. 煅赭石 降低了苦寒之性，增强了平肝止血作用。用于吐血、衄血及崩漏等证。煅后使质地酥脆，易于粉碎和煎出有效成分。

知识拓展

赭石主要含三氧化二铁，亦含少量的钛、镁、铝、锰、钙、硅和水分。药理作用通过动物实验证明：代赭石溶液大剂量时对离体蛙心有抑制作用，但对麻醉兔的血压无明显影响。代赭石溶液注射于麻醉兔可使肠蠕动增强，对离体豚鼠小肠有明显的兴奋作用。

磁 石

【处方用名】磁石、灵磁石、煅磁石。

【来源】本品为氧化物类矿物尖晶石族磁铁矿，主含四氧化三铁（Fe_3O_4）。

【炮制方法】

1. 磁石 除去杂质，砸碎。

2. 煅磁石 取净磁石，砸成碎块，置耐火容器内用武火加热，煅至红透，立即倒入醋液淬制，如此反复煅淬至质地酥脆，淬液用尽为度，碾成粗粉。

每 100kg 磁石，用醋 30kg。

【成品性状】

规格	形状	颜色	质地	气味
磁石	不规则的碎块	灰黑色或褐色，条痕黑色，具金属光泽	质坚硬	有土腥气，味淡
煅磁石	不规则的碎块或颗粒	表面黑色	质硬而酥	有醋香气

【炮制品质量要求】磁石含铁（Fe）不得少于 45.0%。煅磁石含量测定同磁石。

【炮制作用】

1. 磁石 味咸，性寒。归肝、心、肾经。具有镇惊安神，平肝潜阳，聪耳明目，纳气平喘的作用。用于惊悸失眠，头晕目眩，视物昏花，耳鸣耳聋，肾虚气喘。

2. 煅磁石 煅后聪耳明目、补肾纳气力强，并且质地酥脆，易于粉碎及煎出有效成分。

知识拓展

对磁石炮制前后含砷量进行比较，发现磁石经火煅醋淬后，砷含量显著降低。粉碎程度大时，其表面积增大，更易除去砷。

炉甘石

【处方用名】 炉甘石、煅炉甘石、制炉甘石。

【来源】 本品为碳酸盐类矿物方解石族菱矿，主含碳酸锌（$ZnCO_3$）。

【炮制方法】

1. 炉甘石 除去杂质，砸碎。

2. 煅炉甘石 取净炉甘石，置耐火容器内，用武火加热，煅至红透，取出，立即倒入水中浸淬，搅拌，倾取上层水中混悬液，残渣继续锻淬 3~4 次，至不能混悬为度，合并混悬液，静置，待澄清后倾去上层清水，干燥。

3. 制炉甘石

（1）黄连汤制炉甘石 取黄连加水煎汤 2~3 次，过滤去渣，合并药汁浓缩，加入煅炉甘石细粉中拌匀，吸尽后，干燥。

每 100kg 煅炉甘石细粉，用黄连 12. 5kg。

（2）三黄汤制炉甘石 取黄连、黄柏、黄芩加水煮汤 2~3 次，至苦味淡薄，过滤去渣，加入煅炉甘石细粉中拌匀，吸尽后，干燥。

每 100kg 煅炉甘石，用黄连、黄柏、黄芩各 12. 5kg。

本品多作眼科外用药，临床要求极细药粉，大多煅淬后还需水飞制取，制炉甘石应选用水飞后的细粉，且水飞时只取上部混悬液。

【成品性状】

规格	形状	颜色	质地	气味
炉甘石	不规则的块状。表面粉性，凹凸不平，多孔似蜂窝状	灰白色或淡红色，无光泽	体轻，易碎	气微，味微涩
煅炉甘石	粉末	白色、淡黄色或粉红色的	体轻，质松软而细腻光滑	气微，味微涩

【炮制品质量要求】 按干燥品计算，炉甘石含氧化锌（ZnO）不得少 40. 0%。煅炉甘石含氧化锌（ZnO）不得少于 56. 0%。

【炮制作用】

1. 炉甘石 味甘，性平。归肝、脾经。具有解毒明目退翳，收湿止痒敛疮的作用。炉甘石一般不生用，也不作内服，多作外敷剂使用。

2. 煅炉甘石 煅后可增强清热明目，敛疮收湿的作用。经煅淬水飞后，质地纯洁细腻，适宜于眼科及外敷用，消除了由于颗粒较粗而造成的对敏感部位的刺激性。

3. 制炉甘石 采用黄连及三黄汤煅淬或拌制，可增强清热明目、敛疮收湿的功效。用于目赤肿痛，眼缘赤烂，翳膜胬肉，溃疡不敛，脓水淋漓，湿疮，皮肤瘙痒。

知识拓展

炉甘石主要成分为碳酸锌（$ZnCO_3$），并含少量的铝、铁、镁、锰及铅等。煅后菱锌矿转化为氧化锌。正交试验得出，煅炉甘石最佳工艺条件是：700℃下恒温煅30min，水淬一次。煅后氧化锌的含量增加20%左右。

生炉甘石溶出物中铅含量>3%，而煅、水飞后只占0.4%，故煅、水飞可减少炉甘石的毒性、不良反应成分。

禹余粮

【处方用名】 禹余粮、煅禹余粮、醋禹余粮。

【来源】 本品为氢氧化物类矿物褐铁矿，主含碱式氧化铁[FeO(OH)]。

【炮制方法】

1. 禹余粮 取禹余粮，除去杂石，洗净泥土，干燥，即得。

2. 煅禹余粮 取净禹余粮，砸成碎块，置耐火容器内，用武火加热，煅至红透，立即投入醋中淬酥，取出，干燥，碾粉。

每100kg禹余粮，用醋30kg。

【成品性状】

规格	形状	颜色	质地	气味
禹余粮	不规则的斜方块状，多凹凸不平，断面呈色泽不均匀的层状	表面淡棕色或红棕色	体重，质硬	气微，味淡
煅禹余粮	细粉状	铁黑色，失去光泽	质较酥脆	具醋气

【炮制作用】

1. 禹余粮 味甘、涩，性微寒。归胃、大肠经。具有涩肠止泻，收敛止血的功效。用于久泻久痢，大便出血，崩漏带下。

2. 煅禹余粮 煅淬后质地疏松，便于粉碎入药，易于煎出有效成分并能增强收敛作用。多用于久泻不止，赤白带下。

任务实施

一、自然铜、炉甘石的煅淬（传统手工操作）

（一）设备工具和材料

1. 设备工具 电子秤、坩埚（无烟炉火或其他耐火容器）、坩埚钳、石棉网（泥三角）、天然气灶具、不锈钢盘（或搪瓷盘）、毛刷、铜冲钵、量筒、搪瓷盆、抹布。

2. 供炮制用药材及辅料　自然铜、炉甘石、米醋。

（二）操作步骤和方法

工作内容	操作方法和要求	注意事项
准备	煅制工具无破损、洁净齐全、合理摆放，规范称取自然铜及炉甘石	坩埚（砂锅）无裂隙才可以煅制
净制	通过净制操作，使药物净度符合《中国药典》及相关规定	注意药物分档
装锅	将待煅制的药物投放于坩埚（无烟炉火或其他耐火容器）内	药量适宜
煅制	调节并控制适宜火力（武火），注意炮制程度的判断和把握	煅至红透为度
浸淬	取出药物，立即投入淬液中浸淬，待冷却后，继续煅烧浸淬，依药物质地决定煅淬次数	淬制时注意淬液爆溅伤人
出锅	待煅淬至适宜程度后，取出煅制的药物，冷却，干燥	干燥后碾碎
清场	按规程清洁煅制器具，清理现场；饮片和器具归类放置，关闭水、电、气、门窗等	换品种、操作结束时要对煅制器具、工作台进行清洁

（三）炮制程度和质量要求

炮制后饮片质量应符合《中国药典》及《中药饮片质量标准通则（试行）》的规定。

煅自然铜：表面呈黑褐色，光泽消失并酥松。

煅炉甘石：呈白色、淡黄色或粉红色的粉末；体轻，质松软而细腻光滑。气微，味微涩。

目标检测

一、单项选择题

1. 自然铜煅淬时，一般每100kg自然铜，用米醋（　　）

A. 30kg　　B. 40kg　　C. 20kg　　D. 50kg

2. 煅淬时用清水作为淬液的药物是（　　）

A. 自然铜　　B. 磁石　　C. 炉甘石　　D. 龙齿

3. 自然铜煅淬后能增强的作用是（　　）

A. 收敛生肌　　B. 收敛止痒　　C. 散瘀止痛　　D. 平肝潜阳

二、多项选择题

1. 需用煅淬法炮制的药物有（　　）

A. 磁石　　B. 炉甘石　　C. 白矾

D. 自然铜　　E. 血余炭

2. 煅淬药物常用的淬液有（　　）

A. 黄酒　　B. 米醋　　C. 水

D. 姜汁　　E. 蜂蜜水

三、配伍选择题

A. FeS_2　　B. Fe_2O_3　　C. Fe_3O_4

D. $CaCO_3$　　E. $ZnCO_3$

1. 石膏主要含（　　）
2. 自然铜主要含（　　）
3. 磁石主要含（　　）
4. 赭石主要含（　　）
5. 炉甘石石主要含（　　）

四、简答题

1. 请列表总结煅淬法炮制的含铁类矿物药的主要成分、炮制方法及炮制作用。
2. 简述炉甘石的炮制规格和炮制作用。

扫码“学一学”

任务三　暗煅法

任务引入

按照《中国药典》（2015 年版）四部炮制通则规定，将血余炭、棕榈、荷叶等药材进行暗煅炮制，操作中应注意需暗煅药材的质地、药性和炮制目的的不同要求，采用不同加热火力和加热时间。

任务分析

一、炮制目的

1. 增强止血作用。如荷叶煅炭后收涩化瘀止血作用增强。
2. 产生新的疗效。如血余炭，生品不入药，煅后方具止血作用。
3. 降低毒性。如干漆煅后降低了毒性和刺激性。

二、炮制方法

将药物置于锅中，上盖一口径较小的锅，两锅结合处先用湿纸条封堵，再用盐泥封严，扣锅上压一重物（防止锅内气体膨胀而冲开扣锅）。扣锅底部贴一白纸条或放几粒大米，待泥稍干后，先用文火后用武火加热，煅透至药物全部炭化，离火，待完全冷却后，取出药物。

经验认为，当以下情况出现时即提示药物已经煅透。

1. 烟气变化　封泥初留一个小孔，用筷子塞住，在煅烧中定时拔下，观察小孔中的烟雾，待白烟转为黄烟又转为青烟，最后烟气逐渐稀少时降低火力，待烟气基本消失时即可停火。

2. 白米变黄　在盖锅顶放少量白米，待米变黄时即可停火。

3. 白纸变黄 盖锅的顶部贴上几张白纸片，待其变黄时即可停火。

三、注意事项

1. 煅锅内的药物不宜放置过多过密，否则难以煅透。
2. 两锅接缝处大量漏烟时，应及时用湿泥封堵，以免空气进入使药物灰化。
3. 药物煅透后宜放冷再开启煅锅，防止热锅开启，药物遇空气后燃烧灰化。

相关知识

适用重点药物：血余炭 棕榈 荷叶

血余炭

【处方用名】血余炭。

【来源】本品为人发制成的炭化物。

【炮制方法】取头发，用碱水洗去油垢，清水漂净，晒干，装入锅内，上扣一个较小的锅，上压重物，两锅结合处垫纸，用盐泥或黄泥封固，用文武火煅透。离火放凉后取出，剁成小块。

【成品性状】

规格	形状	颜色	质地	气味
血余炭	不规则块状，有多数细孔	乌黑光亮	体轻，质脆	用火烧之有焦发气，味苦

【炮制品质量要求】血余炭 酸不溶性灰分不得过10.0%。

【炮制作用】血余炭 味苦，性平。归肝、胃经。具有收敛止血，化瘀，利尿的作用。用于吐血，咯血，衄血，血淋，尿血，便血，崩漏，外伤出血，小便不利。

知识拓展

头发主含纤维蛋白，还含脂肪、黑色素和铁、锌、铜、钙、镁等。煅成血余炭后，临床及药理实验证明有良好的止血作用。实验表明，血余炭可显著缩短实验动物的出、凝血时间；而人发的水和乙醇煎出液则无效；从血余炭中提得的粗结晶止血作用更强。除去血余炭中的钙、铁离子后，其凝血时间延长，说明血余炭的止血作用可能与其所含的钙、铁离子有关。

棕 榈

【处方用名】棕板、棕榈炭、陈棕炭、棕板炭。

【来源】本品为棕榈科植物棕榈 *Trachycarpus fortunei*（Hook.）H. Wendl. 的干燥叶柄。

【炮制方法】

1. 棕榈 去杂质，洗净，干燥。

2. 棕榈炭 取净棕榈段或棕板块置锅内，上扣一较小锅，两锅结合处先用湿纸条封严，再用盐泥封固，上压重物，并贴一块白纸条或放数粒大米，用文武火加热，煅至白纸条或大米呈深黄色时，停火，待锅凉后，取出。

【成品性状】

规格	形状	颜色	质地	气味
棕榈	长条板状。表面粗糙，有纵直皱纹，一面有明显的凸出纤维	表面红棕色	断面纤维性，质硬而韧，不易折断	气微，味淡
煅棕榈	不规则块状，大小不一，有纵直条纹	表面黑褐色至黑色，内部焦黄色	纤维性，质地酥脆	略具焦香气，味苦涩

【炮制作用】棕榈炭 味苦、涩，性平。归肺、肝、大肠经。具有收敛止血作用。生棕榈不入药，经过煅制后具有止血作用，用于吐血，衄血，尿血，便血，崩漏。

知识拓展

棕榈从唐代开始制炭入药，其制炭的方法主要有烧灰，炒炭和煅炭等，烧法出现最早，煅法居后，炒法最晚。现今煅、炒二法并存，烧法已经很少沿用。棕榈古代绝大多数文献记载均用棕榈皮或沉棕，由于不同地区的用药习惯不同，目前棕榈的药用部位亦有不同。华南，华东，西南地区多用棕皮，即棕榈的叶鞘纤维；华北、东北、西北地区多用棕板，即棕榈的干燥叶柄。不论是以棕皮还是棕板入药，习惯上均以制成炭后使用。

荷 叶

【处方用名】荷叶、荷叶炭。

【来源】本品为睡莲科植物莲 *Nelumbo nucifera* Gaertn. 的干燥叶。

【炮制方法】

1. 荷叶 喷水，稍润，切丝，干燥。

2. 荷叶炭 取净荷叶折叠后平放锅内，留有空隙，上扣一个口径较小的锅，两锅结合处用盐泥封固，上压重物，并贴一张白纸条或放数粒大米，用文武火加热，煅至白纸条或大米呈深黄色时，停火，待锅凉后，取出。

【成品性状】

规格	形状	颜色	质地	气味
荷叶	不规则的丝状，上表面较粗糙；下表面较光滑，叶脉明显突起	上表面深绿色或黄绿色，下表面淡灰棕色	质脆易碎	稍有清香气，味微苦
荷叶炭	不规则的片状	表面棕褐色或黑褐色	质脆易碎	气焦香，味涩

【炮制品质量要求】按干燥品计算，荷叶饮片含荷叶碱（$C_{19}H_{21}NO_2$）不得少于0.10%，荷叶炭含荷叶碱不得少于0.070%。

【炮制作用】

1. 荷叶　味苦，性平。归肝、脾、胃经。具有清暑化湿，升发清阳，凉血止血的作用。用于暑热烦渴，暑湿泄泻，脾虚泄泻，血热吐衄，便血崩漏。

2. 荷叶炭　荷叶炭收涩化瘀止血。用于出血证和产后血晕。

任务实施

棕榈的暗煅（传统手工操作）

（一）设备工具和材料

1. 设备工具　电子秤、耐热砂锅、天然气灶具、不锈钢盘（或搪瓷盘）、铲子、抹布。

2. 供炮制用药材及辅料　棕榈、盐泥、纸条、大米。

（二）操作步骤和方法

工作内容	操作方法和要求	注意事项
准备	煅制工具无破损、洁净齐全、合理摆放，规范称取棕榈	锅无裂隙才可以煅制
净制	通过净制操作，使药物净度符合《中国药典》及相关规定	棕榈段不宜过大
装锅	将待煅制的药物整齐摆放于锅内，松紧适度	药量适宜
煅制	调节并控制适宜火力（文武火），注意炮制程度的判断和把握	煅至白米、白纸变黄、滴水即沸
出锅	待锅冷却后再取出药物	热药材遇空气会燃烧灰化
清场		

（三）炮制程度和质量要求

炮制后饮片质量应符合《中国药典》及《中药饮片质量标准通则（试行）》的规定。

棕榈炭：呈不规则块状，大小不一。表面黑褐色至黑色，有光泽，有纵直条纹；触之有黑色炭粉。内部焦黄色，纤维性。略具焦香气，味苦涩。

目标检测

扫码“练一练”

一、单项选择题

1. 生品不入药，为人头发制成的炭化物是（　　）

A. 血余炭　　B. 荷叶炭　　C. 棕榈炭　　D. 茅根炭

2. 血余炭检查酸不溶性灰分（　　）

A. 不得过 10.0%　　B. 不得过 20.0%　　C. 不得过 30.0%　　D. 不得过 40.0%

3. 荷叶炭的炮制方法宜选用（　　）

A. 明煅　　B. 煅淬　　C. 暗煅　　D. 砂烫

二、多项选择题

1. 宜用暗煅法炮制的药物有（　　）

A. 白矾　　B. 自然铜　　C. 血余炭

D. 棕榈　　　　　　E. 荷叶

2. 当以下情况出现时即提示药物已经煅透（　　）

A. 白纸变黄　　　　B. 白米变黄　　　　C. 滴水即沸

D. 煅至红透　　　　E. 基本无烟

三、配伍选择题

A. 不得过 10.0%　　B. 不得过 12.0%　　C. 不得少于 0.10%

D. 不得少于 20.0%　E. 不得少于 0.070%

1. 血余炭检查酸不溶性灰分（　　）
2. 荷叶检查总灰分（　　）
3. 荷叶炭检查总灰分（　　）
4. 荷叶含荷叶碱（　　）
5. 荷叶炭含荷叶碱（　　）

四、简答题

1. 暗煅法在操作中应注意什么？
2. 总结血余炭的炮制方法和炮制作用。

（孙立艳）

项目十一

蒸煮焯法

学习目标

知识要求

1. 掌握蒸、煮、焯的操作要领。
2. 熟悉代表药物的炮制方法、炮制作用和注意事项。

技能目标

能依据相关质量标准，对常见药物进行蒸、煮、焯的的操作，判断炮制品的性状标准。

知识准备

蒸煮焯法是在炮制过程中既要用到水或液体辅料，又要用到火加热的一类炮制方法，是传统的水火共制法。

一、蒸法知识概述

1. 蒸法概念 将净制或切制后的药物加辅料（酒、醋、药汁等）或不加辅料装入蒸制容器内隔水加热至一定程度的方法称为蒸法。

2. 蒸法分类 蒸法依据在蒸制前是否加入辅料，分为清蒸法和加辅料蒸法；依据蒸制条件分为直接蒸法和间接蒸法，间接蒸法又称为“炖法”。

3. 蒸法的工具和设备 传统蒸药的工具主要有木甑、蒸笼等；目前国内中药饮片厂蒸药所用设备多为蒸汽消毒柜、卧式硫化罐和回转式蒸药机等。见图 11-1、11-2。

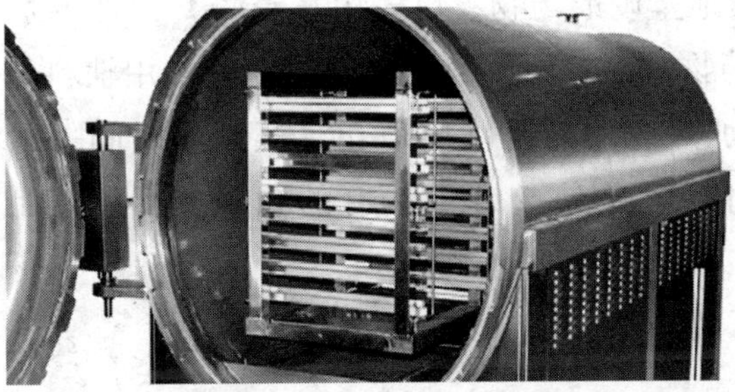

图 11-1 卧式硫化罐蒸药机

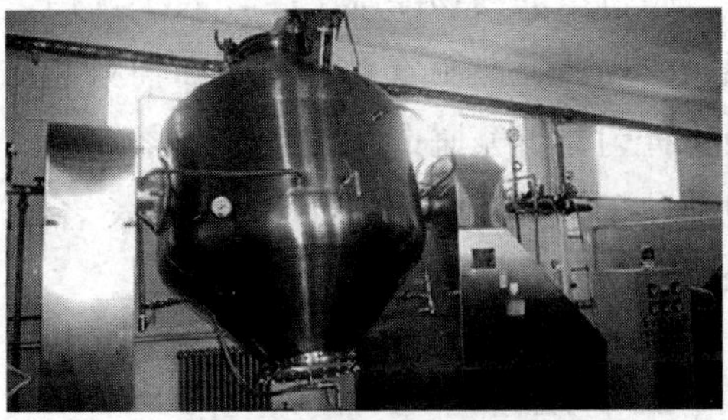

图 11-2 回转式蒸煮浸润灌

二、煮法知识概述

1. 煮法概念 将净选后的药物加辅料或不加辅料放入锅内（固体辅料需先捣碎或切制），与适量清水同煮的方法称为煮法。

2. 煮法分类 根据加入的辅料不同，一般分为清煮、甘草水煮、豆腐煮等。

三、燀法

燀法是将药物放入多倍量的沸水中，短时间内煮至种皮与种仁分离，取出，分离种皮的一种方法。

扫码"学一学"

任务一 蒸 法

任务引入

按照《中国药典》（2015年版）四部炮制通则规定，根据药材的特性，设计合理的炮制工艺，将何首乌、黄芩、五味子等药材进行相应炮制，以满足临床用药需求。操作中应注意药材的质地、药性和炮制目的的不同要求，采用不同的蒸制方法。

任务分析

一、炮制目的

1. 改变药物性能，扩大用药范围 如地黄生品性寒，具有清热凉血的作用，蒸制成熟地后药性由寒转温，作用由清变补。

2. 减少不良反应 如大黄生品气味重浊，泻下作用峻烈，易伤胃气，酒蒸后泻下作用缓和，能减轻腹痛等不良反应。黄精生品具麻味，刺激咽喉，蒸后可除去麻味，消除其不良反应。

3. 保存药效，利于贮存 如桑螵蛸生品，经蒸后能杀死虫卵，便于贮存。黄芩蒸后破坏与苷共存的酶类，有利于保存苷类有效成分。

二、炮制方法

将待蒸的药物漂洗干净，大小分档，对于质地坚硬的药物，可先用水浸润1~2小时后蒸制，以保证蒸制效果。采用加辅料蒸法蒸制药物时，可用该辅料将药物润透或用辅料与药物拌匀，置笼屉或铜罐等蒸制容器内，隔水加热至所需程度时取出。蒸制的时间一般视药物的性质而有所不同，有的长者数十小时，短者1~2小时，有的则要求反复蒸制（如九蒸九晒）。

三、注意事项

1. 用液体辅料拌蒸的药物应待辅料被吸尽后再蒸制。

2. 蒸制时一般先用武火，待“圆气”后改为文火，保持锅内有足够的蒸汽即可。但在非密闭容器中酒蒸时，要先用文火，防止酒很快挥散，达不到酒蒸的目的。

3. 蒸制时要注意火候，时间太短则达不到蒸制的目的；若蒸得过久，则影响药效，有的药物可能“上水”，难于干燥。

4. 需长时间蒸制的药物宜不断添加沸水，以免蒸汽中断，特别注意不要将水蒸干，以免影响药物质量。

5. 加辅料蒸制完毕后，若容器内有剩余的液体辅料，应拌入药物，使之吸尽后再进行干燥。

相关知识

适用重点药物：黄芩　何首乌　女贞子　桑螵蛸　地黄　黄精　肉苁蓉　山茱萸　五味子　人参　天麻　木瓜

黄　芩

【处方用名】 黄芩、酒黄芩、黄芩炭。

【来源】 本品为唇形科植物黄芩 *Scutellaria baicalensis* Georgi 的干燥根。

【炮制方法】

1. 黄芩片　取原药材，除去杂质，洗净，大小分档后置蒸制容器内隔水加热，“圆气”后再蒸 30min，待软化后取出，趁热切薄片，干燥；或将净黄芩置沸水中煮 10min，取出，闷约 8~12h，当内外湿度一致时，切薄片，干燥。

2. 酒黄芩　取黄芩片，加黄酒拌匀，密闭闷润，待酒吸尽后，用文火炒至深黄色、微干，有黄芩与酒的固有香气溢出，取出，晾凉。每 100kg 黄芩片，用酒 10kg。

3. 黄芩炭　取净黄芩片，置温度适宜的热锅内，用武火炒至黑褐色时，喷淋清水少许，灭尽火星，取出放凉，干燥后及时收藏。

【成品性状】

规格	形状	颜色	质地	气味
黄芩片	类圆形或不规则形薄片，有放射状纹理，中心部分多有枯朽状的棕色圆心	周边黄棕色至棕褐色；片面黄棕色或黄绿色	质硬而脆	气微，味苦
酒黄芩	形如黄芩片	周边棕褐色，片面黄棕色，略带焦斑	质硬而脆	有酒气
黄芩炭	形如黄芩片	表面黑褐色	体轻，质松，易断	有焦炭气

【炮制品质量要求】 黄芩片和酒黄芩，黄芩苷不得少于 8.0%。

【炮制作用】

1. 黄芩片　具有清热燥湿，泻火解毒，止血，安胎的作用。生品清热泻火作用强，多用于热病、湿温、黄疸、泻痢和痈疽疔疖等证。

2. 酒黄芩　酒制后，能缓和黄芩的苦寒之性，以免伤害脾阳、导致腹泻，并可引药入血分，借黄酒向上升腾和外行之力，用于上焦肺热及四肢肌表之湿热。用于目赤肿痛，阏血壅盛，上焦肺热咳嗽等证。

3. 黄芩炭 具清热止血作用，用于崩漏下血，吐血，衄血等证。

知识拓展

实验表明，黄芩在软化过程中，如用冷水处理，易变绿色。这是由于黄芩中所含的酶在一定温度和湿度下，可酶解黄芩中的黄芩苷和汉黄芩苷，产生葡萄糖醛酸和两种苷元，即黄芩素和汉黄芩素。其中黄芩苷元是一种邻位三羟基黄酮，本身不稳定，容易被氧化醌类物质而变绿，使疗效降低。黄芩苷的水解与酶的活性有关，以冷水浸，酶的活性较大。而蒸或煮可破坏酶使其活性消失，有利于黄芩苷的保存。实验表明，黄芩经过蒸制或沸水煮既可杀酶保苷，又可使药物软化，便于切片。

何首乌

【处方用名】 何首乌、首乌、生首乌、制首乌。

【来源】 本品为蓼科植物何首乌 *Polygortum muLti florum* Thunb. 的干燥块根。

【炮制方法】

1. 何首乌 取原药材，除去杂质，洗净，稍浸，润透，切厚片或块，干燥后筛去碎屑。

2. 制何首乌

（1）取生首乌片或块，用黑豆汁拌匀，润湿，置非铁制的适宜容器内，炖至汁液吸尽；取出，晒或晾至半干，切片，干燥。

（2）取生首乌片或块，采用清蒸法，或用黑豆汁拌匀，置非铁制的适宜容器内，蒸至内外均呈棕褐色时，取出，晒或晾至半干，切片，干燥。每 100kg 何首乌片（块），用黑豆 10kg。

黑豆汁制法：取黑豆 10kg，加水适量，煮约 4 小时，熬汁约 15kg，豆渣再加水煮约 3h，熬汁约 10kg，合并得黑豆汁约 25kg。

扫码“看一看”

【成品性状】

规格	形状	颜色	质地	气味
何首乌	不规则圆形厚片或小方块，皱缩不平	周边红棕色或红褐色	质坚实，粉性	微甘而苦涩
制何首乌	不规则皱缩的块片，凹凸不平	表面黑褐色或棕褐色	质坚硬，断面角质样	微甘而苦涩

【炮制品质量要求】 制何首乌水分不得过 12.0%；总灰分不得过 9.0%；本品按干燥品计算，四羟基二苯乙烯-葡萄糖苷（$C_{20}H_{22}O_9$）不得少于 0.70%。

【炮制作用】

1. 何首乌 具有解毒，消肿，润肠通便的作用。用于瘰疬疮痈，风疹瘙痒，肠燥便秘，高血脂等证。

2. 制何首乌　经黑豆汁拌蒸后，增强了补肝肾、益精血、乌须发、强筋骨的作用。用于血虚萎黄，眩晕耳鸣，须发早白，腰膝酸软，肢体麻木，高血脂等证。同时消除了生首乌滑肠致泻的不良反应，慢性病人长期服用不会造成腹泻的不良反应。

知识拓展

何首乌所含有的卵磷脂具有抗衰老，升血糖，减轻动脉硬化等作用。游离蒽醌衍生物具有补益作用，水溶性二苯乙烯苷具有降胆固醇和保肝作用。何首乌经蒸制后，总蒽醌、结合蒽醌减少和游离蒽醌增加，使致泻作用减弱；磷脂类成分和糖的含量增加，使补益作用更加突出。

五味子

【处方用名】五味子、醋五味子、酒五味子。

【来源】本品为木兰科植物五味子 *Schisandra chinensis*（Turcz.）Baill. 或华中五味子 *Schisandra sphenanthera* Rehd. et Wils. 的干燥成熟果实，前者习称“北五味子”，后者习称“南五味子”。

【炮制方法】

1. 五味子　取原药材，除去果柄及杂质，洗净，用时捣碎。

2. 醋五味子　取净五味子，加醋拌匀，置适宜容器内，稍闷，蒸至醋被吸尽，表面呈紫黑色时取出，干燥。每 100kg 净五味子，用醋 20kg。

3. 酒五味子　取净五味子，加酒拌匀，置适宜容器内，密闭闷润，蒸至酒被吸尽，表面呈乌黑色时取出，晒干。每 100kg 净五味子，用黄酒 20kg。

4. 蜜五味子　取炼蜜用适量开水稀释后，加入净五味子，拌匀，闷透，置锅内，用文火加热，炒至不粘手时取出，放凉。每 100kg 净五味子，用炼蜜 10kg。

【成品性状】

规格	形状	颜色	质地	气味
五味子	不规则球形或扁球形，皱缩，种子 1~2 粒，肾形	表面红色、紫红色或暗红色；种皮棕黄色	果肉柔软；种皮薄而脆	气微，味酸
醋五味子	形如五味子	表面乌黑色，油润，稍有光泽	果肉柔软，有黏性	微有醋气
酒五味子	形如五味子	表面乌黑色，油润，稍有光泽	果肉柔软，有黏性	微具酒气
蜜五味子	形如五味子	色泽加深，略显光泽	果肉柔软，黏性强	味酸，兼有甘味

【炮制品质量要求】饮片水分不得过 16%，总灰分不得过 7%，五味子酯甲（$C_{24}H_{32}O_7$）不得少于 0. 40%。

【炮制作用】

1. 五味子　具有收敛固涩、益气生津、补肾宁心的作用。生品长于敛肺止咳，生津敛汗。用于咳喘，体虚多汗，津伤口渴等证。

2. 醋五味子　醋制后增强其酸涩收敛的作用，涩精止泻作用更强。多用于遗精滑泄，久泻不止等证。

3. 酒五味子 酒制后能增强其益肾固精作用。用于肾虚遗精，心悸失眠等证。

4. 蜜五味子 蜜炙后增强其补肾益肺作用，用于久咳虚喘。

知识拓展

五味子主含挥发油、木脂素类、有机酸类、甾醇、维生素 C 和维生素 E、树脂、鞣质等成分，酒制或醋制后具有祛痰作用的酸性成分和有镇咳作用的挥发油的含量均有所下降，而具有强壮作用的木脂素类成分含量均有所提高。

地 黄

【处方用名】 鲜地黄、生地黄、熟地黄、生地炭、熟地炭。

【来源】 本品为玄参科植物地黄 *Rehm*，*annia glutinosa* Libosch. 的新鲜或干燥块根。

【炮制方法】

1. 鲜地黄 取鲜药材，洗净泥土，除去杂质，用时切厚片或绞汁。

2. 生地黄 取原药材，用水稍泡，洗净，闷润，切厚片，干燥及时收藏。

3. 熟地黄

（1）酒炖法 取净生地黄，加黄酒拌匀，置罐内或适宜容器内，密闭，隔水加热或用蒸气加热。至酒被吸尽，显乌黑色光泽，味转甜，取出。晾晒至外皮黏液稍干时，切厚片或块，干燥。

每 100kg 生地黄，用黄酒 30~50kg。

（2）清蒸法 取净生地黄，置适宜容器内，隔水蒸至黑润，取出。晒至约八成干时，切厚片或块，干燥。

4. 生地炭 取净生地片，置温度适宜的热锅内，用武火炒至焦黑色，发泡鼓起时，喷洒清水少许，灭尽火星，取出，放凉，或用闷煅法煅成炭，干燥后及时收藏。

5. 熟地炭 取净熟地片，置温度适宜的热锅内，用武火炒至外皮焦黑色，喷洒清水少许，灭尽火星，取出，放凉。或用闷煅法煅成炭，干燥后及时收藏。

【成品性状】

规格	形状	颜色	质地	气味
鲜地黄	呈纺锤形或条状，外皮薄，具弯曲的皱纹，横长皮孔及不规则疤痕	表面浅红黄色，切面淡黄白色	肉质	味微甜、微苦
生地黄	类圆形厚片，中间隐现菊花心纹	表面棕黑色或乌黑色，有光泽	质柔软，坚实	气特异，味微甜
熟地黄	呈不规则的厚片	表面乌黑发亮	质滋润而柔软，易粘连	味甜，或微有酒气
生地炭	呈不规则块片，外皮焦脆，中心部呈棕黑色并有蜂窝状裂隙	表面焦黑色	质轻松鼓胀	有焦苦味
熟地炭	呈不规则块片	表面焦黑而光亮	质脆	味甜，微苦涩

【炮制品质量要求】生地黄水分不得过15%，总灰分不得过8%，五味子酯甲梓醇不得少于0.20%；含毛蕊花糖苷不得少于0.02%。

【炮制作用】

1. 鲜生地　具有清热生津，凉血，止血的作用。用于热病伤阴，舌绛烦渴，发斑发疹，吐血，衄血，咽喉肿痛等证。

2. 生地黄　具清热凉血，养阴生津的作用。用于热病舌绛烦躁，阴虚内热，骨蒸劳热，内热消渴，吐血，衄血，发斑发疹等证。

3. 熟地黄　蒸制成熟地黄后可使药性由寒转温、由清转补，味由苦转甜，具有滋阴补血作用。熟地黄质厚味浓，滋腻碍脾。酒制后性转温，主补阴血，且可借酒力行散，起到行药势、通血脉的作用。

4. 生地炭　主入血分，以凉血止血为主。用于血热引起的吐血，衄血，尿血，衄崩漏等各种出血证。

5. 熟地炭　以补血止血为主。用于崩漏或虚损性出血。

知识拓展

地黄经蒸或干燥后，梓醇的含量明显降低，炮制后梓醇含量降低率为40%~80%。地黄在炮制过程中生成新化合物5-羟甲基糠醛，地黄炮制成熟地后，5-羟甲基糠醛的含量增加20倍左右。生地含有多种糖类成分，在加工成熟地黄的过程中，由于长时间加热蒸闷，部分多糖和低聚糖可水解转化为单糖，单糖含量熟地较生地高2倍以上。

黄　精

【处方用名】黄精、蒸黄精、酒黄精。

【来源】本品为百合科植物滇黄精 *Polygonatum kingianum coll. et* Hemsl.、黄精 *Polygonatum sibirifum* Red. 或多花黄精 *Polygonatum cyrtonema* Hua 的干燥根茎。

【炮制方法】

1. 黄精　取原药材，除去杂质，洗净，略润，切厚片，干燥后及时收藏。

2. 蒸黄精　取净黄精，润透，置蒸制容器内，反复蒸至内外呈滋润黑色，切厚片，干燥后及时收藏。

3. 酒黄精　取净黄精，用黄酒拌匀，置罐内或适宜容器内，密闭，隔水蒸或用蒸气加热，炖至酒被吸尽。或置蒸制容器内，蒸至内外滋润、色黑。取出，稍凉，切厚片，干燥后及时收藏。

每100kg黄精，用黄酒20kg。

【成品性状】

规格	形状	颜色	质地	气味
黄精	呈不规则的厚片，可见“鸡眼”状的茎痕，断面角质	淡黄色至黄棕色	质硬而韧	气微，味甜

续表

规格	形状	颜色	质地	气味
蒸黄精	形如黄精	全体乌黑色，滋润，有光泽	质柔软	味甜，微带焦糖气
酒黄精	形如黄精	表面黑色，有光泽，中心深褐色	质柔软	味甜，微有酒香气

【炮制品质量要求】酒黄精水分同药材，不得过15.0%，含黄精多糖以无水葡萄糖（$C_6H_{12}O_6$）计，不得少于4.0%。

【炮制作用】

1. 黄精 味甘，性平。归脾、肺、肾经。具有补气养阴、健脾、润肺、益肾的功能。生黄精具麻味，刺人咽喉，一般不直接入药，多蒸用。

2. 蒸黄精 补气养阴，健脾润肺作用增强，并可除去麻味，以免刺激咽喉。用于肺虚燥咳，脾胃虚弱，肾虚精亏。

3. 酒黄精 借酒助其药势，滋而不腻，能更好地发挥补益作用。

知识拓展

黄精炮制后，刺激性消失。将生黄精及清蒸品、酒蒸品的水提醇沉液按照450g/kg（相当于原生药）的剂量给小鼠灌服。结果，生品组小鼠全部死亡，而炮制组小鼠均无死亡，且活动正常。

有采用改良重蒸法炮制黄精，以重量、颜色、品味的变化为指标，炮制后其质量乌黑发亮，质地柔软，有黏性，薄片者光亮透明，无刺激性及不良反应，糖性浓烈，口感好，利于服用。

山茱萸

【处方用名】山茱萸、酒山萸肉。

【来源】本品为山茱萸科植物山茱萸 *Cornus officinalis* Sieb. et Zucc. 的干燥成熟果肉。

【炮制方法】

1. 山萸肉 取原药材，除去杂质及残留核，洗净，干燥后及时收藏。

2. 酒萸肉 取黄酒淋入净山萸肉拌匀，待酒被吸尽，置罐内或适宜容器内，密闭，隔水蒸或用蒸气加热，炖至酒被吸尽。或置蒸制容器内，蒸至酒被吸尽，山萸肉色变黑润时，取出，干燥后及时收藏。

每100kg山萸肉，用黄酒20kg。

3. 蒸山萸肉 取净山萸肉，置蒸制容器内，先用武火加热，“圆气”后改用文火，至外皮呈紫黑色，熄火后闷过夜，取出，干燥。

【成品性状】

规格	形状	颜色	质地	气味
山茱萸	呈不规则的片状或囊状	表面紫红色至紫黑色	质柔软	气微，味酸涩微苦

续表

规格	形状	颜色	质地	气味
酒萸肉	呈不规则的片状或囊状	表面紫黑色	质滋润柔软	微有酒气
蒸山萸肉	形如酒萸肉	表面紫黑色	质滋润柔软	没有酒气

【炮制品质量要求】酒萸肉含马钱苷（$C_{17}H_{26}O_{10}$）不得少于0.50%。

【炮制作用】

1. 山茱萸　味酸、涩，性微温。归肝、肾经。具有补益肝肾、涩精固脱的功能。生品敛阴止汗力强，多用于自汗，盗汗，遗精，遗尿。

2. 酒山萸肉和蒸山萸肉　蒸制后补肾涩精、固精缩尿力胜，酒制后借酒力温通，助药势，降低其酸性，滋补作用强于清蒸品。二者作用基本相同。

知识拓展

熊果酸含量测定结果表明，酒山茱萸中熊果酸含量最低。另有实验表明：生品中没食子酸溶出量明显低于炮制品。认为蒸与煎煮的炮制均可使山茱萸鞣质水解。

桑螵蛸

【处方用名】桑螵蛸、盐桑螵蛸。

【来源】本品为螳螂科昆虫大刀螂 *Tenodera sinensisi* Saussure、小刀螂 *Statilia maculata*（Thunberg）或巨斧螳螂 *Hierodula patellifera*（Serville）的干燥卵鞘。

【炮制方法】

1. 桑螵蛸　取原药材，除去杂质，置蒸制容器内，用武火蒸约1小时，至颜色加深，手指挤压不冒浆液时，取出，干燥，用时剪碎。

2. 盐桑螵蛸　取盐水淋入净桑螵蛸内拌匀，闷润后置热锅内，文火炒至有香气逸出，取出放凉，干燥后及时收藏。

每100kg净桑螵蛸，用食盐2.5kg。

【成品性状】

规格	形状	颜色	质地	气味
桑螵蛸	呈圆柱形、半圆形、长条形或平行四边形，由多层膜状薄片叠成	表面浅黄褐色	质硬而韧	气微腥，味淡或微咸
蒸桑螵蛸	形如桑螵蛸	色泽加深	质硬而韧	味淡
盐桑螵蛸	形如桑螵蛸，表面略有焦斑	色泽加深，表面焦黄色	质硬而韧	味微咸

【炮制作用】

1. 桑螵蛸　味甘、咸，性平。归肝、肾经。具有益肾固精、缩尿、止浊的功能。生桑螵蛸可使人泄泻，均不生用。

2. 蒸桑螵蛸　消除致泻不良反应，又可杀死虫卵，有利于保存药效。

3. 盐桑螵蛸 引药下行，增强了益肾固精，缩尿止遗的作用。

人 参

【处方用名】人参、园参、生晒参、山参、生晒山参、糖参、红参。

【来源】本品为五加科植物人参 *Panax ginseng* C. A. Mey. 的干燥根和根茎。

【炮制方法】

1. 生晒参 取园参原药材，除去芦头，洗净，润透，切薄片，干燥。

2. 糖参 取园参鲜根，洗净，置沸水中浸烫 3~7 分钟，取出，入凉水中浸泡 10 分钟左右，取出晒干，用特制的针延人参平行与垂直方向刺小孔后，浸入浓糖水中（每 100ml 水溶液中加冰糖 135g）24 小时，取出曝晒 1 天。再用湿毛巾打潮，软化，第二次刺孔，再浸入浓糖水中 24 小时。取出后冲去浮糖，干燥。

3. 红参 取园参原药材，洗净，经蒸制干燥后为红参。用时蒸软或稍浸后烤软，切薄片，干燥。或用时粉碎或捣碎。

【成品性状】

规格	形状	颜色	质地	气味
生晒参	主根呈纺锤形或圆柱形，有粗横纹及纵皱	表面灰黄色，断面淡黄白色	粉性，体轻质脆	有特异香气，味微苦、甘
糖参	呈圆柱形或纺锤形，外皮松泡，常有刺孔残痕和糖样结晶。	表面淡白色或黄白色	质疏松，嚼之可溶化	气特殊而香，味先甜后微苦
红参	呈圆柱形或纺锤形，断面角质样	表面红棕色或深红色	质硬而脆	气微香，味甘、微苦

【炮制作用】

1. 人参 性味甘、微苦，平。归脾、肺、心经。具有大补元气、复脉固脱、补脾益肺、生津、安神的功能。

2. 生晒参 偏于补气生津，复脉固脱，补益脾肺。多用于体虚欲脱，脾虚食少，口渴，消渴等证。

3. 红参 味甘而厚，性偏温，具有大补元气，复脉固脱，益气摄血的功能，以温补见长。多用于体虚欲脱，肢冷脉微，气不摄血，崩漏下血者。

4. 糖参 功同生晒参而力逊。

知识拓展

人参皂苷是人参的主要有效成分，可被人参中含有的酶水解，生成皂苷元后，药效降低或丧失。人参经蒸制成红参干燥后，质地坚硬，角质透明，既隔绝空气又隔绝水，可破坏水解酶；说明人参经蒸制对人参皂苷具有机械保护作用，可防止人参皂苷的水解。生晒参在加工时，使人参失去水分，在干燥条件下其水解酶的活性被抑制，可防止人参皂苷水解，便于贮存。

任务实施

一、蒸制何首乌、黄芩（传统手工操作）

（一）设备工具和材料

1. 设备工具　台秤、蒸笼、水、黑豆汁、黄酒、液化气、不锈钢盘（搪瓷盘）、不锈钢铲、抹布。

2. 供炮制用药材　何首乌、黄芩。

（二）操作步骤和方法

工作内容	操作方法和要求	注意事项
准备	器具洁净齐全、合理摆放；规范称取生药、称量准确	蒸笼、不锈钢盘、不锈钢铲洁净后才可以蒸制
净制	通过净制操作，使饮片净度符合《中国药典》及相关规定	注意药物大小分档
拌匀	按比例加入辅料，搅拌均匀	
闷润	辅料浸润透药材	
蒸药	待药材浸润辅料后置蒸笼内	控制加热温度，均匀持续生成蒸汽
出料	蒸制药材达到要求标准后出料	
清场		

（三）炮制程度和质量要求

炮制后饮片质量应符合《中国药典》及《中药饮片质量标准通则（试行）》的规定。

制何首乌：不规则皱缩的块片，凹凸不平，质坚硬，断面角质样，表面黑褐色或棕褐色。

酒黄芩：类圆形或不规则形薄片，周边棕褐色，片面黄棕色，略带焦斑，质硬而脆，有酒气。

二、蒸制地黄（现代机械操作）

（一）准备和生产前检查

1. 设备　蒸药机、盛药盘、电子秤。
2. 材料　生地黄。
3. 生产场地的情况、状态标志和清场合格证。
4. 生产操作前的设备清洁、消毒。

（二）标准操作

1. 生产前准备

（1）生产车间管理人员按照生产计划，组织安排生产操作人员准备生产。

（2）工艺员根据产品计划投料量及工艺参数签发生产指令，计算物料数量。

（3）凡使用辅料的品种必须称量，详细核对辅料名称，按原辅料的比例准确投料。

（4）操作人员按进行更衣，进入生产车间。

（5）检查设备清洁情况，水、电、气的供应情况，设备有无异常情况等。

（6）接收上工序流转物料，双方核实数量，该岗位操作人员确认物料数量，外包装完好。由 QA 人员签字后接收物料，进入工作状态。

（7）取下已清洁状态牌，根据生产指令挂“正在生产”状态牌。

2. 生产操作

（1）取定量的净地黄，放入蒸煮器内。

（2）揭开锅盖，启动蜗杆传动电机，点动进出料按钮，使锅体倾斜到位。

（3）放入经处理的待蒸煮药物，再将锅体转到直立位置，盖上锅盖，准备通入蒸汽。

（4）先在夹套内通入蒸汽，预热锅体。

（5）打开底部中心进气阀门使气体通入，开启时应缓慢进行。

（6）在蒸制过程中通过疏水阀排出蒸汽冷凝水，待气体放出时，记时。

（7）蒸制过程中，操作人员随时注意温度变化，不准脱岗，蒸制达到工艺规定的时间后，及时关闭进气阀，打开锅盖，开启放药液阀门排净蒸煮水，不准整锅倾斜倒出。

（8）检查蒸制品质量，合格后将蒸制品按工艺要求放置指定地点或烘干。

（9）按《设备清洁规程》进行清洁。

（10）物料平衡

物料平衡合格范围 98%～100%。凡物料平衡在合格范围之内，经质量管理部门检查签发“中间产品放行审核单”，可以递交下工序。

3. 清场

（1）生产操作人员将对质量管理人员检验合格的中间产品进行处理。

（2）将生产过程中的废弃物整理收集到垃圾站。

（3）按照《清场管理制度》《清洁规程》做好清场及清洁、消毒工作。正确填写“清场记录表”，上报 QA 人员，由质监员检查合格后，挂上“清场合格证”。

4. 记录 操作结束后及时填写“生产记录”“设备运行记录”、挂“状态卡”。生产记录表见表 11-1。

表 11-1 蒸制批生产记录

品名		生产日期	年 月 日	检查人		复核人	
设备名称		执行标准			生产批号		
重量（kg）	气压（Mpa）	蒸煮时间（min）	辅料名称	辅料用量（kg）	成品（kg）	收率（%）	物料平衡（%）
生产前检查	1. 清洁、清场合格标志。 2. 生产设备、容器状态标志。 3. 物料质量标签。 4. 人员卫生及着装符合规定。					有□ 无□ 有□ 无□ 有□ 无□ 是□ 否□	
生产操作情况	1. 辅料拌入净料闷润。 2. 按蒸制操作规程进行操作。						
清场	1. 按清场程序和设备清洁规程清理工作现场、工具、容器具、设备。 2. 撤掉运行状态标志，挂清场合格标志。					是□ 否□ 是□ 否□	
质量	性状： 不合格率：___% 结论： 合格□ 不合格□ 质检员： 日期： 年 月 日						
偏差处理	1. 偏差情况： 有□ 无□ 2. 偏差处理： QA 签名：						
移交	数量_____kg，共_____件 移交人： 接 收 人： 日期： 年 月 日						

目标检测

一、单项选择题

1. 首乌蒸制后消除了滑肠致泻的不良反应，其原因是（　　）
   A. 蒽醌衍生物含量升高　　B. 蒽醌衍生物含量降低
   C. 结合型蒽醌水解成游离蒽醌　　D. 卵磷脂含量增加
2. 酒蒸后消除刺激咽喉不良反应，增强补脾润肺益肾作用的药物是（　　）
   A. 肉苁蓉　　B. 女贞子
   C. 黄精　　D. 五味子
3. 欲增强五味子的酸涩收敛作用，宜采用的炮制方法是（　　）
   A. 清蒸法　　B. 酒蒸法
   C. 酒炖法　　D. 醋蒸法

二、多项选择题

1. 生地与熟地相比（　　）
   A. 药性由寒转温　　B. 药性由温转寒　　C. 作用由泻转补
   D. 作用由补转泻　　E. 性味未发生明显变化
2. 蒸制的目的主要有（　　）
   A. 扩大药用范围　　B. 减少不良反应　　C. 保存药效
   D. 便于切片　　E. 矫正气味

三、配伍选择题

A. 黄精　　B. 醋五味子　　C. 黄芩
D. 山萸肉　　E. 桑螵蛸

1. 蒸后能杀酶保苷，保存药效的药物是（　　）
2. 制后挥发油略减，具强壮作用的木脂素类成分有增高趋势的药物是（　　）
3. 酒蒸后能缓和药性，减少不良反应的药物是（　　）
4. 蒸后可杀死虫卵，有利于保存药效的是（　　）
5. 蒸制后补肾涩精、固精缩尿力增强的是（　　）

四、简答题

1. 简述地黄的炮制规格及其作用特点。
2. 简述五味子的炮制品规格及作用特点。

扫码“学一学”

任务二　煮　法

任务引入

按照《中国药典》（2015 年版）四部炮制通则规定，根据药材的特性，设计合理的炮制工艺，将附子、远志、硫黄等药材进行相应炮制，以满足临床用药需求。操作中应注意药材的质地、药性和炮制目的的不同要求，采用不同的煮制方法。

任务分析

一、炮制目的

1. 清除或降低药物的毒性和不良反应 降低毒性，以煮法最为理想，有“水煮三沸，百毒俱消”之说。如川乌生品有毒，经煮制后毒性显著降低。

2. 改变药性，增强疗效 如远志用甘草水煮减其燥性，协同增强安神益志的作用。

3. 清洁药物 如珍珠经豆腐煮后可去其油腻，便于服用。

二、炮制方法

煮法的操作方法因各药物的性质、辅料来源及炮制要求不同而异，分为三种方法。

1. 清水煮 药物浸泡至内无干心，置适宜的容器内，加水没过药面，武火煮沸，改用文火煮至内无白心，取出，切片，如乌头；或加水武火煮沸，投入净药物煮至一定程度，取出，闷至内外湿度一致，切片，如黄芩。

2. 药汁煮或醋煮 净药物加药汁或醋拌匀，加水没过药面，武火煮沸，改用文火煮至药汁尽，取出，切片，干燥。如醋莪术，甘草水煮远志。

3. 豆腐煮 将药物置豆腐中，放置于适宜容器，加水没过豆腐，煮至一定程度，取出，放凉，除去豆腐。

三、注意事项

1. 将药物大小分档，分别炮制。

2. 适当掌握加水量。加水量多少根据要求而定，如煮的时间长用水宜多，时间短者可少加；若需煮熟、煮透或弃汁、留汁的加水宜多，要求煮干者则加水要少。如毒剧药清水煮时加水量宜大，要求药透而汁不尽，煮后将药捞出，去除母液。加液体辅料煮制时，加水量应适当，要求药透汁尽；加水过少，则药煮不透，影响质量。

3. 适当掌握火力。先用武火煮至沸腾，后改用文火，保持微沸，否则水迅速蒸发，不易向药物组织内部渗透。煮至中途需加水时，应加沸水。煮制时间的长短，应根据中药的性质而定，一般煮至无白心，刚透心为度。

4. 煮好后出锅，及时晒干或烘干，如需切片，则可闷润至内外湿度一致，先切成饮片，再进行干燥，如黄芩；或适当晾晒，再切片，干燥，如乌头。

相关知识

适用重点药物：藤黄　川乌　草乌　附子　远志　吴茱萸　硫黄　珍珠

藤　黄

【处方用名】 生藤黄、制藤黄。

【来源】 本品为藤黄科植物藤黄 *Carcinia hanburyi* Hook. F 所分泌的胶质树脂。

【炮制方法】

1. 藤黄　将原药物除去杂质，轧成粗粒或打成小块。

2. 制藤黄

（1）豆腐制藤黄　取大块豆腐置盘内，中间挖一不透底的方形槽，槽内放入藤黄，再用豆腐盖严，置笼屉内，蒸约 4~5 小时，至藤黄完全熔化后，取出，放凉，待藤黄凝固，除去豆腐，干燥。或将藤黄置豆腐槽内，上用豆腐盖严，将豆腐直接置锅内，加水煮制。待藤黄熔化后，取出，放凉，除去豆腐即得。

每 100kg 净藤黄，用豆腐 400kg。

（2）荷叶制：取荷叶加 10 倍量水煎煮 1 小时，捞去荷叶，加入净藤黄煮至烊化，并继续浓缩成稠膏状，取出，凉透，使其凝固，打碎。

每 100kg 净藤黄，用荷叶 50kg。

（3）山羊血制：先将山羊血置锅内煮沸，分割成小块，再将藤黄小块放入山羊血中，置铜锅内加水共煮约 5~6 小时，除去山羊血，取出晾干，研成细粉。

每 100kg 净藤黄，用山羊血 50kg。

【成品性状】

规格	形状	颜色	质地	气味
藤黄	不规则碎块状、片状或细粉状	表面棕黄色、红黄色	质脆易碎	无臭，味辛
制藤黄	不规则碎块状，表面粗糙	黄褐色，断面显蜡样光泽	质脆易碎	无臭，味辛

【炮制品质量要求】制藤黄以色红黄，断面具蜡样光泽，无杂质者为佳。

【炮制作用】

1. 藤黄　具有抗微生物、抗肿瘤、泻下、抗炎、抗惊厥等作用，有大毒和刺激性，不能内服。

2. 制藤黄　制后毒性降低，可供内服，并能保证药物的洁净度。用于跌打损伤，金疮肿毒，肿瘤。

知识拓展

藤黄炮制后毒性均有不同程度的下降，各炮制品的毒性顺序依次为：山羊血制<豆腐制<清水制<荷叶制<生品。

川　乌

【处方用名】生川乌、制川乌。

【来源】本品为毛茛科植物乌头 *Aconitum carmichaelii* Debx. 的干燥母根。

【炮制方法】

1. 生川乌　取原药材，拣净杂质，洗净灰屑，晒干，用时捣碎。

2. 制川乌　取净川乌，大小分档，用水浸泡至内无干心，取出，加水煮沸 4~6 小时

（或蒸6~8小时），取大个及实心者切开内无白心，口尝微有麻舌感时，取出。晾至六成干，切厚片，干燥后及时收藏。

【成品性状】

规格	形状	颜色	质地	气味
川乌	倒圆锥形，或稍弯曲，散生有小瘤状侧根，表面有细纵纹	表面灰褐色，断面粉白色	质坚实	无臭，有麻舌感
制川乌	不规则厚片	表面黑褐色或暗黄色，有光泽，可见灰棕色多角形环纹	质轻脆	无臭，微有麻舌感

【炮制品质量要求】 制川乌含酯型生物碱以乌头碱计，不得过0.15%，总灰分不得过9.0%。

【炮制作用】

1. 生川乌 具有祛风除湿、温经止痛的作用。生川乌有大毒，多外用于风冷牙痛，疥癣，痈肿。

2. 制川乌 制后毒性降低，可供内服，用于风寒湿痹、肢体疼痛、麻木不仁、心腹冷痛、疝痛、跌打肿痛。

知识拓展

川乌炮制的主要目的是降低毒性。炮制后毒性降低的程度，主要取决于毒性强的双酯型生物碱的水解程度。炮制减毒原理：双酯型生物碱性质不稳定，遇水、加热容易被水解，使极毒的双酯型乌头碱C_8位上的酯基水解，生成苯甲酰单酯型生物碱，其毒性为双酯型乌头碱的1/50~1/500。另一原因可能是炮制过程中脂肪酰基取代了C_8位上的乙酰基，生成脂碱，从而降低了毒性。川乌炮制后采用煮法或蒸法炮制乌头都能促进水解反应，从而达到降低毒性的目的。

有以总生物碱和酯型生物碱含量为指标，比较川乌的不同炮制工艺。结果表明，以147kPa（110~115℃）的压力蒸40分钟与药典法水煮6小时的含量接近，高压蒸150分钟与药典法常压蒸8小时含量基本一致。

附　子

【处方用名】 白附片、炮附片、淡附片。

【来源】 本品为毛茛科植物乌头 *Aconitum carmichaelii* Debx. 的子根加工品。

【炮制方法】

1. 盐附子 选个大、均匀的泥附子，洗净，浸入食用胆巴的水溶液中，过夜，再加食盐，继续浸泡，每日取出晒晾，并逐渐延长晒晾时间，直至附子表面出现大量结晶盐粒（盐霜），体质变硬。

2. 黑顺片（黑附片） 取泥附子，按大小分别洗净，浸入食用胆巴的水溶液中数日，连同浸液煮至透心，捞出，水漂，纵切成厚片，再用水浸漂，用调色液使附片染成浓茶色，取出，蒸到出现油面光泽后，烘至半干，再晒干或继续烘干。

3. 白附片　选大小、均匀的泥附子，洗净，浸入食用胆巴的水溶液中数日，连同浸液煮至透心，捞出，剥去外皮，纵切成约 3mm 的厚片，用水浸漂，取出，蒸透，晒干。

4. 炮附片　取砂置锅内，用武火炒热，加入净附片，拌炒至鼓起并微变色，取出，筛去砂，放凉。

【成品性状】

规格	形状	颜色	质地	气味
盐附子	呈圆锥形，粗糙，顶端有凹陷的芽痕，周围有瘤状突起的支根或支根痕	表面灰黑色，横切面灰褐色	质重	气微，味咸而麻舌
黑顺片	为纵切片，上宽下窄	外皮黑褐色，片面暗黄色，油润光泽	质硬而脆，角质样	气微，味淡
白附片	形如黑顺片	表面黄白色，半透明状	质硬而脆	气微，味淡
炮附片	形如黑顺片，略鼓起	表面色泽加深	质硬而脆	气微，味淡

【炮制品质量要求】水分不得过 15.0%；含双酯型生物碱以新乌头碱（$C_{33}H_{45}NO_{11}$）、次乌头碱（$C_{33}H_{45}NO_{10}$）和乌头碱（$C_{34}H_{47}NO_{11}$）的总量计，不得过 0.020%。

【炮制作用】

1. 附子　大热，有毒。具有回阳救逆，补火助阳，逐风寒湿邪的作用。

2. 盐附子　防止药物腐烂，利于贮存。

3. 黑顺片、白顺片　降低毒性，可直接入药。

4. 炮附片　以温肾暖脾为主，用于心腹冷痛、虚寒吐泻。

知识拓展

白附片、黑顺片等炮制品的总生物碱含量下降到原生药的 1/6~1/9，而双酯型生物碱的含量相当于原生药的 1/100。附子生物碱的流失主要在泡、浸、漂的过程中，浸、泡、漂总计损失总生物碱 80% 以上，蒸法则有效地保存总生物碱成分和降低毒性。

远　志

【处方用名】远志、炙远志、远志肉。

【来源】本品为远志科植物远志 *Polygala tenuifolia* Willd. 或卵叶远志 *Polygala sibirica* L 的干燥根。

【炮制方法】

1. 远志　取原药物，除去杂质，略洗，润透，切段，干燥。

2. 制远志　取甘草，加适量水煎煮两次，合并煎液并浓缩至甘草量的 10 倍左右，再加入净远志，用文火煮至汤被吸尽，取出，干燥。每 100kg 远志段，用甘草 6kg。

3. 蜜远志　取炼蜜，加入少许开水稀释后，淋于远志段中，稍闷，用文火炒至蜜被吸尽，药色深黄，略带焦斑，疏散不粘手为度，取出，放凉。每 100kg 远志段，用炼蜜 20kg。

扫码“看一看”

【成品性状】

规格	形状	颜色	质地	气味
远志	小圆筒形结节状小段，有横皱纹	表面黄白色或棕黄色	质脆，易折断	气微，味苦微辛，嚼之有刺喉感
制远志	形如远志	表面灰黄色或灰棕色	质轻脆	味略甜，嚼之无刺喉感
蜜远志	形如远志	表面棕红色，稍带焦斑	略有黏性	味甜

【炮制品质量要求】制远志酸不溶性灰分不得过3.0%，含远志山酮Ⅲ（$C_{25}H_{78}O_{10}$）不得少于0.10%，含3，6'-二芥子酰基蔗糖（$C_{36}H_{46}O_{17}$）不得少于0.30%。含细叶远志皂苷（$C_{36}H_{56}O_{12}$）不得少于2.0%。

【炮制作用】

1. 远志 具安神益智，祛痰，消肿之功。远志生品“戟人咽喉”，多外用。用于痈疽肿毒、乳房肿痛，外用涂敷。

2. 制远志 甘草水制后既能缓其燥性，又能消除麻味，以安神益智为主。用于心神不安，惊悸，失眠，健忘。

3. 蜜（炙）远志 蜜炙后能增强化痰止咳的作用，多用于寒痰咳喘、咳嗽痰多、咳吐不爽等证。

知识拓展

对远志加工方法进行现代研究，结果表明，远志皮与其木心的化学成分种类相同。远志皮的祛痰作用、抗惊厥作用、溶血作用及急性毒性均强于远志木心。鉴于带心远志的毒性和溶血作用均小于远志皮，而且镇静作用强，祛痰作用亦不减弱，并且抽去木心费工费时，因此，远志去心没有必要。

吴茱萸

【处方用名】吴茱萸、制吴茱萸。

【来源】本品为芸香科植物吴茱萸 *Euodia rutaecarpa*（*Juss.*）Benth.、石虎 *Euodia rutaecarpa*（*Juss.*）Benth. var. *officinalis*（*Dode*）Huang 或疏毛吴茱萸 *Euodia rutaecarpa*（*Juss.*）Benth. var. *bodinieri*（*Dode*）Huang 的干燥近成熟果实。

【炮制方法】

1. 吴茱萸 取原药材，除去杂质，洗净，干燥。

2. 制吴茱萸 取甘草捣碎，加适量水，煎汤，去渣，加入净吴茱萸，闷润吸尽后，用文火炒至微干，取出后晒干，每100kg吴茱萸，用甘草6.5kg。

3. 盐吴茱萸 取净吴茱萸于适宜容器内，加入盐水拌匀，置锅内，用文火加热，炒至裂开，稍鼓起时，取出后放凉；或用盐水泡至裂开或煮沸至透，待汤液被吸尽吴茱萸，用食盐后，再用文火炒至微干，取出，晒干。每 100kg 吴茱萸，用食盐 3kg。

【成品性状】

规格	形状	颜色	质地	气味
吴茱萸	呈扁球形，略带五棱，表面粗糙	表面暗黄绿色和绿黑色	质硬而脆	气香浓烈，味辛辣而微苦
制吴茱萸	形如吴茱萸	较吴茱萸表面色泽加深	质硬而脆	气味稍淡
盐吴茱萸	形如吴茱萸，表面微鼓起	表面焦黑色	质硬脆	香气浓郁

【炮制品质量要求】制吴茱萸含吴茱萸碱（$C_{19}H_{17}N_3O$）和吴茱萸次碱（$C_{18}H_{13}N_3O$）的总量不得少于 0.15%，含柠檬苦素（$C_{26}H_{30}O_8$）不得少于 0.90%。

【炮制作用】

1. 吴茱萸　有小毒。有散寒止痛，降逆止呕，助阳止泻的作用。生品有小毒多外用，长于祛寒燥湿，用于口疮、湿疹、牙疼等证。

2. 制吴茱萸　制后能降低毒性，缓和燥性。用于厥阴头痛，寒疝腹痛，经行腹痛，脘腹胀痛，呕吐吞酸，五更泄泻，寒湿脚气。

3. 盐吴茱萸　盐制吴茱萸宜用于疝气疼痛。

知识拓展

采用正交设计法，以生物碱含量为指标，优选出制吴茱萸的最佳炮制工艺为：每 100kg 吴茱萸，用甘草 6kg，浸润 6 小时，于 230℃条件下炒制 10 分钟，该法制得的产品质量稳定。

硫　黄

【处方用名】硫黄、制硫黄。

【来源】本品为自然元素类矿物硫族自然硫，采挖后，加热熔化，除去杂质，或用含硫矿物经加工制得。

【炮制方法】

1. 硫黄　拣去杂质，敲成碎块。

2. 制硫黄　取净硫黄块与适量豆腐同煮，至豆腐呈黑绿色时，取出，漂净，晾干或阴干。每 100kg 硫黄，用豆腐 200kg。

【成品性状】

规格	形状	颜色	质地	气味
硫黄	不规则的块状，表面不平坦，常有多数小孔，断面常呈针状结晶	黄色或略黄绿色，有脂肪样光泽	体轻，质松，易碎	有特殊臭气，味淡
制硫黄	呈不规则的结晶块，断面蜂窝状	表面黄褐色或黄绿色	质轻脆	臭气不明显

【炮制品质量要求】本品含硫（S）不得少于 98.5%。

【炮制作用】

1. 硫黄 外用解毒杀虫疗疮，内服助阳益火通便。本品生用有毒，多外用于疥癣、秃疮、阴疽恶疮。

2. 制硫黄 制后降低毒性，可供内服。以补火助阳通便为主。用于阳痿足冷，尿频，虚寒腹痛，虚寒冷哮，虚寒便秘。

知识拓展

对硫黄炮制前后砷含量的测定结果表明：生品的砷含量比炮制品大 8~15 倍，经炮制后可降低 As_2O_3的含量，以豆腐炮制品最为显著。

任务实施

煮远志、川乌（传统手工操作）

（一）设备工具和材料

1. 设备工具 台秤、砂锅、水、不锈钢盘（搪瓷盘）、不锈钢铲、抹布。

2. 供炮制用药材 远志、川乌。

（二）操作步骤和方法

工作内容	操作方法和要求	注意事项
准备		
净制	通过净制操作，使饮片净度符合《中国药典》及相关规定	注意药物大小分档
辅料准备	根据不同药品炮制需要，准备相应分量辅料	
混匀	辅料与药材混匀或浸润透药材，加适量水	注意掌握加水量，加水量的多少根据药物的性质、炮制方法、炮制目的而定
煮药	用文火煮至汤吸尽或至质量要求	先武火加热至沸腾后用文火加热
出料	煮制药材达到质量标准后出料	药物一般煮至汁液被吸尽，但有大毒的药物煮后剩余的少量汁液一般要弃去
清场		

（三）炮制程度和质量要求

炮制后饮片质量应符合《中国药典》及《中药饮片质量标准通则（试行）》的规定。

制远志 表面灰黄色或灰棕色，味略甜，嚼之无刺喉感。

制川乌 表面黑褐色，微有麻舌感。

目标检测

一、单项选择题

1. 硫黄的炮制方法是（　　）

A. 提净　　B. 豆腐煮　　C. 豆腐蒸　　D. 清蒸

2. 川、草乌制后降低毒性的主要原因是

A. 通过浸泡，使乌头类生物碱溶解　　B. 通过加热，使乌头类生物碱水解

C. 主要通过辅料解毒　　D. 清炒使毒性成分分解

3. 制吴茱萸采用的辅料是（　　）

A. 甘草汁　　B. 盐水　　C. 黄酒　　D. 白矾水

二、多项选择题

1. 宜用豆腐制的药物有（　　）

A. 硫黄　　B. 藤黄　　C. 珍珠

D. 吴茱萸　　E. 远志

2. 乌头炮制降毒的机理是（　　）

A. 总生物碱含量降低

B. 双酯型生物碱水解

C. 双酯型生物碱分解

D. 脂肪酰基取代了 C_8-OH 的乙酰基，生成脂碱

E. 总生物碱含量升高

三、配伍选择题

A. 豆腐　　B. 甘草　　C. 胆巴

E. 川乌　　F. 蜜远志

1. 欲降低吴茱萸的毒性和燥性宜采用的辅料为（　　）
2. 煮制硫黄，所用辅料为（　　）
3. 制备黑顺片，净附子浸入的溶液是（　　）
4. 能增强化痰止咳的作用的药物是（　　）
5. 经煮后降低毒性的药物是（　　）

四、简答题

1. 简述川乌的炮制规格、炮制工艺和炮制原理。
2. 经煮法操作后能降低毒性的药材有哪些？

任务三　焯　法

任务引入

按照《中国药典》（2015 年版）四部炮制通则规定，根据药材的特性，设计合理的炮制工艺，将苦杏仁药材进行相应炮制，以满足临床用药需求。

任务分析

一、炮制目的

1. 在保存有效成分的前提下，除去非药用部分 如杏仁、桃仁通过“焯”分离非药用部位种皮，并可破坏所含的酶而保存苦杏仁苷。

2. 分离不同的药用部分 如白扁豆通过分离不同的药用部分得到扁豆仁和扁豆衣。

二、炮制方法

先将多量清水加热至沸，再将药物连同带孔盛器，一齐投入沸水中，煮沸片刻，约5~10分钟左右，烫至种皮微膨胀，易于挤脱时，立即取出，浸漂于冷水中，捞起，搓开种皮与种仁，晒干，簸去或筛取种皮。

三、注意事项

1. 水量要适当，以保持水温，一般水量为药量的10倍以上。若水量少，投药后，水温迅速降低，达不到炮制效果。

2. 加热时间要适宜，待水沸后投药，加热时间以5~10分钟为宜。以免水烫时间过长，造成成分损失。

3. 焯去皮后，宜当天晒干或低温烘干，否则易泛油，色变黄，影响成品效果。

相关知识

适用重点药物：苦杏仁　桃仁　白扁豆

苦杏仁

【处方用名】苦杏仁、杏仁、焯苦杏仁、炒苦杏仁、苦杏仁霜。

【来源】本品为蔷薇科植物山杏 *Prun. us armemaca* L. *var. ansu* Maxim.、西伯利亚杏 *Prunus sibirica* L.、东北杏 *Prunusmandshurica*（*Maxim.*）Koehne 或杏 *Prunus armenzaca* L. 的干燥成熟种子。

【炮制方法】

1. 苦杏仁 取原药材，除去杂质，用时捣碎。

2. 焯苦杏仁 取净苦杏仁，置10倍量的沸水中略煮，至外皮微膨胀时，捞出，用凉水稍浸，取出。搓开种皮与种仁，干燥，筛或簸去种皮，用时捣碎。

3. 炒苦杏仁 取焯苦杏仁，置温度适宜的热锅内，用文火炒至表面黄色时，取出放凉，用时捣碎。

【成品性状】

规格	形状	颜色	质地	气味
苦杏仁	心脏形，略扁，顶端略尖，底部钝圆肥厚，左右不对称	表面黄棕色或深棕色	富油性	气微，味苦
焯苦杏仁	形如苦杏仁，无种皮，或分离为单瓣	表面乳白色	富油性	有特殊的香气，味苦
炒苦杏仁	形如焯苦杏仁	表面微黄色，偶带焦斑	富油性	有香气

【炮制品质量要求】 焯苦杏仁，含苦杏仁苷（$C_{20}H_{27}NO_{11}$）不得少于2.4%；炒苦杏仁，含苦杏仁苷（$C_{20}H_{27}NO_{11}$）不得少于2.1%。

【炮制作用】

1. 苦杏仁　具有降气止咳平喘，润肠通便的作用。性微温而质润，长于润肺止咳、润肠通便。多用于新病咳喘，肠燥便秘。

2. 焯杏仁　焯后可降低毒性，除去非药用部位，便于有效成分煎出，又能破坏与苷共存的酶，以利于保存苦杏仁苷。作用与生杏仁相同。

3. 炒苦杏仁　长于温肺散寒，多用于肺寒咳嗽、久喘肺虚等证。

知识拓展

实验研究表明，苦杏仁皮、肉中所含有效成分苦杏仁苷的量几乎一致，且种皮中微量元素含量比种仁高。说明苦杏仁炮制可不去皮，既可减少脱皮这一繁琐工序，节省大量药材，又可增加临床疗效。

桃　仁

【处方用名】 桃仁、焯桃仁、炒桃仁。

【来源】 本品为蔷薇科植物桃 *Prunus persica*（L.）Batsch 或山桃 *Prunus davidiana*（Carr.）Franch. 的干燥成熟种子。

【炮制方法】

1. 桃仁　取原药材，除去杂质。用时捣碎。

2. 焯桃仁　取净桃仁，置沸水中加热烫至外皮微膨胀时，捞出，用凉水稍浸，取出。搓开种皮与种仁，干燥，筛或簸去种皮，用时捣碎。

3. 炒桃仁　取焯桃仁，置温度适宜的热锅内，用文火炒至表面黄色时，取出，放凉，用时捣碎。

【成品性状】

规格	形状	颜色	质地	气味
桃仁	扁长椭圆形或类卵圆形，有纵皱，顶端尖，中间膨大，底部略小，钝圆而偏斜，边缘薄	黄棕色	有油质	气微，味微苦
焯桃仁	形如桃仁，无种皮，表面有细皱纹	表面淡黄白色	富油性	气微，味微苦
炒桃仁	形如焯桃仁，略具焦斑	气微，味微苦	富油性	有香气

【炮制品质量要求】 燀桃仁按干燥品计算，含苦杏仁苷（$C_{20}H_{27}NO_{11}$）不得少于2.0%。

【炮制作用】

1. 桃仁 具有活血祛瘀，润肠通便的作用。生桃仁以行血祛瘀力强，多用于血瘀经闭不通及产后瘀滞腹痛和跌打损伤。

2. 燀桃仁 制后易去皮，除去非药用部位，利于煎出有效成分，提高药效。

3. 炒桃仁 炒后偏于润燥和血，多用于肠燥便秘、心腹胀满等。

知识拓展

桃仁的主要作用是活血祛瘀，所含的苦杏仁苷应视为毒性成分，而不应作为有效成分，生品能保持苦杏仁酶活性，使苦杏仁在贮藏和煎煮过程中得以水解成氢氰酸而挥发掉，从而降低其毒性。因此现在有桃仁宜净制后捣碎生用的看法。

白扁豆

【处方用名】 白扁豆、扁豆、炒扁豆、扁豆衣。

【来源】 本品为豆科植物扁豆 *Dolichos lablab* L. 的干燥成熟种子。

【炮制方法】

1. 白扁豆 取原药物，除去杂质，用时捣碎。

2. 扁豆衣 取净扁豆置沸水中稍煮至皮软后，取出，放凉水中稍浸泡，取出，搓开种皮与仁，干燥，簸取种皮和种仁。

3. 炒扁豆 取净扁豆或仁，置锅中用文火炒至微黄，略有焦斑，取出放凉。

【成品性状】

规格	形状	颜色	质地	气味
白扁豆	扁椭圆形，表面平滑而具光泽，种皮薄	表面黄白色，种仁黄白色	质坚硬	嚼之有豆腥气
扁豆衣	不规则的蜷缩状种皮	乳白色	质脆易碎	有豆腥气
炒扁豆	形如白扁豆	表面微黄，略具焦斑	富油性	有香气

【炮制作用】

1. 白扁豆 具有健脾化湿，和中消暑的作用，用于暑湿及消渴。

2. 扁豆衣 作用与白扁豆相同，但气味及健脾作用均较弱，偏于祛暑化湿。可用于暑热所致的身热，头目昏眩。

3. 炒扁豆 能启脾和胃，长于健脾化湿。可用于脾虚泄泻，白带过多。

知识拓展

白扁豆中含有对人体红细胞起作用的非特异性凝集素，其中凝集素A不溶于水，无抗胰蛋白酶活性，可抑制大鼠生长，甚至引起肝脏的区域性坏死，加热后则毒性大减。凝集素B能溶于水，有抗胰蛋白酶活性，加压蒸汽消毒或煮沸1小时后，活力损失86%~94%。因此，白扁豆应加热处理以去其毒性。

任务实施

焯苦杏仁（传统手工操作）

（一）设备工具和材料

1. 设备工具　蒸煮锅、煤气灶、刷子、电子秤、不锈钢盘（搪瓷盘）、不锈钢铲、抹布。

2. 供炮制用药材　苦杏仁。

（二）操作步骤和方法

工作内容	操作方法和要求	注意事项
准备		
净制	通过净制操作，使饮片净度符合《中国药典》及相关规定	
煮沸	10倍量药材的水量加热至沸腾	水量要适当，以保持水温
投料	将药物连同带孔盛器，投入沸水中加热。煮烫约5~10分钟	注意加热时间的控制，以免有效成分损失
浸漂	至种皮微膨胀，易于挤脱时立即取出，并浸漂于冷水中片刻	
分离种皮	捞起后搓开种皮与种仁	
清场		
干燥	晒干后簸去或筛取种皮，将净种仁置洁净的容器内	宜当天晒干或低温烘干，否则易泛油，色变黄

（三）炮制程度和质量要求

炮制后饮片质量应符合《中国药典》及《中药饮片质量标准通则（试行）》的规定。

焯苦杏仁：心脏形，略扁，无种皮，或分离为单瓣，表面乳白色。

目标检测

一、单项选择题

1. 苦杏仁的炮制条件是（　　）

A. 10倍量沸水，加热5分钟　　B. 5倍量沸水，加热10分钟

C. 10倍量清水，投药后加热5分钟　　D. 10倍量沸水，加热15分钟

2. 白扁豆采用（　　）炮制

A. 泡法　　B. 润法　　C. 煮法　　D. 焯法

3. 苦杏仁焯制的作用是（　　）

A. 使苦杏仁入汤剂有更多氢氰酸（HCN）溶出

B. 促进酶解反应

C. 使苦杏仁煎后内服迅速释放HCN

D. 使苦杏仁酶受热变性失活，防止苦杏仁苷水解

扫码“练一练”

二、多项选择题

1. 苦杏仁炮制的目的是（　　）

A. 除去非药用部位　　B. 便于煎出有效成分

C. 杀酶保苷　　D. 促进苦杏仁苷水解

E. 提高氢氰酸含量

2. 焯制的药物有（　　）

A. 白附子　　B. 苦杏仁　　C. 白扁豆

D. 吴茱萸　　E. 桃仁

三、配伍选择题

A. 苦杏仁苷　　B. 焯杏仁　　C. 炒杏仁

D. 白扁豆衣　　E. 炒白扁豆

1. 苦杏仁中止咳平喘的主要成分为（　　）
2. 偏于健脾止泻的炮制品是（　　）
3. 健脾作用均较弱，偏于祛暑化湿的药物（　　）
4. 可降低毒性，利于保存苦杏仁苷的炮制规格（　　）
5. 长于温肺散寒的炮制规格（　　）

四、简答题

1. 试述焯制苦杏仁的方法和操作注意事项。
2. 焯制苦杏仁和白扁豆的目的有何异同？

（李绍林）

扫码“学一学”

项目十二
复制法

学习目标

知识要求

掌握复制法的炮制目的、注意事项。

技能要求

1. 能对相关药材进行复制的传统操作，并根据不同的药材选择合适的辅料种类、用量和操作工艺流程。
2. 能使用相关的设备进行复制的生产操作。
3. 能判断复制法炮制品的性状标准。

知识准备

一、复制法概念

复制法是将净选后的药物加入一种或多种辅料，按规定操作程序，采用浸、泡、漂、蒸、煮等数法共用反复炮制的方法。

二、复制法分类

唐代某些药物就有了复制的方法，部分药物历代至今有几十种复制的方法。现在的复制法较传统均有所改变，并有地方特点。复制法的操作方法和辅料视具体药物而定，不统一。

三、复制法的工具和设备

传统手工复制法的工具主要有缸、石磨、杵、切刀、削刀、锅具、竹匾、筛子、簸箕等；现代机械有去皮机、切药机、粉碎机、炒药机、搅拌机、烘干机等，主要机器设备与操作见炮制技术篇相关项目。

任务引入

按照《中国药典》2015 年版（四部）炮制通则规定，根据药材的特性，设计合理的炮制工艺，将半夏、天南星、白附子、紫河车、松香等药材进行相应炮制，以满足临床用药需求。操作中应注意药材的质地、药性和炮制目的的不同要求，采用不同的辅料种类和操作方法。

任务分析

一、炮制目的

1. 降低或消除药物的毒性 如半夏、天南星、白附子用辅料制后均可降低毒性。

2. 改变药性 如天南星，用胆汁制后，其性味由辛温变为苦凉，其作用亦发生了变化。

3. 增强疗效 如白附子，用鲜姜、白矾制后，增强了祛风逐痰的功效。

4. 矫臭解腥 如紫河车，用酒制后除去了腥臭气味，便于服用。

二、炮制方法

一般将净选后的药物置一定容器内，加入一种或数种辅料，采用浸、泡、漂，或蒸、煮，或数法共用，反复炮制至规定的质量要求为度。

复制法目前主要用于一些有毒中药材的炮制。

三、注意事项

1. 药物用水浸漂时，每天注意换水。若气温较高，换水后加入一定量的白矾防腐。复制时间最好选择在春、秋季节。

2. 药物加辅料浸泡时，一般每天搅拌 1~2 次，使辅料与药物充分作用。

3. 为防止腐烂，复制地点宜选择在阴凉处。

相关知识

适用重点药物：半夏、天南星、白附子、紫河车、松香等。

半　夏

【处方用名】生半夏、清半夏、法半夏、姜半夏

【来源】为天南星科植物半夏 *Pinellia ternata*（Thunb.）Breit. 的块茎。

【炮制方法】

1. 生半夏 取原药材，除去杂质，洗净，干燥。用时捣碎。

2. 清半夏 取净半夏，大小分开，用 8% 的白矾溶液浸泡，至内无干心，口尝微有麻舌感，取出，洗净，切薄片，干燥。每半夏 100kg，用白矾 20kg。

3. 法半夏 取净半夏，大小分开，用水浸泡至内无干心，取出；另取甘草适量，加水煎

煮二次，合并煎液，倒入用适量水制成的石灰液中，搅匀，加入上述已浸透的半夏，浸泡，每日搅拌1~2次，并保持浸液pH值12以上，至剖面黄色均匀，口尝微有麻舌感时，取出，洗净，阴干或烘干，即得。每100kg净半夏，用甘草15kg、生石灰10kg。

4. 姜半夏 取拣净的半夏，浸泡至口尝稍有麻辣感后，加白矾与生姜切片共煮透，取出晾至六成干，闷润后切片，晾干，筛去碎屑。每100kg净半夏，用生姜25kg、白矾12.5kg。

【成品性状】

规格	形状	颜色	质地	气味
生半夏	类球形，有的稍偏斜。顶端有凹陷的茎痕，下面钝圆	表面类白色或浅黄色	质坚实，富粉性	气微，味辛辣、麻舌而刺喉
清半夏	椭圆形，类圆形或不规则片状	切面淡灰色至灰白色	质脆，易折断	气微涩，微有麻舌感
法半夏	类球形或破碎成不规则颗粒状	表面淡黄白色、黄色或棕黄色	质较松脆或硬脆，颗粒者质稍硬脆	气微，味淡略甘、微有麻舌感
姜半夏	片状，不规则颗粒状或类球形	表面棕色或棕褐色，断面淡黄色，常具角质样光泽	质硬脆	气微香，味淡，微有麻舌感，嚼之略粘牙

【炮制品质量要求】

1. 半夏水分不得过14.0%，总灰分不得过4.0%。本品按干燥品计算，含总酸以琥珀酸（$C_4H_6O_4$）计，不得少于0.25%。

2. 清半夏水分不得过13.0%，总灰分不得过4.0%。本品按干燥品计算，含总酸以琥珀酸（$C_4H_6O_4$）计，不得少于0.30%。

3. 法半夏水分不得过13.0%，总灰分不得过9.0%。

4. 姜半夏水分不得过13.0%，总灰分不得过7.5%。

【炮制作用】

1. 生半夏 味辛，性温；有毒。归脾、胃、肺经。具有燥湿化痰、降逆止呕、消痞散结的作用。生品有毒，能戟人咽喉，使人呕吐，咽喉肿痛，失音。多外用于痈肿痰核，一般不宜单味内服，半夏炮制后，能降低毒性，缓和药性，消除不良反应。

2. 清半夏 经白矾制后长于化痰，以燥湿化痰为主。用于湿痰咳嗽、痰热内结、风痰吐逆、痰涎凝聚、咯吐不出。

3. 姜半夏 经生姜、白矾制后增强了降逆止呕作用，以温中化痰、降逆止呕为主。用于痰饮呕吐、胃脘痞满、瘰疬、喉痹。

4. 法半夏 以甘草、石灰制后偏于祛寒痰，同时具有调和脾胃的作用。用于痰多咳喘、痰饮眩悸、风痰眩晕、痰厥。

知识拓展

半夏的毒性成分至今虽未能阐明，但已知其不溶或难溶于水，短期浸泡不能达到去毒的目的。毒理实验及临床观察认为，生半夏的毒性主要表现为对胃、肠、咽喉、黏膜具有强烈的刺激性，能刺激声带黏膜发炎水肿而失音，刺激消化道黏膜而引起呕吐或腹泻，就是中医所说的"戟人咽喉"——对口腔黏膜、舌、喉的麻辣感及刺激性。药理实验证明，清半夏、姜半夏、法半夏毒性大大降低，传统的鉴别方法"内无干心，口尝微有麻舌感"，同时半夏炮制品又保留了半夏的药理作用和临床疗效。

天南星

【处方用名】 天南星、制天南星、胆南星。

【来源】 本品为天南星科植物天南星 *Arisaema erubescens*（Wall.）Schott. 异叶天南星 *Arisaema heterophyllum* Bl. 或东北天南星 *Arisaema amurense* Maxim. 的干燥块茎。

【炮制方法】

1. 生天南星 取原药材，除去杂质，洗净，干燥。

2. 制天南星 取净天南星，按大小分别用饮用水浸泡，每日换水 2~3 次，如起白沫时，换水后加白矾（每 100kg 天南星，加白矾 2kg），泡一日后，再进行换水，至切开口尝微有麻舌感时取出。另将白矾、生姜片置锅内加适量水煮沸后，倒入天南星共煮至无干心时取出。除去姜片，晾至四至六成干，切薄片，干燥。筛去碎屑。每 100kg 净天南星，用生姜、白矾各 12.5kg。

3. 胆南星 取制天南星细粉，加入净胆汁（或胆膏粉及适量饮用水）拌匀，蒸 60 分钟至透，取出，晾凉，制成小块或搓成小丸，干燥。或取生南星细粉，加入净胆汁（或胆膏粉及适量饮用水）拌匀，放温暖处，发酵 5~7 天后，再连续蒸或隔水炖数天，每隔 2 小时搅拌 1 次，除去腥臭气，至呈黑色浸膏状，口尝无麻味为度，取出，晾干。再蒸软，趁热制成小块或搓成小丸，干燥。每 100kg 制南星细粉，用牛（或猪、羊）胆汁 400kg，或胆膏粉 40kg。

【成品性状】

规格	形状	颜色	质地	气味
生天南	扁球形，较光滑，顶端有凹陷的茎痕	表面类白色或淡棕色	质坚硬，不易破碎，断面不平坦，粉性	气微辛，味麻辣
制南星	类圆形或不规则薄片	黄色或淡棕色，断面角质状	质脆易碎	气微，味涩，微麻
胆南星	方块状或圆柱状	棕黄色、灰棕色或棕黑色	质硬	气微腥，味苦

【炮制品质量要求】

1. 天南星 水分不得过 15.0%，总灰分不得过 5.0%。本品按干燥品计算，含总黄酮以芹菜素（$C_{15}H_{10}O_5$）计，不得少于 0.050%。

2. 制南星 水分不得过 12.0%，总灰分不得过 4.0%。本品按干燥品计算，含白矾以含水硫酸铝钾［$KAl(SO_4)_2 \cdot 12H_2O$］计，不得过12.0%；含总黄酮以芹菜素（$C_{15}H_{10}O_5$）计，不得少于0.050%。

【炮制作用】

1. 天南星　味苦、辛，性温；有毒。归肺、肝、脾经。具有燥湿化痰、祛风止痉、散结消肿的作用。生品辛温燥烈，多外治痈肿、蛇虫咬伤。也有入煎剂内服者，以祛风止痉为主。多用于破伤风、中风抽搐、癫痫等。

2. 制南星　经生姜、白矾制后毒性降低，燥湿化痰作用增强。多用于顽痰咳嗽、胸膈胀闷、痰阻眩晕。

3. 胆南星　味苦、微辛，性凉。归肺、肝、脾经。经胆汁制后毒性降低，其燥烈之性缓和，药性由温转凉，具有清热化痰、熄风定惊的作用。用于痰热咳喘、咯痰黄稠、中风痰迷、癫狂惊痫。

知识拓展

天南星的毒性成分至今尚不清楚，但经白矾、生姜、甘草等炮制后，能解毒增效，其解毒机制可能与辅料吸附毒性成分，改变毒性成分的理化性质、生理活性，增强机体的解毒能力有关。实验表明，采用长期水漂的方法，虽然能消除毒性，但有效成分也会随之流失。因此，在炮制过程中，水浸时间、白矾用量和加热处理三个环节必须运用得当，方能达到既降低毒性又提高饮片质量的目的。

白附子

【处方用名】生白附子、禹白附、制白附子。

【来源】本品为天南星科植物独角莲 *Typhonium giganteum* Engl. 的干燥块茎。

【炮制方法】

1. 生白附子　取原药材，除去杂质。

2. 制白附子　取净白附子，大小分档，用饮用水浸泡，每日换水2~3次，数日后如起黏沫，换水后加白矾（每100kg白附子，用白矾2kg），泡一日后再进行换水，至口尝微有麻舌感为度，取出。另取白矾粉及生姜片加适量水，煮沸后，倒入白附子共煮至内无白心为度，捞出，除去生姜片，晾至六七成干，切厚片，干燥。筛去碎屑。每100kg白附子，用生姜、白矾各12.5kg。

【成品性状】

规格	形状	颜色	质地	气味
生白附子	椭圆形或卵圆形，略粗糙，顶端有茎痕或芽痕	表面白色至黄白色，断面白色	质坚硬，粉性	气微，味淡，麻辣刺舌
制白附子	类圆形或椭圆形厚片	周边淡棕色，切面黄色	角质	味淡，微有麻舌感

【炮制品质量要求】生白附子水分不得过15.0%，总灰分不得过4.0%；热浸法测定浸出物，70%乙醇作溶剂，不得少于7.0%。制白附子水分不得过13.0%；热浸法测定浸出

物，用稀乙醇作溶剂，不得少于 15.0%。

【炮制作用】

1. 生白附子 味辛，性温；有毒。归胃、肝经。具有祛风痰、定惊搐、解毒散结止痛的作用。用于口眼歪斜、破伤风；多外治瘰疬痰核、毒蛇咬伤。

2. 制白附子 炮制后可降低毒性，消除麻辣味，增强祛风痰作用。多用于偏头痛、痰湿头痛、咳嗽痰多等。

知识拓展

1. 镇静、抗惊厥作用 生品和制品作用相似，但制品的毒性更低。

2. 抗炎作用 研究表明生品和制品作用也类似。

紫河车

【处方用名】紫河车、制紫河车、酒炒紫河车。

【来源】本品为健康人的干燥胎盘。

【炮制方法】

1. 紫河车 将新鲜胎盘除去羊膜和脐带，反复冲洗至去净血液，蒸或置沸水中略煮后，干燥。用时研成细粉或砸成小块。

2. 酒炒紫河车 取净紫河车块，用酒拌匀，待酒吸尽后，用文火炒至酥脆为度。用时研末。每 100kg 紫河车，用酒 10kg。

【成品性状】

规格	形状	颜色	质地	气味
紫河车	圆形或碟状椭圆形，厚薄不一	黄色或黄棕色	质硬脆	腥气重
酒炒紫河车	碎块状	黄棕色至深棕色	酥脆	腥气较弱，具酒香气

【炮制作用】

1. 紫河车 味甘、咸，性温。归心、肺、肾经。具有温肾补精、益气养血的作用。生紫河车有腥气，内服易产生恶心呕吐的不良反应。多入片剂或胶囊剂使用。

2. 酒炒紫河车 酒制后可除去腥臭味，便于服用，并可使其质地酥脆，便于粉碎，增强疗效。用于肺肾两虚、虚劳咳嗽、阳痿遗精。

知识拓展

紫河车主要含有多种氨基酸及多种抗体、干扰素、激素、酶、红细胞生成素、磷脂及多种多糖等。具有免疫作用，能增强机体抵抗力；具有促进乳腺、子宫、阴道、卵巢及睾丸的发育作用；此外尚有抗过敏作用。紫河车经黄酒蒸制后，可使蛋白质凝固，并能达到去污脱脂的作用。

松 香

【处方用名】 松香、制松香。

【来源】 本品为松科植物油松 *Pinus tabulaeformis* Carr.，马尾松 *Pinus massoni-ana* Lamb. 或云南松 *Pinus yunnanensis* Franch. 树干中取得的油树脂，经蒸馏除去挥发油后的遗留物。

【炮制方法】

1. 松香 取原药材，除去杂质，置锅内，用文火加热，熔化后倾入饮用水中，晾凉，取出晾干，捣碎。

2. 制松香 取葱煎汁，去渣，加入净松香及适量水，加热煮至松香完全熔化，趁热倒入冷水中，待凝固后取出，晾干。每 100kg 净松香块，用葱 10kg。

【成品性状】

规格	形状	颜色	质地	气味
松香	不规则半透明块状	表面淡黄色，常有一层黄白色霜粉	质坚而脆，易碎	松节油香气，味苦
制松香	形如松香	颜色加深	质地酥脆	味微苦

【炮制作用】

1. 松香 味苦、甘，性温。归肝、脾经。具有燥湿祛风、拔毒排脓、生肌止痛的作用。生品多外用，入膏药或研细末贴敷患处，多用于风湿痹痛、痈疽、疥癣、湿疮、金疮出血。

2. 制松香 经葱汁制后能除去部分油脂及杂质，使其洁净，质地酥脆，便于制剂和粉碎，并矫正不良气味，减少刺激性。制松香对多种致病性真菌具有不同程度的抑制作用。

知识拓展

松香的主要有效成分是树脂酸，其毒副作用在松节油和树脂部分。松节油含量降得最低的炮制方法是蒸馏水夹层锅水煮法。加蒸馏水量为 1∶1。煮沸时换水一般 2~3 次为宜。

任务实施

复制法制备 清半夏和法半夏（传统手工操作）

（一）设备工具和材料

1. 设备工具 台秤、缸、煎煮锅、笊篱、盛药盆、切刀、竹匾或不锈钢盘（搪瓷盘）、搅拌棒、抹布。

2. 供炮制用药材 半夏、白矾、甘草、生石灰。

（二）操作步骤和方法

工作内容	操作方法和要求		注意事项
准备	器具洁净齐全、合理摆放；规范称取生药、称量准确		
净制	通过净制操作，使饮片净度符合《中国药典》及相关规定		注意药物大小分档。
浸泡	清半夏	8%明矾水溶液泡至内无干心，微有麻舌感	100kg 半夏用白矾 20kg
	法半夏	清水浸至内无干心；再放入甘草石灰液中浸泡至剖面黄色，微有麻舌感	法半夏的第二次浸泡要保持 pH 值在 12 以上；100kg 半夏用甘草 15kg，生石灰 10kg
捞出洗净	用笊篱捞出药材，清水洗净		
切片	用切刀把药材切成薄片		切制要均匀
干燥	阴干或烘干，炮制品存放得当		切制好的药材要及时干燥
清场	按规程清洁器具，清理现场；饮片和器具归类放置，关闭水、电、气、门窗等		换品种、操作结束时要对器具等进行清洁

（三）炮制程度和质量要求

炮制后饮片质量应符合《中国药典》及《中药饮片质量标准通则（试行）》的规定。

（四）填写相关生产记录

扫码“练一练”

目标检测

一、单项选择题

1. 下列属于清半夏炮制辅料的是（　　）

A. 辣蓼　B. 葱白　C. 白矾　D. 生姜

2. 复制后可以降低腥臭味的药材是（　　）

A. 半夏　B. 天南星　C. 紫河车　D. 松香

3. 浸泡 100kg 生天南星所用白矾的量是（　　）

A. 2kg　B. 12.5kg　C. 25kg　D. 5kg

二、多项选择题

1. 经复制后可降低毒性的药物有（　　）

A. 天南星　B. 紫河车　C. 半夏

D. 白附子　E. 松香

2. 法半夏的炮制辅料有（　　）

A. 白矾　B. 甘草　C. 生石灰

D. 苍耳子　E. 赤小豆

三、配伍选择题

A. 用白矾为辅料炮制　B. 用甘草、生石灰为辅料炮制

C. 用黄酒为辅料炮制　D. 用猪胆汁作辅料炮制

E. 用生姜和白矾作为辅料炮制

1. 法半夏（　　）

2. 胆南星（　　）
3. 制白附子（　　）
4. 清半夏（　　）
5. 紫河车（　　）

四、简答题

1. 简述清半夏的炮制过程。
2. 简述紫河车的炮制目的。

（苏　征）

扫码“学一学”

项目十三

发酵法、发芽法

学习目标

知识要求

掌握发酵法和发芽法的炮制目的、注意事项。

技能要求

1. 能对相关药材进行发酵、发芽的传统操作，并根据不同的药材选择合适的辅料种类、用量和操作工艺流程。
2. 能使用相关的设备进行发酵、发芽的生产操作。
3. 能判断发酵法和发芽法炮制品的性状标准。

知识准备

一、发酵、发芽法概念

发酵法是指经净制或处理后的药物，在一定的温度和湿度条件下，由于霉菌和酶的催化分解作用，使药物发泡生衣的炮制方法。发芽法是将净选后的新鲜成熟果实或种子，在一定温度和湿度条件下，促使萌发幼芽的方法叫发芽法。

二、制法分类

发酵法和发芽法。

三、发酵、发芽法的工具和设备

传统手工复制法的工具主要有缸、石碾、木箱、锅具、竹匾、竹席、筛子、簸箕等；现代机械有粉碎机、发酵机、发芽机、搅拌机、烘干机等，主要机器设备与操作见炮制技术篇。

任务一 发酵法

任务引入

根据《中国药典》(2015 年版) 四部炮制通则要求，将需相应药材进行发酵炮制，操作中应注意药材的质地、药性和炮制目的等不同要求，采用相应的发酵方法。

任务分析

一、炮制目的

1. 改变药物的性能，产生新的疗效，扩大用药范围，如六神曲、淡豆豉。
2. 亦可增强疗效，如半夏曲。

二、炮制方法

根据不同品种，采用不同的方法进行加工处理后，再置于温度、湿度适宜的环境下进行发酵。常用的方法有药料与面粉混合发酵，如六神曲、建曲、半夏曲、沉香曲等。另一类是直接用药料进行发酵，如淡豆豉、百药煎等。

三、注意事项

1. 温度和湿度对发酵速度影响很大。一般发酵最佳温度以 30~37℃为宜，相对湿度控制在 70%~80%为宜。
2. 原料在发酵前需要进行杀菌、杀虫处理，以防杂菌感染，影响发酵品质量。
3. 发酵过程必须一次完成，不能中断或停顿。
4. 发酵品表面霉衣为黄白色，具有酵香气，无黑点、霉味和酸败味。

相关知识

适用重点药物：六神曲、半夏曲、建神曲

六神曲

【处方用名】六神曲、神曲、六曲、炒六曲、焦神曲。

【来源】本品为面粉、麸皮、藿香、青蒿等中药混合后，经发酵制成的曲剂。

【处方用名】

1. 六神曲

(1) 配方　面粉 100kg，苦杏仁、赤小豆各 4kg，鲜青蒿、鲜辣蓼、鲜苍耳草各 7kg。

(2) 制备　按重量份数比称取各原料药；将苦杏仁、赤小豆粉碎后过 60 目筛，然后与面粉、麦麸混合均匀；将辣蓼、青蒿和苍耳草三味药加 10 倍量的水煎煮 1 小时，过滤后浓缩至相对密度1.1g/ml的浸膏，浓缩温度为80℃；将所述浸膏与第2步所得的粉料趁热混合并搅拌均匀，在温度为32~42℃，相对湿度为55~70%的条件下发酵4~6天，至表面遍生黄白色或灰白色霉衣，取出；将上述经发酵后的产物加水制成软料后压制成块状，在温度为50~70℃的条件下干燥后即为成品。

2. 麸炒神曲 将炒制器具预热至一定程度，均匀撒入定量的麸皮，中火加热，即刻烟起，随即投入六神曲，迅速拌炒至神曲表面呈棕黄色（或深黄色）时，取出，筛去麸皮，晾凉。或用炒黄法，炒至神曲表面微黄色。每100kg神曲，用麸皮10kg。

3. 焦神曲 将六神曲块投入已预热的炒制器具内，中火加热，翻炒至表面呈焦褐色，内部微黄色，有焦香气时，取出，晾凉。筛去碎屑。

【成品性状】

规格	形状	颜色	质地	气味
六神曲	立方形小块状	表面灰黄色	粗糙，质脆易断	微有香气
麸炒神曲	立方形小块状	表面黄色，偶有焦斑	质脆易断	麸香气
焦神曲	立方形小块状	表面焦黄色，内部微黄色	质脆易断	焦香气

【炮制作用】

1. 六神曲 味甘、辛，性温。归脾、胃经。具有消食健胃的作用。生用健脾开胃，并有发散作用，常用于感冒食滞。

2. 炒神曲 炒后产生甘香之气，以醒脾和胃为主。用于食积不化、脘腹胀满、不思饮食、肠鸣泄泻等。

3. 焦神曲 炒焦后消食化积力强。以治食积泄泻为主。

知识拓展

研究表明，以麸皮代替面粉，利用基质灭菌，纯菌种发酵法制备六神曲的工艺比较合理可行。通过基质灭菌，可杀灭曲料中的杂菌，排除制曲中的生物干扰，又可使曲料中的蛋白质变性、淀粉糊化，利于霉菌生长代谢。其蛋白酶和淀粉酶的活力较天然发酵法明显提高，并能减少面粉用量，缩短发酵周期，使之发酵效果好、成本低且质量稳定，临床证明具有与天然发酵同等疗效。

半夏曲

【处方用名】半夏曲，炒半夏曲

【来源】本品为法半夏、赤小豆、苦杏仁、鲜青蒿、鲜辣蓼、鲜苍耳草加面粉混合经发酵制成的曲剂。

【炮制方法】

1. 半夏曲 取法半夏、赤小豆、苦杏仁研成粉末，与面粉混合均匀，加入鲜青蒿、鲜辣蓼、鲜苍耳草的煎出液，搅拌均匀，堆置发酵，压成片状，切成小块，晒干。

每100kg法半夏，用赤小豆30kg，苦杏仁30kg，面粉400kg，鲜青蒿30kg，鲜辣蓼

30kg，鲜苍耳草 30kg。

2. 麸炒半夏曲　先将锅烧热，均匀撒入定量麦麸，用中火加热，待烟起时，投入净半夏曲，不断翻炒，至半夏曲表面成深黄色时，取出，筛去麸皮，晾凉。

【成品性状】

规格	形状	颜色	质地	气味
半夏曲	小立方块状	表面浅黄色	质疏松，有细蜂窝眼	微有香气
麸炒半夏曲	小立方块状	表面米黄色	质松脆	焦香气

【炮制作用】

1. 半夏曲　性味辛、苦，平。归肺、脾和胃经。具有化痰止咳，消食化积的作用。临床以化痰止咳、消食积为主。

2. 麸炒半夏曲　麸炒后，产生焦香气。增强健脾消食的作用。

知识拓展

半夏制曲后可以减毒增效，且具有曲类共有的消食化积功效，半夏曲的功效与组方药物有很大关系，但发酵的确切作用还有待进一步研究。

建神曲

【处方用名】建神曲、建曲、炒建神曲、焦建神曲

【来源】本品为面粉、麸皮与藿香、青蒿等中药混合后，经发酵而制成的曲剂。

【炮制方法】

1. 建神曲　取藿香 6kg，青蒿 6.5kg，辣蓼草 6.5kg，苍耳草 6.5kg，苦杏仁 4kg，赤小豆 4kg，炒麦芽 9kg，炒谷芽 9kg，炒山楂 9kg，陈皮 6kg，紫苏 6kg，香附 6kg，苍术 6kg，炒枳壳 3kg，槟榔 3kg，薄荷 3kg，厚朴 3kg，木香 3kg，白芷 3kg，官桂 1.5kg，甘草 1.5kg，面粉 10.5kg，生麸皮 21kg。各药共研细粉，与生麸皮混匀，再将面粉制成稀糊，趁热与上述混合各药，揉和制成软材，压成块状，发酵，取出，干燥。

2. 炒建神曲　取净建曲碎块，置炒制容器内，用文火炒至表面呈深黄色，有香气逸出时，取出，放凉。

3. 焦建神曲　取净建曲碎块，置炒制容器内，用武火炒至表面呈深黄色，有焦香气逸出时，取出，放凉。

【成品性状】

规格	形状	颜色	质地	气味
建神曲	不规则的碎块	表面土黄色	质脆易断	具清香气，味淡微苦
炒建神曲	不规则的碎块	表面呈深黄色	质脆易断	具香气
焦建神曲	不规则的碎块	表面呈焦黄色	质脆易断	焦香气

【炮制作用】建神曲味辛、甘，性温。归脾、胃经。具有消食化积、发散风寒、健脾和胃的功能。用于感冒头痛、宿食积滞、胸腹胀满、脾虚泄泻。炒黄、炒焦可增强其消食化积、健脾和胃的功能。常与健脾消食药同用。

知识拓展

近代各省市地方药品标准所载建神曲处方药味不甚相同，但都有荆芥、防风、紫苏等发散解表药，山楂、麦芽等消食导滞药，苍术、厚朴等燥湿行气除满药。有的方中含有麻黄，有的则无，因此药性亦有差异，使用时应注意。

任务实施

发酵　六神曲（传统手工操作）

（一）设备工具和材料

1. 设备工具　台秤、缸、锅、盛药盆、木箱、木制模具、搅拌棒、温度计、药碾、60目药筛、切刀、粗纸、纱布、抹布等。

2. 供炮制用药材　杏仁、赤小豆、鲜青蒿、鲜辣蓼、鲜苍耳草、面粉。

（二）操作步骤和方法

工作内容	操作方法和要求	注意事项
准备	器具洁净齐全、合理摆放；规范称取生药、称量准确	原料在发酵前要进行杀菌、杀虫处理，以防杂菌感染
净制	通过净制操作，使饮片净度符合《中国药典》及相关规定	注意药物大小分档；净制药材和各种辅料。
粉碎	将杏仁和赤小豆碾成细粉	也可将赤小豆煮烂碾碎
混合	与面粉混匀，再与三种鲜药煮得的药汁混合成软材	面粉：杏仁：赤小豆：鲜青蒿：鲜辣蓼：鲜苍耳草（100：4：4：7：7：7）
压制发酵	软材压制成扁平方块，用鲜苘麻叶或粗纸包严，放入木箱，覆盖鲜青蒿和湿物进行发酵至表面生出黄白色霉衣，取出	温度控制在30～37℃；发酵要一次完成，不能中断，一般在4~6天才能发酵
切块干燥 清场	切成2.5cm见方的小块，干燥	干燥温度一般在60~80℃

（三）炮制程度和质量要求

炮制后饮片质量应符合《中国药典》及《中药饮片质量标准通则（试行）》的规定。

（四）填写相关生产记录

目标检测

一、单项选择题

1. 国家收载的成方制剂中应用最多的发酵中药是（ ）
   A. 建神曲　B. 半夏曲　C. 六神曲　D. 淡豆豉
2. 采用药料直接发酵的药材是（ ）
   A. 淡豆豉　B. 六神曲　C. 半夏曲　D. 以上都不是
3. 原料在发酵前要进行（ ）
   A. 杀菌　B. 杀虫
   C. 挑拣去除不合格品　D. 以上都是

二、多项选择题

1. 发酵半夏曲的原料有（ ）
   A. 法半夏　B. 面粉　C. 赤小豆
   D. 苦杏仁　E. 鲜青蒿等
2. 发酵产品不得出现（ ）
   A. 黑点　B. 霉味　C. 霉衣
   D. 酸败味　E. 酵香气

三、配伍选择题

A. 消食化积力强，治食积泄泻
B. 化痰止咳，消食积
C. 化痰止咳，健脾消积
D. 消食健胃，常用于感冒食滞
E. 醒脾和胃

1. 六神曲的炮制作用是（ ）
2. 炒神曲的炮制作用是（ ）
3. 焦神曲的炮制作用是（ ）
4. 半夏曲的炮制作用是（ ）
5. 炒半夏曲的炮制作用是（ ）

四、简答题

1. 什么叫发酵？
2. 发酵的主要目的是什么？

任务二 发芽法

任务引入

根据《中国药典》（2015年版）四部炮制通则要求，将相应药材进行发芽炮制，操作中应注意药材的质地、药性和炮制目的等不同要求，采用适宜的方法。

任务分析

一、炮制目的

通过发芽改变药物的性能，产生新的作用。

二、炮制方法

1. 准备 选种和准备发芽用的洁净器具。选种要选新鲜、成熟、饱满、无病害的种子。

2. 浸泡 将净种子用适量饮用水浸泡至适宜的时间。

3. 发芽 将浸泡好的种子捞置带孔的容器中，用湿物盖严，保持18~25℃，每天喷淋饮用水2~3次，并适时翻动，经过5~7天，芽长至0.5cm时，即可取出。

4. 干燥 可以采用晒干或烘干

三、注意事项

1. 选取新鲜、粒大、饱满、无病虫害的成熟果实或种子，在发芽前应检测其发芽率，要求发芽率达到85%以上。

2. 种子的浸泡时间应依气候、环境而定，一般春、秋季宜浸泡4~6小时，冬季8小时，夏季4小时。浸渍后的果实或种子的含水量宜控制在42%~45%。

3. 发芽过程中，保持适宜的温湿度和充足的氧气。并且要经常检查发芽情况，及时除去发霉、腐烂的果实和种子，以保证成品质量。

4. 种子先长根后生芽，以芽长0.5~1cm为宜，过长则影响药效。发芽率不得少于85%。药屑、杂质含量不得超过1.0%。

相关知识

适用重点药物：麦芽　谷芽　大豆黄卷

麦　芽

【处方用名】 麦芽、大麦芽、炒麦芽、焦麦芽。

【来源】 本品为禾本科植物大麦 *Hordeum vulgare* L. 的成熟果实，经发芽干燥而得。

【炮制方法】

1. 麦芽 取新鲜成熟饱满的净大麦，用饮用水浸泡六、七成透，捞出，置能排水的容器内，用湿物盖好，每日喷淋饮用水2~3次，保持适宜的温度和湿度，约经5~7天，待芽长约0.5cm时，晒干或低温干燥即得。

2. 炒麦芽 取净大麦芽，置已预热的炒制器内用文火翻炒至表面棕黄色、鼓起，并有香气逸出时，取出晾凉。筛去灰屑。

3. 焦麦芽 取净大麦芽，置已预热的炒制器具内，中火加热，翻炒至有爆裂声，表面焦褐色、鼓起，并有焦香气逸出时，取出晾凉，筛去灰屑。

【成品性状】

规格	形状	颜色	质地	气味
麦芽	梭形，基部胚根处生出幼芽及数条须根	表面淡黄色，断面白色	质硬，断面粉性	无臭，味微甘
炒麦芽	表面有裂隙	棕黄色，偶见焦斑	质地硬脆	具香气
焦麦芽	表面有裂隙	焦褐色	质地硬脆	具焦香气

【炮制品质量要求】麦芽水分不得过13.0%，总灰分不得过5.0%。出芽率不得少于85%；炒麦芽水分不得过12.0%，总灰分不得过4.0%；焦麦芽水分不得过10.0%，总灰分不得过4.0%。

【炮制作用】

1. 麦芽 味甘，性平。归脾、胃经。具有消食、健脾开胃、退乳消胀作用。生品长于健脾和胃、疏肝行气。用于脾虚食少、乳汁郁积、乳房胀痛。

2. 炒麦芽 炒黄后偏温而气香，具有行气消食回乳的作用。用于食积不消、妇女断乳。

3. 焦麦芽 性偏温而味甘微涩，长于消食化滞。用于食积不消、脘腹胀痛。

知识拓展

1. 实验结果显示，大麦的发芽程度与酶的活性有关，长出胚芽者酶的活力约为未长出者5倍左右，乳酸含量也以长出胚芽者为高。但芽太长，纤维素增多，失去药用价值，故《中国药典》规定胚芽长度为0.5cm是必要的。

2. 近年来对麦芽炒制工艺的研究基本上是以淀粉酶为指标，认为麦芽的助消化作用与其所含的淀粉酶有关。对不同炮制品分解淀粉能力的测定结果表明，生麦芽作用最强，炒焦品作用很弱，故主张生品研末服用效果最佳，也可微炒研末服用。近期研究表明炒麦芽提取物中有大量的硝酸钙和少量的氯化钙，这些硝酸根离子和氯离子是动物α-淀粉酶（包括胰淀粉酶和唾液淀粉酶）的激活剂，能激活消化道中的α-淀粉酶，促进淀粉类食物的消化。

谷 芽

【处方用名】谷芽、粟芽、炒谷芽、焦谷芽。

【来源】谷芽为禾本科植物粟 *Setaria italic*（L）Beauv. 的成熟果实，经发芽干燥而成。

【炮制方法】

1. 谷芽 取成熟饱满的净粟谷，用清水浸泡至6~7成透，捞出，置能排水的容器内，用湿物覆盖，每日淋水1~2次，保持湿润。待须根长至约0.6cm时。取出晒干。

2. 炒谷芽 取净谷芽置热的炒锅内，用文火加热，不断翻炒，至谷芽表面呈深黄色，大部分爆裂，并有香气逸出时，取出，晾凉。

3. 焦谷芽 取净谷芽置热的炒锅内，用中火加热，不断翻炒，至谷芽表面呈焦黄色，大部分爆裂，并有焦香气逸出时，取出，晾凉。

【成品性状】

规格	形状	颜色	质地	气味
谷芽	类圆球形，顶端钝圆，基部略尖	淡黄色	质地坚实，沉重	气微，味微甘
炒谷芽	类圆球形	表面深黄色，略有焦斑	质硬脆	有香气，味微苦
焦谷芽	类圆球形	表面焦褐色	质硬脆	有焦香气

【炮制品质量要求】谷芽水分不得过 14.0%，总灰分不得过 5.0%，酸不溶性灰分不得过 3.0%，出芽率不得少于 85%；炒谷芽水分不得过 13.0%，总灰分不得过 4.0%，酸不溶性灰分不得过 2.0%。

【炮制作用】

谷芽　性味甘、温。具有健脾开胃，消食和中的作用。

炒谷芽　偏于消食。焦谷芽善化积滞。

知识拓展

研究表明炒谷芽、焦谷芽和生品淀粉酶的含量，焦谷芽下降很多，炒谷芽和生品类似。

大豆黄卷

【处方用名】大豆黄卷、大豆卷、豆黄卷、豆卷、饮用水豆卷、制豆卷。

【来源】本品为豆科植物大豆 *Glycine max*（L）Merr. 的成熟种子，经发芽干燥而得。

【炮制方法】

1. 大豆黄卷　取新鲜成熟饱满的净大豆，用饮用水浸泡至表皮起皱，捞出，置能排水的容器内，用湿物覆盖，每日淋水 2~3 次，以保持湿润，待芽长至 0.5~1cm 时，取出，干燥。

2. 制大豆黄卷　将净大豆黄卷置锅内，加入灯心草、淡竹叶煎好的汤液，用文火加热，煮至药汁被吸尽，取出，干燥。每 100kg 大豆黄卷，用淡竹叶 2kg，灯心草 1kg。

3. 炒大豆黄卷　取净大豆黄卷，置已预热的炒制器具内，文火加热，翻炒至较原色加深，取出晾凉。筛去灰屑。

【成品性状】

规格	形状	颜色	质地	气味
大豆黄卷	肾形，微皱缩，一端有黄色卷曲的胚根	黄色或黑色，断面黄色或绿色	外皮质脆	嚼之有豆腥味
制大豆黄卷	和大豆黄卷类似	颜色稍深	质地坚韧	豆腥气较轻，味清香
炒大豆黄卷	和大豆黄卷类似	颜色加深，偶见焦斑	质地坚韧	略有香气

【炮制品质量要求】水分不得过 11.0%，总灰分不得过 7.0%。本品按干燥品计算，含大豆苷（$C_{21}H_{20}O_9$）和染料木苷（$C_{21}H_{20}O_{10}$）的总量不得少于 0.080%。

【炮制作用】

1. 大豆黄卷　味甘，性平。归脾、胃经。具有清利湿热、清解表邪的作用。生品善于通达宣利，其性偏凉。常用于夏月感冒、暑湿、湿温、水肿胀满等。

2. 制大豆黄卷　宣发作用减弱，清热利湿作用增强。用于暑湿、湿温。

3. 炒大豆黄卷　清解表邪的作用极弱，长于利湿舒筋、兼益脾胃。常用于湿痹筋挛疼痛、水肿胀满。

知识拓展

大豆黄卷含天门冬酰胺、胆碱、黄嘌呤、次黄嘌呤，另含钙、钾、硅等。此外，含有丰富的蛋白质、脂肪、碳水化合物，以及甘氨酸、亮氨酸、异亮氨酸等。

任务实施

发芽　麦芽（传统手工操作）

（一）设备工具和材料

1. 设备工具　台秤、发芽用容器、淋水喷壶、白布、盛药盆、簸箕、竹匾、抹布。

2. 供炮制用药材　大麦。

（二）操作步骤和方法

工作内容	操作方法和要求	注意事项
准备		盛药器具、发芽容器必须洁净
净制	通过净制操作，使饮片净度符合《中国药典》及相关规定	挑去霉烂、虫蛀的，簸去瘪麦
浸泡	用清水浸泡至六七成透，捞出	选择饮用水
淋水	将捞出的大麦放在发芽容器内，用湿布盖严，每日喷淋水 2~3 次	保持合适的温度和湿度，麦芽层中的温度一般控制在 20℃左右
发芽	发芽时间 5~7 天，芽长至 0.5cm 时，取出	经常观察芽的长度，以免过长。发芽率不得小于 85%
干燥	晒干或低温干燥	及时干燥
清场		

（三）炮制程度和质量要求

炮制后饮片质量应符合《中国药典》及《中药饮片质量标准通则（试行）》的规定。

（四）填写相关生产记录

扫码“练一练”

目标检测

一、单项选择题

1. 发芽的长度一般是（　　）

A. 0.2~0.5cm　B. 0.5~1cm　C. 1~2cm　D. 1~1.5cm

2. 《中国药典》2015年版规定，谷芽的出芽率不得少于（　　）

A. 75%　B. 80%　C. 85%　D. 90%

3. 发芽的温度应保持（　　）

A. 8~15℃　B. 10~20℃　C. 18~25℃　D. 28~35℃

二、多项选择题

1. 麦芽的处方别名有（　　）

A. 麦芽　B. 大麦芽　C. 炒麦芽

D. 焦麦芽　E. 以上都不是

2. 发芽的药材的质量要求是（　　）

A. 根长1~2cm　B. 芽长0.5~1cm

C. 杂质不得超过1.0%　D. 发芽率不得少于85%

E. 以上都不对

三、配伍选择题

A. 中火　B. 宣发作用降低，清热利湿增强

C. 文火　D. 健脾开胃，消食和中

E. 偏于消食

1. 炒麦芽的炮制使用（　　）
2. 焦麦芽的炮制使用（　　）
3. 谷芽的炮制作用是（　　）
4. 炒谷芽炮制作用是（　　）
5. 制大豆黄卷的炮制作用是（　　）

四、简答题

1. 发芽的目的是什么？
2. 简述大豆黄卷的炮制方法。

（苏　征）

扫码“学一学”

项目十四

制霜法

学习目标

知识要求

掌握制霜法的炮制目的、注意事项。

技能要求

1. 能根据药材灵活选用去油制霜、渗析制霜、升华制霜、和煎煮制霜等制霜方法。
2. 能熟练进行制霜的生产操作。
3. 能判断各种制霜制品的性状标准。

知识准备

一、制霜法概念

制霜是将药材通过去油、渗析、升华、煎煮等方法加工后制作成为松散的粉末或细小的结晶的操作方法。

二、制霜法分类

根据操作过程和原理的不同，可分为去油制霜、渗析制霜、升华制霜和煎煮制霜等。

任务一　去油制霜

任务引入

去油制霜是将药材研碎如泥，经微热，压榨除去大部分油脂，含油量符合要求后，取残渣研制成符合规定的松散粉末。

任务分析

一、炮制目的

1. 降低毒性，缓和药性 药物去油制霜后油脂性成分减少，可降低毒性，缓和泻下作用，保证临床用药安全有效。如巴豆。

2. 降低不良反应 如柏子仁具有致呕吐和滑肠不良反应，不适合体虚便溏患者，制霜后用于心神不宁，失眠健忘而又大便溏泄者。

二、炮制方法

去油制霜一般将原药材，除去外壳和种皮后捣烂如泥，用吸油纸或布包裹，加热后压榨，反复换纸，吸去油脂至松散成粉，不再黏结即可。

去油制霜法的药材一般是富含油脂的果实种子类药材，通过加工后大部分油脂被除去成为松散的粉末状，生产时通过观察粉末是否松散控制炮制程度，成品质量则要测定油脂含量加以控制。

三、注意事项

1. 药物加热后更易渗出油脂，故需加热并趁热去油。
2. 通过勤换吸油纸可提高吸油速度，缩短炮制时间。
3. 有毒药物去油后用过的布或纸要及时烧毁，用的器具应清洗干净，防止中毒。

相关知识

适用重点药物：巴豆　千金子　柏子仁　瓜蒌子　木鳖子

巴　豆

【处方用名】 生巴豆、巴豆霜

【来源】 本品为大戟科植物巴豆 *Croton tiglium* L. 的干燥成熟果实。

【炮制方法】

1. 生巴豆 取原药材，除去杂质，搓去果皮和种皮，簸取种仁；或将种子拌入稠米汤暴晒或烘干后去外壳和种皮，取仁。

2. 巴豆霜 取净巴豆仁，碾如泥状，用草纸包严，加热并压榨去油，如此反复数次，至草纸不显油痕，药物松散成粉，不再粘结；或取仁碾细后测量脂肪油含量，加适量的淀粉，使脂肪油含量符合规定，混匀，即得。

【成品性状】

规格	形状	颜色	质地	气味
生巴豆	略扁的椭圆形，一端有小点状的种脐及种阜的疤痕，另端有微凹的合点	表面棕色或灰棕色；种仁黄白色	种皮较脆，富油性	无臭，味辛辣
巴豆霜	粒度均匀松散的粉末	淡黄色	微显油性	味辛辣

【炮制品质量要求】 水分不得过12.0%；总灰分不得过7.0%；含脂肪油应为18.0%~20%；按干燥品计算；含巴豆苷（$C_{10}H_{13}N_5O_5$）不得少于0.80%。

【炮制作用】

1. 生巴豆 性味辛、热，有大毒，归胃、大肠经。生品仅外用蚀疮，用于恶疮疥癣。

2. 巴豆霜 性味辛、热，有大毒，归胃、大肠经，峻下积滞，逐水消肿，豁痰利咽。多入丸散内服用于寒积便秘，乳食停滞，下腹水肿，二便不通，喉风喉痹等。

知识拓展

巴豆中的巴豆油分解后产生的巴豆油酸及所含的少量油脂，能刺激肠蠕动，引起剧烈腹泻，外用可引起皮肤发红、发泡甚至坏死。口服半滴至一滴即能产生口腔、咽及胃灼热感，服用20滴即可致死。通过加热去油制霜后，巴豆油含量下降，巴豆毒素凝固变性，从而达到降低毒性和缓和泻下作用的目的。

千金子

【处方用名】 千金子、千金子霜。

【来源】 千金子为大戟科植物续随子 *Euphorbia lathyris* L. 的干燥成熟种子。

【炮制方法】

1. 千金子 取原药材，除去杂质，洗净，晒干，用时打碎。

2. 千金子霜 取净千金子，碾如泥状，用布包严，加热并压榨去油，如此反复数次，至药物松散不再粘结成饼，碾细备用。少量者，碾碎后用数层草纸包裹，加热，反复压榨换纸，以草纸不显油痕，药物松散成粉，不再粘结。

【成品性状】

规格	形状	颜色	质地	气味
千金子	椭圆形或卵圆形，有网状皱纹，一侧有纵沟状种脊	外皮黄褐色或灰褐色，种仁白色或黄白色	种皮薄脆，富油性	气微、味辛
千金子霜	粒度均匀松散的粉末	淡黄色	微显油性	味辛辣

【炮制品质量要求】 千金子含千金子甾醇（$C_{32}H_{40}O_8$）不得少于0.35%；脂肪油含量应为18.0%~20.0%。

【炮制作用】

1. 千金子 味辛，性温，有毒，归肝、肾、大肠经，能逐水消肿，破血消癥。毒性较大，多外用，用于顽癣，疣赘。

2. 千金子霜 能缓和泻下作用，并降低毒性。多入丸散内服，用于水肿胀满，积聚癥块，诸疮肿毒。

知识拓展

千金子中含有的千金子甾醇，对胃肠黏膜有强烈的刺激作用，可产生峻泻作用，制霜后，脂肪油含量减少，缓和峻泻作用。

柏子仁

【处方用名】柏子仁、柏子仁霜。

【来源】本为柏科植物侧柏 *Platycladus orientalis*（L.）Franco. 的干燥成熟种仁。

【炮制方法】

1. 柏子仁 取原药材，除去杂质及种皮，筛去灰屑。

2. 柏子仁霜 取净柏子仁，碾如泥状，用布（少量可用数层草纸）包严，加热并压榨去油，如此反复数次，至药物松散不再粘结成饼，碾细备用。

扫码“看一看”

【成品性状】

规格	形状	颜色	质地	气味
柏子仁	长椭圆形或长卵圆形，顶端略尖，基部钝圆	表面黄白色或淡黄棕色	质软，富油性	气微香、味淡
柏子仁霜	粒度均匀松散的粉末	淡黄色	微显油性	气微香

【炮制品质量要求】酸值不得过 40.0，羰基值不得过 30.0，过氧化值不得过 0.26。

【炮制作用】

1. 柏子仁 味甘，性平，归心、肾、大肠经，能养心安神，止汗，润肠。生品有致恶心呕吐的异味。

2. 柏子仁霜 功效同柏子仁，但制霜能消除呕吐和润肠作用，适用于脾虚便溏的患者。

知识拓展

大量生产柏子仁霜可采用将碾成泥状的柏子仁置于铺有吸油纸的电热干燥箱干燥盘内，上盖吸油纸，多层干燥盘相叠，压上重物后一起放入干燥箱 65℃ 恒温数小时，反复 2~3 次，凉后取出柏子仁研细即可。

瓜蒌子

【处方用名】瓜蒌子、炒瓜蒌子、瓜蒌子霜。

【来源】 本品为葫芦科植物栝楼 *Trichosanthes kirilowii* Maxim. 或双边栝楼 *Trichosanthes rosthornii* Harms. 的干燥成熟种子。

【炮制方法】

1. 瓜蒌子 取原药材，除去杂质及干瘪种子，洗净，晒干，用时打碎。

2. 炒瓜蒌子 取净瓜蒌子置锅内，用文火炒至鼓起，带焦斑时，取出放凉，用时捣碎。

3. 瓜蒌子霜 取净瓜蒌子仁，碾如泥状，用布包严，加热并压榨去油，如此反复数次，至药物松散不再黏结成饼，碾细备用。少量者，碾碎后用数层草纸包裹，加热，反复压榨换纸，以草纸不显油痕，药物松散成粉，不再黏结为度。

【成品性状】

规格	形状	颜色	质地	气味
瓜蒌子	扁平椭圆形	表面浅棕色至棕褐色内种皮灰绿色种仁黄白色	富油性	气微、味淡
炒瓜蒌子	扁平椭圆形	微黄色，带焦斑	富油性	略焦香，味淡
瓜蒌子霜	粒度均匀松散的粉末	黄白色	微显油性	气微、味淡

【炮制品质量要求】 水分不得过10.0%；总灰分不得过30.0%；醇溶性浸出物不得少于4.0%；按干燥品计算，含3，29-二苯甲酰基栝楼仁三醇（$C_{44}H_{58}O_5$）不得少于0.080%。

【炮制作用】

1. 瓜蒌子 味甘，性寒，归肺、胃、大肠经，能润肺化痰，润肠通便。用于燥咳痰黏，肠燥便秘。

2. 炒瓜蒌子 寒性得以缓和，善于理肺化痰。用于痰浊咳嗽。

3. 瓜蒌子霜 功效同瓜蒌子但润肠作用显著减弱，适用于脾虚患者。

木鳖子

【处方用名】 木鳖子、木鳖子霜。

【来源】 为葫芦科植物木鳖子 *Momordica cochinchinensis*（Lour.）Spreng. 的干燥成熟种子。

【炮制方法】

1. 木鳖子 取原药材，除去杂质。用时去壳取仁，捣碎。

2. 木鳖子霜 取净木鳖子，碾如泥状，用布包严，加热并压榨去油，如此反复数次，至纸上不再显油迹，药物松散不再粘结成饼，取出，碾散，装入密闭容器内备用。

【成品性状】

规格	形状	颜色	质地	气味
木鳖子	扁平圆板状，有网状花纹，周边有纵棱突起	表面灰棕色至黑褐色，果仁黄白色	富油性	有特殊油腻气，味苦
木鳖子霜	粒度均匀松散的粉末	白色或灰白色	微显油性	味苦

【炮制作用】

1. 木鳖子 味苦、微甘，性温，有毒，归肝、脾、胃经，能散结消肿，攻毒疗疮。生品有毒，多外用于疮疡肿痛。

2. 木鳖子霜 毒性降低。多入丸散内服。用于筋骨疼痛，脚气水肿，瘰疬。

任务实施

制巴豆、柏子仁霜

（一）设备工具和材料

1. 设备工具 台秤、炒锅（圆底）、铲子、液化气、不锈钢盘（搪瓷盘）、毛刷、抹布、吸油纸、压榨器。

2. 供炮制用药材 巴豆、柏子仁。

（二）操作步骤和方法

工作内容	操作方法和要求	注意事项
准备	器具洁净齐全、合理摆放；规范称取生药、称量准确	
净制	通过净制操作，使饮片净度符合《中国药典》及相关规定	注意除去发霉、虫蛀、泛油的药物
碾磨	将药物用铁碾船等工具碾压成泥状	
加热	将碾碎的药物用吸油纸包裹，通过蒸、烘或煨等方法加热	微热即可，加热时勿让药物接触水
压榨去油	将微热的药物连同吸油纸置压榨器内压榨去油，反复加热和压榨至药物不再黏结成饼，呈松散粉末	每次压榨后均应当更换吸油纸。
成品	将压榨后的药材碾制成符合规定的松散粉末	注意含油量符合要求
清场	按规程清洁器具，清理现场；饮片和器具归类放置，关闭水、电、气、门窗等	巴豆所用的纸或布需要及时烧毁，以防中毒

（三）炮制程度和质量要求

炮制后饮片质量应符合《中国药典》及《中药饮片质量标准通则（试行）》的规定。

巴豆：粒度均匀，疏松的淡黄色粉末，油性。

柏子仁：均匀、疏松的淡黄色粉末，微显油性。

任务二 渗析制霜

任务引入

渗析制霜是将物料放入容器内，经过长时间放置，在容器外形成结晶的炮制方式。

任务分析

一、炮制目的

制造新药，增强疗效。如西瓜和芒硝制成西瓜霜，二者起协同作用增强药物清热泻火的功效。

二、炮制方法

渗析制霜是将物料按照比例放入沙罐内，经过长时间放置，部分物料从沙罐内渗出，待沙罐外形成白霜时，随时刮下收集，至无白霜析出为度。

三、注意事项

容器主要为无釉的黄沙罐或瓦罐，放置过程需要放在阴凉通风处，析出的霜需要及时收集。

相关知识

适用重点药物：西瓜霜

西瓜霜

【处方用名】 西瓜霜。

【来源】 本品为葫芦科植物西瓜 *Citrullus lanatus*（Thunb.）Marsum. *et Nakai.* 的成熟新鲜果实与皮硝经加工制成。

【炮制方法】

1. 西瓜析霜 取新鲜西瓜，沿蒂头切一厚片作顶盖，挖出部分瓜瓤，将芒硝填入瓜内，盖上顶盖，用竹签插牢，用碗或碟托住，悬挂于阴凉通风处，待西瓜表面析出白霜时，随时刮下，直至无白霜析出为止，晾干。

2. 瓦罐析霜 将西瓜连皮带肉切碎和芒硝拌匀（或者一层西瓜一层芒硝），装入黄沙罐内，盖好，挂于阴凉通风处，带砂罐外面有白霜冒出，用干净毛笔或纸片刷下，装入瓶内备用。

每 100kg 西瓜，用芒硝 15kg。

【成品性状】

西瓜霜为类白色至黄白色结晶性粉末，气微，味咸。

【炮制品质量要求】 按干燥品计算，含硫酸钠（Na_2SO_4）不得少于 90.0%，重金属含量及砷含量不得过百万分之十。

【炮制作用】

西瓜能清热解暑，芒硝能清热泻火，制成西瓜霜后，两药起到协调作用，增强清热泻火之功，并使药物更纯净。

西瓜霜性味咸、寒，归心、胃、大肠经、具有清热泻火，消肿止痛的功效。

知识拓展

传统方法制备西瓜霜，产量和效率均低，只适用于小量制备，并且受季节限制。现有部分地区改进工艺为：将西瓜捣碎，加入芒硝溶化，以布氏滤器加滑石粉助滤，滤液浓缩析晶，结晶风化后得到西瓜霜。

任务实施

西瓜霜的制作

（一）设备工具和材料

1. 设备工具 台秤、沙罐、刀、塑料袋、不锈钢盘（搪瓷盘）、毛刷、抹布。

2. 供炮制用药材 西瓜、芒硝。

（二）操作步骤和方法

工作内容	操作方法和要求	注意事项
准备	器具洁净齐全、合理摆放；规范称取生药、称量准确	
净制	将西瓜清洗干净	
装罐	100kg 西瓜和 15kg 芒硝，按一层西瓜一层芒硝装入沙罐内，用塑料袋将罐口密封	沙罐不得带有釉，否则难以析出
悬挂	将装完物料的沙罐悬挂或放置于阴凉通风处	观察有无结晶析出
收霜	随时用毛刷刷下结晶至无白霜析出	
清场		

（三）炮制程度和质量要求

炮制后饮片质量应符合《中国药典》及《中药饮片质量标准通则（试行）》的规定。

西瓜霜：类白色至黄白色结晶性粉末，味咸，有清凉感。

任务三　升华制霜

任务引入

升华制霜为采用暗煅法炮制，具有升华性的物质凝结于盖锅上，于盖锅上收集结晶的方法。

任务分析

一、炮制目的

纯净药物　信石通过升华，具有升华性的成分和其他物质分离，得到单一成分的砒霜。

二、炮制方法

将物料置锅内，上置一口径较小的锅，两锅接口处先用湿草纸再用盐泥封固，上压重物，盖锅上贴一白纸条或放几粒大米。用武火加热，煅至白纸或大米成老黄色时，凉后收集盖锅上的结晶。

本方法物料在密闭环境中进，加工的程度难以判定，传统通过观察盖锅上的白纸条或大米颜色控制停火时机，也有用在盖锅上是否滴水即沸来控制程度。

三、注意事项

1. 制霜的过程中应特别注意防止中毒。
2. 制霜后的残留废弃物应当妥善处理，防止污染环境。

相关知识

适用重点药物：信石

信　石

【处方用名】信石、砒霜。

【来源】为天然的砷华矿石、或由毒砂（硫砷铁矿，FeAsS）、雄黄加工制造而成。

【炮制方法】

1. 信石　取原药材，除去杂质，碾细。

2. 砒霜　取净信石，置锅内，上置一口径较小的锅，两锅接口处先用湿草纸再用盐泥封固，上压重物，盖锅上贴一白纸条或放几粒大米。用武火加热，煅至白纸或大米成老黄色时，凉后收集盖锅上的结晶。

【成品性状】

规格	形状	颜色	质地	气味
信石	不规则碎块	断面白、灰、黄、红、肉红等颜色，绢丝样光泽	质脆，敲打易碎	气无
砒霜	结晶或粉末	白色	粉性	气无

【炮制作用】信石　性味酸、辛、大热，有大毒，归脾、肺、胃、大肠经。具有祛痰、截疟、杀虫、蚀腐肉的功能。制霜后毒性更强，但药物更加纯净，更易控制用量。

知识拓展

信石（原名砒石）始载于《开宝本草》，其炮制首见于《雷公炮炙论》。砒霜的工业生产常用砷的矿石经破碎，进行氧化焙烧，生成的气体经除尘、冷却、捕集，制得粗三氧化二砷。将粗三氧化二砷与浓盐酸反应生成三氯化砷。将三氯化砷慢慢加到水中使其水解后用水洗涤可得到精制三氧化二砷。

任务四　煎煮制霜

任务引入

传统煎煮制霜产品一般为药物去胶后所剩下的残留物另作药用的方法，往往为熬胶类药材的副产品。如鹿角熬制鹿角胶后得到的鹿角霜。

任务分析

一、炮制目的

1. 提高利用率 药渣跟所熬制的胶功效类似，常可以进一步利用，综合利用资源。

2. 改变药性 胶质和药渣成分不同，药性缓和，功效又略有区别。

二、炮制方法

药物经过多次长时间煎熬后所剩下的粉渣，如熬胶后的鹿角收集晒干，然后研碎过筛得到松散粉末。

相关知识

适用重点药物：鹿角霜

鹿角霜

【处方用名】 鹿角霜、鹿角白霜

【来源】 为鹿科动物梅花鹿 *Cervus nippon* Temminck. 或马鹿 *C. elaphus* L. 的角熬制鹿角胶后剩余的骨渣。

【炮制方法】

1. 鹿角 取原药材，温水浸泡，除去血水，蒸热镑片，干燥。

2. 鹿角霜 取熬去胶后的鹿角骨块，除去杂质，干燥。

【成品性状】

规格	形状	颜色	质地	气味
鹿角	圆形或椭圆形薄片	外层灰黄或灰褐，内层灰白或淡灰褐色	体轻，质脆	气微，味微咸
鹿角霜	不规则的碎块或颗粒状，大小不一	外层白色或灰白色，内层灰褐色或灰黄色	体轻，质酥，外层碎块较致密，内层碎块有蜂窝状小孔	气微，味淡

【炮制品质量要求】 水分不得过 8.0%。

【炮制作用】

1. 鹿角 味咸，性温。具温肾阳，强筋骨，行血消肿的功能。用于阳痿遗精，腰背冷痛，阴疽疮疡，乳痈初起。

2. 鹿角霜 味咸、涩，性温。具有温肾助阳、收敛止血的功能。多用于脾肾阳虚，食少吐泻，尿频，遗尿，遗精白带，崩漏下血，痈疽，痰核。鹿角霜主要成分为磷酸钙、碳酸钙、氮化物及胶质等。另含多种氨基酸，具有很好的药用价值。

扫码“练一练”

目标检测

一、单项选择题

1. 下列药材不是用去油制霜的是（　　）

A. 巴豆　　B. 柏子仁　　C. 鹿角霜　　D. 木鳖子

2. 炮制后能增强疗效的药物是（　　）

A. 巴豆霜　　B. 千金子霜　　C. 西瓜霜　　D. 柏子仁霜

3. 下列不是巴豆霜的炮制作用的是（　　）

A. 降低毒性　　B. 缓和泻下作用　　C. 用于寒积便秘　　D. 用于恶疮疥癣

二、多项选择题

1. 制霜法分为（　　）

A. 去油制霜法　　B. 渗析制霜法　　C. 升华制霜法

D. 煎煮制霜法　　E. 提净制霜法

2. 下列药物属于去油制霜的是（　　）

A. 巴豆　　B. 信石　　C. 柏子仁

D. 西瓜霜　　E. 瓜蒌

三、配伍选择题

A. 玄明粉　　B. 信石　　C. 西瓜霜

D. 柏子仁霜　　E. 鹿角霜

1. 去油制霜法的药物是（　　）
2. 渗析制霜法的药物是（　　）
3. 升华制霜法的药物是（　　）
4. 煎煮制霜法的药物是（　　）
5. 提净法的药物是（　　）

四、简答题

1. 制霜法的方法主要有哪些？
2. 西瓜霜的制法、功效是什么？

（代洪波）

扫码“学一学”

项目十五

其他制法

学习目标

知识要求

1. 掌握煨、提净、水飞、烘焙、干馏等法的炮制目的、注意事项。
2. 熟悉煨、提净、水飞、烘焙、干馏等法的操作。

技能要求

能判断本项目各炮制品的性状标准。

知识准备

其他制法主要包括煨法、提净、水飞、烘焙、干馏等方法。各法加工方式和炮制目均不同。

任务一　煨　法

任务引入

根据《中国药典》(2015年版)四部炮制通则要求，煨法为将待炮制品用面皮或湿纸包裹，或用吸油纸均匀地隔层分放，进行加热处理，或将其与麦麸同置炒制容器内，用文火炒至规定程度。

任务分析

一、煨法的目的

1. 降低不良反应，缓和药性　通过煨制，除去药物中部分挥发油和刺激性成分，从而降低不良反应。如肉豆蔻。

2. 增强疗效　肉豆蔻、诃子、木香、葛根等通过煨制还可以提高药物收涩之性，增强止泻作用。

二、炮制方法

1. 面裹煨 取面粉加适量水做成团块，再压成薄片，将药物逐个包裹，或将药物表面用水湿润，如水泛丸法包裹面粉 3~4 层，晾至半干，投入已炒热的滑石粉或热砂中，适当翻动，煨至面皮呈焦黄色时取出，筛去滑石粉或砂子，放凉，剥去面皮，筛去碎屑，即得。

每 100kg 药物，用面粉、滑石粉各 50kg。

2. 纸煨 药物切片后，趁湿平铺于吸油纸上，一层药物一层纸，如此间隔平铺数层，上下用平坦木板夹住，以绳捆扎结实，使药物与吸油纸紧密接触，置于烘干室或温度较高处，煨至油渗透到纸上，取出，放凉，除去纸，即得。或将净制或切制后的药物用三层湿纸包裹，埋于无烟热火灰或热滑石粉中，煨至纸呈焦黑色，药物表面呈微黄色时，取出，去纸，放凉，即得。

3. 滑石粉煨 取滑石粉置锅内，加热炒至灵活状态，投入药物，文火加热，翻埋至药物颜色加深，并有香气飘逸时取出，筛去滑石粉，放凉，即得。

每 100kg 药物，用滑石粉 50kg。

4. 麦麸煨 将麦麸和药物同置锅内，用文火加热并适当翻动，至麦麸呈焦黄色，药物颜色加深时取出，筛去麦麸，放凉，即得。

每 100kg 药物，用麦麸 50kg。

相关知识

适用重点药物：肉豆蔻　诃子　木香　葛根

肉豆蔻

【处方用名】肉豆蔻、煨肉豆蔻。

【来源】为肉豆蔻科植物肉豆蔻 *Myristica fragrans Houtt.* 的干燥种仁。

【炮制方法】

1. 肉豆蔻 取原药材，除去杂质，洗净，干燥。

2. 煨肉豆蔻 取净肉豆蔻，加入麸皮，麸煨温度 150~160℃，约 15 分钟，至麸皮呈焦黄色，肉豆蔻呈棕褐色，表面有裂隙时取出，筛去麸皮，放凉。用时捣碎。

每 100kg 肉豆蔻，用麸皮 40kg。

扫码“看一看”

【成品性状】

规格	形状	颜色	质地	气味
肉豆蔻	卵圆形或椭圆形，纵行沟纹和网状沟纹	表面灰黄色或灰棕色，切面有暗棕色和类白色相杂的大理石样纹理	质坚硬，富油性	气香浓烈，味辛
煨肉豆蔻	形如肉豆蔻	表面棕黄色或淡棕色	显油性	气香更浓烈，味辛辣

【炮制品质量要求】煨肉豆蔻含挥发油不得少于 4.0%（ml/g）；含去氢二异丁香酚

（$C_{20}H_{22}O_4$）不得少于 0.080%。

【炮制作用】

1. 肉豆蔻 味辛，性温，归脾、胃、大肠经。能温中行气，涩肠止泻。但生肉豆蔻具有刺激性，有滑肠之弊，通常制用。

2. 煨肉豆蔻 油脂含量降低，免于滑肠，减少刺激性，增强涩肠止泻作用。用于心腹胀痛，脾胃虚寒，久泄不止，宿食不消，呕吐等。

知识拓展

肉豆蔻煨法常有面粉煨、滑石粉煨、麦麸煨等煨制方式。各种煨法均可除去部分脂肪油和挥发油，其降低程度与炮制温度和时间密切相关。麦麸煨法为 2015 年版《中国药典》四部肉豆蔻炮制方法。

肉豆蔻中的肉豆蔻醚具有明显的抗炎、镇痛和抗癌作用，但过剂量服用肉豆蔻可致中毒。

诃 子

【处方用名】 诃子肉、炒诃子、煨诃子。

【来源】 为使君子科植物诃子 *Terminalia chebula* Retz. 或绒毛诃子 *Terminalia chebula* Retz. *var. tomentella* Kurt. 的干燥成熟果实。

【炮制方法】

1. 诃子肉 取原药材，除去杂质，洗净，略泡，润软，砸破去核，干燥。

2. 炒诃子 取净诃子肉，置热锅内，文火炒至深棕色，取出放凉。

3. 煨诃子 取净诃子，用面粉加清水包裹后晒晾半干，投入热滑石粉内，适当翻炒至表面焦黄色时，取出，剥取面皮。或者净诃子与麦麸同炒，至麦麸焦黄色、诃子深棕色时取出。趁热砸破去核，放凉。

规格	形状	颜色	质地	气味
诃子肉	诃子长圆形或卵圆形，有纵棱线和不规则皱纹，诃子肉为不规则粒块状	黄棕色或黄褐色	质松脆	有酸气，味酸涩而后甜
炒诃子	不规则粒块状	深棕色	质松脆	微香味涩
煨诃子	不规则粒块状	深褐色	质松脆	微香味涩

【成品性状】

【炮制品质量要求】 水分不得过 13.0%；总灰分不得过 5.0%。

【炮制作用】

1. 诃子肉 味苦，酸，涩，性平，归肺、大肠经。敛肺，降火，利咽。用于咽痛音哑，虚喘久咳。

2. 炒诃子和煨诃子 增强收涩之性，用于涩肠止泻，脱肛便血。

知识拓展

研究表明鞣质是诃子的主要有效成分，主要存在于诃子肉中，诃子去核是除去含鞣质少的质次部分，炒或煨制后鞣质含量提高，收涩止泻作用得以增强。

木 香

【处方用名】 木香、煨木香。

【来源】 为菊科植物木香 *Aucklandia lappa* Decne 的干燥根。

【炮制方法】

1. 木香 取原药材，除去杂质，洗净，润透，切厚片后干燥。

2. 煨木香 取未干燥的木香片，在铁丝匾中用一层草纸，一层木香间隔平铺数层，压紧，置炉火旁或烘干室内，至木香中所含的挥发油渗至纸上，取出放凉。

【成品性状】

规格	形状	颜色	质地	气味
木香	圆柱形或半圆柱形，有明显的皱纹、纵沟	表面黄棕色或灰褐色，断面灰褐色至暗褐色	质坚，不易折断，油性	气特异香，味微苦
煨木香	形似木香	棕黄色	油性	气微香

【炮制作用】

1. 木香 味辛，苦，性温，归脾、胃、大肠、三焦经。生品理气作用强，用于理气止痛，健脾消食。

2. 煨木香 降低油分，增强涩肠止泻作用，用于泄泻腹痛。

葛 根

【处方用名】 葛根、煨葛根。

【来源】 本品为豆科植物野葛 *Pueraria lobata*（Willd.） Ohwi. 的干燥根。

【炮制方法】

1. 葛根 取原药材，除去杂质，洗净，润透，切厚片，晒干。

2. 煨葛根 取葛根片，用三层湿纸包好，埋入无烟热灰中，煨至纸成焦黑色，葛根微黄色时取出，去焦纸，晾凉。或者取少量麦麸撒入锅内，用文火加热，待冒烟后，倒入葛根片，上面再撒剩余的麦麸，煨至下层麦麸呈焦黄色时，翻炒至葛根片呈焦黄色取出，筛去麦麸，晾凉。

【成品性状】

规格	形状	颜色	质地	气味
葛根	不规则厚片或块，有纵纹	表面类白色或淡棕色	质硬，纤维性富粉性	无臭略甜
煨葛根	形似葛根	表面焦黄色	具纤维性，富粉性	气微香

【炮制作用】

1. 葛根 性味甘，辛，凉，归脾、胃经。具有解肌退热、生津、透疹。用于热病口渴、麻疹等症。

2. 煨葛根 缓和发散之性，增强止泻作用，用于湿热泻痢，脾虚泄泻。

任务实施

煨肉豆蔻

（一）设备工具和材料

1. 设备工具 台秤、炒锅（圆底）、铲子、液化气、不锈钢盘（搪瓷盘）、毛刷、抹布。

2. 供炮制用药材 肉豆蔻、麦麸。

（二）操作步骤和方法

工作内容	操作方法和要求	注意事项
准备	器具洁净齐全、合理摆放；规范称取生药、称量准确	
净制		
投药	将麦麸和肉豆蔻同置于炒锅内	
加热	文火加热，缓慢翻动	煨制时火力不宜过强
出锅	待麦麸焦黄色，肉豆蔻呈棕褐色，表面有裂隙时取出。筛去麦麸	可切开肉豆蔻查看是否煨透心
清场	按规程清洁器具，清理现场；饮片和器具归类放置，关闭水、电、气、门窗等	

（三）炮制程度和质量要求

肉豆蔻：表面棕褐色，有裂隙。

任务二 提 净 法

任务引入

某些矿物药，经过溶解、过滤、除去杂质后，再重结晶处理，的方法称为提净法。

任务分析

一、炮制目的

1. 纯净药物 重结晶后溶解性能与药物不同的物质被分离，药物变得纯净。

2. 降低毒性 炮制后毒性成分减少，药物毒性降低。如硇砂，提净后可以降低或消除毒性。

3. 缓和药性 有些药物作用猛烈，加工后可以缓和，如芒硝的咸寒之性得以缓和。

4. 增强疗效　提净法加入的辅料常常可以达到增强疗效的目的。如芒硝中加入萝卜，硇砂中加入醋。

二、炮制方法

根据药物的不同性质，常用的提净技术有两种。一种为冷却结晶法：将药材与辅料用适量水共煮，溶解后，过滤，将滤液于阴凉处静置，使之冷却析出结晶。另一种为蒸去溶剂结晶法：将药材于规定的热溶剂中溶解，过滤，加入一定的辅料，将其浓缩，随时捞取析出的结晶或加热蒸发至干。

三、注意事项

1. 药物和水的比例要适当，过大或过小均不利于析晶。
2. 冷却析晶时自然冷却析出的结晶晶形更好。
3. 析晶过程中不要搅动，否则影响析出率。

相关知识

适用重点药物：芒硝　硇砂

芒　硝

【处方用名】 芒硝、玄明粉。

【来源】 本品为天然产的硫酸盐类矿物芒硝族芒硝经加工精制而成的结晶体。主含含水硫酸钠（$Na_2SO_4 \cdot 10H_2O$）。

【炮制方法】

1. 芒硝　取萝卜洗净切片，置锅中加水煮透，加入原药材（称为朴硝或皮硝）共煮，至全部融化，过滤，滤液置适宜容器内，放阴凉处，静置，结晶逐步析出，捞出晶体，余汁经浓缩，放冷再结晶，捞出晾干，至无结晶为止。

2. 玄明粉　取芒硝打碎，用纸或适宜材料包裹，悬挂于阴凉通风处，使其自然风化，全部成洁白的粉末。

【成品性状】

规格	形状	颜色	质地	气味
芒硝	棱柱状、长方形、不规则块状及颗粒状	无色透明或类白色半透明	质脆易碎	气微，味咸
玄明粉	粉末	白色	质轻，有引湿性	味咸

【炮制品质量要求】 芒硝按干燥品计算，含硫酸钠不得少于99.0%；干燥失重为51.0%~57.0%；含重金属不得过百万分之十，含砷量不得过百万分之十。玄明粉按干燥品计算，含硫酸钠不得少于99.0%；含重金属不得过百万分之二十；含砷量不得过百万分之二十。

【炮制作用】

1. 芒硝　咸、苦，寒。归胃、大肠经。泄热通便，润燥软坚，清火消肿。用于实热便秘，大便燥结，积滞腹痛，痔疮肿痛。萝卜煮后缓和芒硝咸寒之性。并增强芒硝润燥软坚、消导、下气通便之功。

2. 玄明粉 药性较芒硝缓和，且可外用，治口舌生疮，牙龈肿痛，目赤，痈肿丹毒等。

知识拓展

研究表明本品宜在气温较低的秋冬季节进行，利于结晶析出。萝卜煮制可使萝卜中的铁、锌、锰等元素进入芒硝增强疗效，而芒硝中的铜、铅等成分进入萝卜而缓和药性。玄明粉应注意风化完全，水分除尽。

硇 砂

【处方用名】硇砂、醋硇砂。

【来源】本品为氯化物矿物硇砂或紫色石盐的晶体。前者称白硇砂，主含氯化铵，后者称紫硇砂，主含氯化钠。

【炮制方法】

1. 硇砂 取原药材，除去杂质，砸成小块。

2. 醋硇砂 取净硇砂，置沸水中融化，过滤后倒入搪瓷盆中，加入适量醋，将盆放入水锅中，隔水加热蒸发，随时捞取液面析出的结晶，直至无结晶为止，干燥。或将上法滤液置锅中，加入适量醋，加热蒸发至干，取出。

【成品性状】

规格	形状	颜色	质地	气味
硇砂	不规则块状结晶，有棱角	表面灰白色，稍有光泽，断面针状纹理或者表面暗红色或紫红色	质重而脆	土腥气，味咸苦而刺舌。紫硇砂臭气浓
醋硇砂	粉末状	灰白色或微带黄色	质坚而脆	味咸

【炮制作用】

1. 硇砂 咸、苦、辛，温，有毒。归肝、脾、胃经。具有消积软坚，破瘀散结的作用。生品限外用于蚀疮。

2. 醋硇砂 醋提净后，可除去杂质使之纯净，并降低毒性。增强软坚化瘀，破积消癥之功，用于癥瘕痃癖，目翳。现多用于各种恶性肿瘤。

知识拓展

研究表明硇砂含有多硫化物和硫化物，在胃中溶解后有强烈的腐蚀作用。多硫化物和硫化物在胃酸作用下产生硫化氢，机体吸收硫化氢会引起全身中毒。炮制后多硫化物和硫化物含量明显减少，毒性降低。

任务实施

提净法制备芒硝

（一）设备工具和材料

1. 设备工具　台秤、煮锅、铲子、液化气、烧杯、漏斗、滤纸、抹布。

2. 供炮制用药材　芒硝、萝卜。

（二）操作步骤和方法

工作内容	操作方法和要求	注意事项
准备	器具洁净齐全、合理摆放；规范称取生药、称量准确	
煮萝卜	将鲜萝卜切片，加适量水于锅内煮透	先武火，沸腾后文火
煮芒硝	将芒硝投入锅内煮至完全融化	
过滤	将煮制的芒硝溶液用滤纸过滤	趁热过滤，冷却后过滤影响收率
析晶	将滤液放置于阴凉处，静置放凉。让其充分析晶	中间不能晃动
收晶	捞出结晶，于避风处适当干燥即可	干燥时间不宜过久，防止风化
清场		

（三）炮制程度和质量要求

芒硝：结晶纯净，晶形好。

任务三　水 飞 法

任务引入

根据《中国药典》（2015 年版）四部炮制通则要求，水飞需要药物加适量水研磨后再加水使细粉悬浮而收集得到，反复操作后合并混悬液，静置后去沉淀干燥，研散即可。

任务分析

一、炮制目的

1. 纯净药物，降低毒性　水飞过程中大量加入水，可使与药物溶解性质和悬浮性质不同的物质得以除去，从而纯净药物和降低毒性。如朱砂中的游离汞和可溶性汞盐水飞后含量下降。

2. 细腻药物　水飞法可以使药物细腻，达到一般粉碎不能达到的粉碎程度。便于内服和外用，提高生物利用度。

3. 防止药物在研磨过程中产生不利影响　水飞法研磨过程中升高的温度比干研法在研磨过程中升高的温度低很多，防止了药物产生氧化、分解等变化。同时防止药物在研磨过程中粉尘飞扬，污染环境。

二、炮制方法

将药物适当破碎，置乳钵中或其他适宜容器内，加入适量清水，研磨成糊状，再加多量水搅拌，略放置，倾出混悬液，下沉的粗粒再进行研磨，如此反复操作，至不能研细为止，最后将不能混悬的杂质除去。合并混悬液，静置后分取沉淀，干燥，再研散研细。

三、注意事项

1. 开始研磨时加水量不宜过多，否则难以研碎。
2. 水飞的药物大部分不宜火制，注意远离热源。

扫码“看一看”

相关知识

适用重点药物：朱砂　雄黄　滑石

朱　砂

【处方用名】 朱砂粉。

【来源】 本品为三方晶系矿物辰砂 *Cinnabar*。主含硫化汞（HgS）。

【炮制方法】

取原药材，除去杂质，用磁铁吸去铁屑，加适量水共研至细粉，再加多量水，搅拌，倾取混悬液。下沉部分如上法加水继续研磨，反复操作多次，除去杂质，合并混悬液，静置后分取沉淀，晾干，研散。

【成品性状】

规格	形状	颜色	质地	气味
朱砂粉	细粉	鲜红或暗红	质重	无味

【炮制品质量要求】朱砂粉　含硫化汞（HgS）不得少于 98.0%。

【炮制作用】朱砂　味甘，微寒，有毒。归心经。清心镇惊，安神解毒。用于心悸易惊，失眠多梦，癫痫发狂，小儿惊风，口疮，喉痹，疮疡肿毒。水飞后降低毒性并使药粉达到极细和纯净，便于制剂及冲服。

知识拓展

本品有毒，不宜量大和久服，不宜火制。

雄　黄

【处方用名】 雄黄粉。

【来源】 本品为单斜晶系矿物雄黄 Realgar，主含二硫化二砷（As_2S_2）。

【炮制方法】

取原药材，除去杂质，加适量水共研至细粉，再加多量水，搅拌，倾取混悬液。下沉部分如上法加水继续研磨，反复操作多次，除去杂质，合并混悬液，静置后分取沉淀，晾干，研散。

【成品性状】

规格	形状	颜色	质地	气味
雄黄粉	极细腻的粉末	橙红色或橙黄色	质重	气特异而刺鼻，味淡

【炮制品质量要求】按砷盐检查法检查，所显砷斑颜色不得深于标准砷斑。

【炮制作用】本品辛，温，有毒。归肝、大肠经。解毒杀虫，燥湿祛痰，截疟。用于痈肿疔疮，蛇虫咬伤，虫积腹痛，惊痫，疟疾。水飞后使药粉达到极细和纯净，便于制剂，同时降低毒性。

知识拓展

雄黄主含二硫化二砷，毒性很小，但药材中含有的三氧化二砷是毒性的主要成分，因此，雄黄的炮制减毒作用非常重要，水飞可显著降低三氧化二砷的含量，特别是用碱水洗过后毒性降低更加明显著。

滑　石

【处方用名】滑石、滑石粉。

【来源】本品为单斜晶系矿物滑石，主含含水硅酸镁。

【炮制方法】

1. 滑石　取原药材，除去杂石，洗净，砸成碎块，粉碎成细粉。

2. 滑石粉　取滑石粗粉，加水少量研磨至细，再加水适量搅拌倾出上层混悬液，下沉部分再按上法反复操作数次，合并混悬液，静置沉淀物晒干后再研细。

【成品性状】

规格	形状	颜色	质地	气味
滑石	不规则小块	白色或黄白色	体较重，质较细腻，手摸之有光滑和微凉的感觉	无臭，无味
滑石粉	粉末	白色或青白色	质细腻，手捻有滑润感	无臭，无味

【炮制品质量要求】滑石粉水中可溶性物不得过0.1%；酸中可溶性物不得过2.0%；炽灼失重不得过5.0%；含重金属不得过百万分之四十；含砷盐不得过百万分之二。

【炮制作用】

1. 滑石　甘、淡，寒。归膀胱、肺、胃经。利尿通淋，清热解暑，祛湿敛疮。用于热淋，石淋，尿热涩痛，暑湿烦热，湿热水泻，湿疹，痱子。

2. 滑石粉　质地更加细腻，便于内服及外用。

任务实施

水飞法制备朱砂粉

（一）设备工具和材料

1. 设备工具 磁铁、研钵、瓷盆、抹布。

2. 供炮制用药材 朱砂。

（二）操作步骤和方法

工作内容	操作方法和要求	注意事项
准备	器具洁净齐全、合理摆放；规范称取生药、称量准确	
净制	用磁铁吸净铁屑	
研磨	朱砂加少量水用研钵研磨成糊状	控制加水量
分液	加入多量水搅拌，稍放置待粗粉下沉，倾取上层混悬液，下层粗粉按上法反复操作	加水量要多
合并静置	除去杂质，合并混悬液，静置后取沉淀物，干燥，研散	干燥时温度不得高于40℃
清场		

（三）炮制程度和质量要求

朱砂粉：手指撮之无颗粒感，无臭，无味。

任务四　烘 焙 法

任务引入

烘焙法是采用加热的方式使药物干燥酥脆的炮制技术。

任务分析

一、炮制目的

1. 降低毒性 通过加热，使烘焙药物毒性成分破坏或减少，达到降低毒性的目的。如蜈蚣、虻虫。

2. 便于应用 药物通过烘焙后更加干燥酥脆，便于粉碎应用。

3. 矫臭矫味 昆虫类药物一般具有特殊的臭气和腥味，通过烘焙可以降低不良气味。如蜈蚣、虻虫等。

二、炮制方法

将净选或切制后的药物用文火直接或间接加热，使之充分干燥的方法，称为烘焙法。

实际上包括烘和焙两种操作方法。

烘是将药物置于近火处或利用烘箱、干燥室等设备，使药物所含水分徐徐蒸发，从而使药物充分干燥的技术。焙则是将净选后的药物置于金属容器或锅内，用文火进行短时间加热，并不断翻动，焙至颜色加深，质地酥脆为度。

在实际加工中需要根据药物特点，恰当选择烘或焙的方式炮制药材。

三、注意事项

1. 烘焙药物要控制好温度，防止药物焦化。一般用文火，并勤加翻动。
2. 烘焙药物一般有毒，要注意防护。

相关知识

适用重点药物：虻虫　蜈蚣

虻　虫

【处方用名】虻虫、米虻虫。

【来源】为虻科昆虫复带虻 *Tabanus mandarinus* Schiner. 或其他同属昆虫的雌性全虫。

【炮制方法】

1. 虻虫　取原药材，除去杂质，去足翅。

2. 焙虻虫　将锅加热，放入净虻虫，用文火焙至黄褐色或棕褐色，质地酥脆时取出，放凉。

3. 米虻虫　取净虻虫，用文火与米拌炒至米呈深黄色，取出，筛去米后放凉。

【成品性状】

规格	形状	颜色	质地	气味
虻虫	椭圆形，有突出的复眼及长形吸吻	头部背部棕黑色，有光泽，腹部黄褐色	质轻	腥臭气
焙虻虫	同虻虫	表面黄褐色	质轻，酥脆	微腥臭气
米虻虫	同虻虫	表面深黄色	质轻，酥脆	略有米香气

【炮制作用】

1. 虻虫　性味苦、微寒，有小毒，归肝经。具有破血逐瘀，散积消癥的作用，生品腥味强，作用猛，且致腹泻，少用。

2. 焙虻虫或米虻虫　毒性降低，减弱致泻作用，矫正腥臭气味且利于粉碎。

蜈　蚣

【处方用名】蜈蚣、焙蜈蚣。

【来源】为蜈蚣科少棘巨蜈蚣 *Scolopendra subspinipes mutilans* L. Koch. 的干燥体。

【炮制方法】

1. 蜈蚣 取原药材，除去竹片及头足，剪成长段。

2. 焙蜈蚣 取净蜈蚣，用文火焙至黑褐色，质地酥脆时取出，放凉，剪断或研磨成细粉。

【成品性状】

规格	形状	颜色	质地	气味
蜈蚣	扁平状段	背部棕绿色或黑绿色，有光泽，腹部淡黄色或棕黄色	质脆	特殊的刺鼻腥味 味辛而咸
焙蜈蚣	同蜈蚣	棕褐色或黑褐色	质脆	有焦腥气

【炮制作用】

1. 蜈蚣 性味辛，温，有毒，归肝经。具有息风镇痉，解毒散结，通络止痛的作用。生品多外用。

2. 焙蜈蚣 功效同蜈蚣，但毒性降低，矫臭矫味，便于粉碎。常入丸散内服。

知识拓展

研究表明蜈蚣含有类似蜂毒的毒性成分，焙后毒性成分破坏而降低毒性。传统认为蜈蚣头、足毒性大，需要去头足。通过对蜈蚣头、足和体所含成分分析后认为，其所含成分基本一致。另从微量元素分析，躯干与头足所含的微量元素相同，惟躯干微高，去头足可提高微量元素含量。

任务五 干馏法

任务引入

将药物置容器内用火烤灼使其产生液汁的方法称为干馏法。

任务分析

一、炮制目的

产生新的疗效 干馏制备有别于原药材的干热物，产生具有新功效的物质，扩大临床用药范围，以适合临床需要。

二、炮制方法

干馏法一般有三种操作方法，根据原药物及产生的馏出物的性质选用不同的方法。一是在干馏器具上部采用冷凝方式收集馏出物，如黑豆馏油；二是在干馏器具下方收集馏出液体，如竹沥；三是在容器内煎熬出液体，如蛋黄油。

相关知识

适用重点药物：竹沥 蛋黄油 黑豆馏油

竹 沥

【处方用名】 竹沥、竹沥油、竹油。

【来源】 本品为禾本科植物淡竹 *Phyllostachy nigra*（Lodd.）Munro var. *henonis*（Mitf.）Stapf et Rendle. 的嫩茎用火烤灼而流出的汁液。

【炮制方法】 取鲜嫩淡竹茎，截成 0.3~0.5m 的段，劈开洗净，装入坛内，装满后坛口向下，架起，坛的底面及周围用锯末和劈柴围严，用火燃烧，坛口下面置一罐，竹片受热后即有汁液流出，滴注罐内，至竹中汁液流尽为止。

【成品性状】

规格	形状	颜色	质地	气味
竹沥	汁液	青黄色或黄棕色	浓稠	具烟熏气，味苦微甜

【炮制作用】 竹沥味甘、苦，性寒。具有清热豁痰、镇惊利窍功能。竹沥对热咳痰稠，最具卓效。

蛋黄油

【处方用名】 蛋黄油。

【来源】 本品为雉科动物家鸡的蛋黄经熬炼而成的油状液体。

【炮制方法】 将鸡蛋煮熟，去壳和蛋白，剥取蛋黄于锅内，以文火加热，待水分蒸发后，用武火炒熬至蛋黄油出尽为止，过滤。

【成品性状】

规格	形状	颜色	质地	气味
蛋黄油	液体	具青黄色荧光	油状	腥气

【炮制作用】 蛋黄油性味甘、平，归心、肾经。具有清热解毒功能。用于烧伤，皮肤溃疡，湿疹等。

黑豆馏油

【处方用名】 黑豆馏油。

【来源】 本品由豆科植物黑大豆 *Glycine max*（L.）Merr. 的黑色种子经干馏制得。

【炮制方法】 取净黑大豆，轧成颗粒，装入砂质药壶中，装至 2/3 处，盖好，用粘土密封壶盖和壶口处，放在火炉上加热。于壶嘴口冷凝收集冷凝液，待油水出尽后用分液漏斗分离，收集上层馏油，馏油 80~100℃水浴蒸馏半小时以除去挥发性物质，残留的馏油即为黑豆馏油。

【成品性状】

规格	形状	颜色	质地	气味
黑豆馏油	液体	黑色、有光泽	浓稠	气焦臭

【炮制作用】黑豆经干馏法制成馏油，产生了新的疗效。具有清热、利湿、止痒的作用。可用于各种湿疹，神经性皮炎，牛皮癣等。

扫码“练一练”

目标检测

一、单项选择题

1. 下列不是煨法与加辅料炒的区别的是（　　）

A. 煨法辅料用量大　B. 煨法火力小

C. 煨法受热时间长　D. 煨法缓和药性

2. 下列哪项不是芒硝的炮制目的（　　）

A. 缓和药性　B. 纯净药物

C. 便于粉碎　D. 增强疗效

3. 下列药物中忌火制的是（　　）

A. 硇砂　B. 朱砂　C. 滑石粉　D. 芒硝

二、多项选择题

1. 常需要水飞加工的药材有（　　）

A. 滑石　B. 朱砂　C. 雄黄

D. 炉甘石　E. 自然铜

2. 煨法的炮制目的有（　　）

A. 减少不良反应　B. 缓和药性　C. 增强疗效

D. 便于粉碎　E. C. 矫臭矫味

三、配伍选择题

A. 木香　B. 朱砂　C. 蜈蚣

D. 芒硝　E. 竹沥

1. 用水飞法炮制的药物是（　　）

2. 用煨法炮制的药物是（　　）

3. 用干馏法炮制的药物是（　　）

4. 用烘焙法炮制的药物是（　　）

5. 用提净法炮制的药物是（　　）

四、简答题

1. 麸炒与麸煨有哪些区别？

2. 水飞法研磨时为什么要加水？加水量为多少？

（代洪波）

参考文献

[1] 国家药典委员会. 中华人民共和国药典・四部（2015 年版）. 北京：中国医药科技出版社，2015.

[2] 国家中医药管理局. 中国饮片炮制通则 [M]. 北京：1994.

[3] 龚千峰. 中药炮制学 [M]. 北京：中国中医药出版社，2014.

[4] 王孝涛. 历代中药炮制法汇典（古代部分、现代部分）[M]. 南昌：江西科学技术出版社，1998.

[5] 金世元、王琦. 中药饮片炮制研究与临床应用 [M]. 北京：化学工业出版社，2004.

[6] 李松涛. 中药炮制技术. 北京：化学工业出版社，2013.

[7] 刘波，李铭. 中药炮制技术 [M]. 北京：人民卫生出版社，2015.

[8] 蔡翠芳. 中药炮制技术 [M]. 北京：中国医药科技出版社，2016.

[9] 李松涛. 中药炮制技术 [M]. 北京：中国医药科技出版社，2015.